U0340267

[新西兰] 格温·阿谢德 [美] 艾琳·霍恩——著

张越——译

The Devil You Know

Gwen Adshead & Eileen Horne

Encounters in Forensic Psychiatry

深渊回响

一位法医精神科医生的工作手记

上海科学技术文献出版社
Shanghai Scientific and Technological Literature Press

果麦文化　出品

目录

世间之所以有恶行，

是因为作恶之人不曾有机会讲出自己的故事。

———

卡尔·荣格

《与弗洛伊德的通信》，第二卷

前言

　　很久以前，人们坐飞机时还常常会跟邻座旅客搭讪。有时会有人问我是做什么工作的，我可能回答说："我是一名精神科医生和心理治疗师，主要跟有暴力倾向的罪犯打交道。"于是，微微的好奇很快变成了惊讶："你是说，你真的会跟那些人谈话吗？"随后，可能会引出一通即兴的感叹，比如，为这种"魔鬼"而"费心"是一件"多么不值得的事"。还有更过分的，比如会不解地反问："可是这种人已经无可救药了，他们难道不是生来就那样的吗？"这时，这位只是碰巧与我同行的英国旅客可能还会凑到我的耳边，压低声音补上一句："坦白说，我认为议会应该恢复绞刑。"

　　如今，上飞机后坐下来系安全带时，要是邻座再问我这样的问题，我会说我是一位花店老板。但是我想，对人性残酷的一面，许多人既憎恶又好奇，因此，如果他们问应该如何面对暴力罪行，以及如何面对那些犯罪者，理应得到更妥当也更诚实的回答。这就是我写这本书的目的。

　　书名来自一句拉丁谚语。这句谚语的大意是，比起我们知道的那些魔鬼，我们不知道的那些要更可怕。如果把我在飞机上遇到的邻座旅客们当作一个心理治疗团体，我可能会让他们想想这句谚语的含义，然后说说看它意味着什么，以测试他们的象征思维能力。暂且假设，这个假想中的"飞机邻座旅客"治疗团体是健谈且友善的一伙人，我们可以从宗教或幻想故事中那些大家熟悉的魔鬼形象聊起。我可能会这样提问："那些我们不知道的魔鬼呢，对你来说会是什么？""显然是跟我们很不一样的东西，"有人可能会这么回答，"好比你在工作中打过交道的那些可怕的家伙。"到了合适的时机，我可能会试着让团体的朋友们意识到，这句谚语中所谓的我们不知道的魔鬼，也可能指的是我们内心那个残忍而傲慢的自我，它就在我们每一个人体内。接受这一点，对一些人来说并不容易，就像李尔王的女儿考狄利娅所说的那样："我们对自己实在所知甚少。"[i]

在接下来的这些故事中，我会讲述我和同行们与"那些人"一起所做的工作是怎么样的，倾听与共情如何及为何能够带来改变。我不会去评判那些不同意我观点的人，正如我也从不评判我的病人，我完全理解人们对我的工作为什么有那种激烈的观点。几乎每个人都会对我们所谓的"恶"感到好奇，这是一种人类做出残忍暴力行为的能力——各种新闻媒体像镜子一样已经提供了足够多的证据，让我们明确它的存在。[1] 全球统计数据表明，在现代，各种形式的暴力行为的发生率都在稳步下降，不过我们想要了解它的愿望却越来越强烈。我想我自己也是如此，毕竟选择了这样一份职业。

早在 2000 多年前的古典时代，人们就已经广泛地认识到，健康的心理对健康的身体来说是必不可少的。然而到了 20 世纪 80 年代，我在医学院上学时，精神病学仍是一门常常被忽视或低估的专业。（我的一个同行就喜欢说："只有一个身体部位是用来投票用的，精神科医生就是管这个部位的医生。"[ii]）学生时代，我一度考虑过骨外科专业，大概因为我喜欢把一样东西修好，同时被这个专业的务实特点所吸引。但当时我也着迷于精神病学，因为它涉及人的特质和相互关系，我想，它不论是在智识还是情感上，可能都会特别有意思。我想，人的内心世界拥有无穷的复杂性和力量，而无论是在个人还是政治层面，内心的改变都非常重要。

多个世纪以来，人类常常用当下科技中的某些事物来类比人的内心。我们听得最多的，大概是把内心比作电脑，即一台事先设定好先天属性的机器：有关思想和情感的数据被"处理"和"存档"，而我们通过"切换模式"

来实现不同的功能。基于这样的类比模型产生过一些相关研究，然而这些研究极少触及人类经验的复杂性，尤其是人类关系空间中的复杂性。而我们全部的人生都处在这个空间当中。包括卡洛·罗韦利（Carlo Rovelli）[i] 在内的一些物理学家告诉我们，宇宙是相互联系的，因此内心世界也一定如此。如果确实如此，我们就需要给内心找到更贴切的类比对象，以能够揭示心理经验有机统一、不断演进的本质。

我更倾向于把我们的内心世界比作珊瑚礁：古老，层叠，神秘莫测，暗藏阴影和危险，又拥有丰富的多样性。内心世界也许看起来混乱无序，但其实像一个具有精密结构的复杂生态系统，具有无穷的吸引力，对人类生命来说具有无法估量的必要性。迫于环境的压力，许多珊瑚礁会褪色、凋零，然而科学研究也表明，珊瑚礁具有对外来干预的反应能力，其生命力会由此变得更加强大。学生时的我很快就意识到，研究精神病学需要从表面"深潜"下去，进入一片黑暗的领域，在这里，我将可能看到极美妙又极凶险的事物。我需要让自己慢慢适应这个旅程，而首先要学会的，就是松弛地呼吸。

自那时起，我便踏上了漫长的职业旅程。敬畏与惊叹在我心中时时生起，让我联想到海洋底下看不见的深邃——我非常喜欢美国诗人 e. e. 卡明斯（e. e. cummings）[ii] 的一句诗所传达出来的想法："我们在大海中找到的，总是我们自己。"[2] 这趟旅程带给我的收获无法估量，而且常常不期而至。从中我懂得，善与恶、对与错，乃至受害者与施害者的身份都并非一成不变，而是往往能够并存。一开始，我以为我的工作是要让病人感觉好一些；后来我慢慢意识到，我是要帮助他们更好地"了解自己的内心"，这就完全成了另一回事。对我的病人来说，这个过程并不轻松愉快；对我来说也一样，常常需要面对暴风骤雨。我慢慢发现，我无法避免地会体验到一些痛苦的感受，甚至由此，不仅仅会恐惧和厌恶，还会深深地感到悲伤和挫败。我必须辨识

---

i 　意大利理论物理学家，全球广受赞誉的畅销科普作家。

ii 　卡明斯在使用英文时几乎彻底废除大写，也把自己的名字写成小写，被人称为"小写的卡明斯"。

出内心发生的这些反应，然后带着一种超脱的慈悲心接受它们的存在——佛教徒可能会把这种状态叫作"中阴"[i]。

随着在精神病学领域的学习持续深入，我逐渐了解了法医精神病学（forensic psychiatry）的工作。法医精神病学研究的是人类比较黑暗的那些心理模式，这些模式有时会带来危险。英语中"forensic"一词源于拉丁词语"forum"，意思是"听取法律辩论的地方"。不同于其他科室的医生，法医精神科医生（forensic psychiatrist）不只是给病人做诊断和评估，以及协同照护病人，我们真正要解决的问题，是我们的社会应该如何处理那些触犯了刑法的人。这份工作会遇到一些有趣的伦理和法律问题，因为在面对精神状况有问题的病人时，我们会采取一些措施，而我们可能会因此在职业责任和能动性方面受到指责。很多法医精神科医生是在有安全防护的精神病院（secure hospital）[ii]工作，和其他专业人员一起组成团队，协同为病人提供照护。他们就好比一个潜水小队，会在下水之前讨论、制订出一个方案，之后相互扶持，为彼此的安全负责。而我天性上是一个喜欢与他人协作的工作者——这在我之前作为团体心理治疗师的工作中得到了证明（事实上，合著这本书也证明了这一点），所以对我来说，法医似乎是一个理想的职业选项。

而在获得了法医精神病学的学位之后，我很快意识到，我也想成为一名心理治疗师[iii]。在精神病学这一职业的早期，精神科医生也大都是心理治疗师，但到了 20 世纪末，这两种身份已经被视为对应两门独立的学科领域，精神科医生为病人提供心理治疗被认为是不平常的。像其他门类的医学专家

---

i　"中阴"（Bardo）一词本义指死亡后与重生前的中间态，更指内心的某种状态，其中弥漫着极度的不确定性，智慧与混乱同时生起，是解脱和觉悟的重要契机。

ii　国内叫"安康医院"，隶属于公安系统，于二十世纪七八十年代开始组建，专门收治有精神问题的犯罪者。这种医院是法医精神病学的重要组成部分，本书统一译为"有安全防护的精神病院"。

iii　为了方便读者理解，这里简要说明一下精神科医生（psychiatrist）与心理治疗师（psychotherapist）的区别。精神科医生是医生的一种，属医学领域，具体学科方向为精神病学；而心理治疗师属心理学领域（与精神医学有一定交叉）。从实践来讲，精神科医生是有处方权的，能给病人开药，而心理治疗师没有诊断疾病和开处方药物的资质，其治疗手段一般以谈话为主。正如作者所批评的那样，这两个职业身份关系密切，不应相互独立，精神科医生有必要掌握心理治疗技术，而心理治疗师也要对药物的使用有所了解。

一样，典型的精神科医生基本上被认为像病例管理员[i]那样工作，他们将对评估和治疗有一个总体的了解。但对我来说，精神病学的精髓是在对话当中，在病人的人生故事当中：我想要与病人一起进行深度的工作，为他们创造出自省的时间和空间。在受训成为一名治疗师的过程中，我的研究工作涉及了某些具体的领域，比如母亲暴力、心理创伤、团体工作，还有医学伦理和面向医生群体的心理治疗等。这些研究贯穿那个阶段的生活当中，而其中有一条重要的主线贯穿始终，即我对于童年期依恋关系及其与后天暴力倾向之间关系的研究。正如我将在后面的故事中所呈现的那样，这对我理解人类行为产生了重要的影响。

每一起暴力犯罪都是一桩悲剧，不论是对受害者和他们的家庭，或是对犯罪者自己，都是如此。这里我并不是说暴力行为该被原谅，也不是说我们的监狱和有安全防护的精神病院里的病人都应该被放出来。我非常坚定地认可在一个人性化的法律框架内做出的法律制裁，而且，基于我所看到和听说的一些可怕事件，我也毫不怀疑需要将一部分暴力犯罪者关押起来，以保障社会安全。我也能够理解人们有想要声讨犯罪者的需要。复仇是种基本的人类冲动，是一种野蛮的正义，它让我们深陷恐惧与愤怒之中，从而在心中生出同样的残暴，而这残暴正是曾经的我们深恶痛绝的东西。这会带来痛苦。有一个颇有智慧的流行说法：恨一个人，就好比自己服下毒药后等着那个人死。而就像甘地及其他许多人所理解的那样，一个正义的社会，应当对于其中最糟糕的人类也怀有慈悲之心。

多年过去，我意识到我的病人们就像一场灾难的幸存者，而灾难正是他们自身，我和我的同行们则是最早的急救者。我在他们人生的转折点上遇到他们，帮助他们慢慢接受一个可能从此再也难以抹去的新身份。我的一个病人曾说过这么一句让人难忘的话："你可以是一名'前公交司机'，但你不可

---

i 病例管理员（case manager）是一个医疗管理岗，不直接面对病人，属于调度中枢，负责安排、调度多位病患的治疗计划，协助医生们做好治疗工作。

能是一名'前杀人犯'。"我们的工作要求他们为自己的那些人生故事负起责任，而这个过程困难重重，而且漫长。而且，我们的工作是在不断变化的政策语境下完成的，政策会直接影响到心理健康[i]资源的多寡和效果的好坏。我清楚地记得，在 20 世纪 90 年代初期，我刚开始法医职业生涯的时候，英国时任首相约翰·梅杰（John Major）说过一句有名的话："社会需要多一点谴责，少一点理解。"句子像命令一般短促有力，随之而来的是大规模的监禁潮，伴随着心理健康医疗服务的急剧削减，这些动作在英国本土乃至全球都造成了深远而且恶劣的社会影响。关于这次事件，已经有很多人谈论过、写过，都比我讲得更清楚，这里我只想说，我们监禁了太多的人，这其实导致了社会大众对于刑罚的过度推崇，而实际上，只有一小部分的罪犯是真正残忍且危险的，其余大部分都可能在社会环境下逐渐恢复正常。

职业生涯中，我有超过 30 年的时间供职于英国国家医疗服务体系（National Health Service，NHS）[ii]。在其中大多数的时间里，我都是在伯克郡（Burkshire）的布罗德莫尔医院（Broadmoor Hospital）上班。布罗德莫尔医院大约在伦敦以西 80 公里，始建于 1863 年，当时是作为维多利亚政府的收容所之一，是收容"疯子犯人"的地方，有时候是终身收容。布罗德莫尔历史上曾关押过一些英国最为臭名昭著的罪犯，而且有着仿哥特式的造型，这让它长期以来在英国人的想象中都是一个令人恐惧的存在。我在学生时代第一次去了那里。由于年轻时的无知和武断，我当时跟很多人一样，都以为它是一个老旧甚至野蛮的地方。实际去那里上班后，我很快发现不是这么回事。在英国，有安全防护的精神病院起着重要且人性化的功能，而且我很愿意告诉大家，大多数发达国家也有类似的精神病机构，用来接收监狱精神病患，或者为其他有相关医疗需要的人提供一个恰当的选择。

如今，像布罗德莫尔这样的地方不再被看作是恐怖地牢，仿佛关押在里

---

i　心理健康（mental health）泛指人在心理层面的健康状况，与生理健康（physical health）相对应。国内也有"精神卫生"或"心理卫生"的说法，本书统一译为"心理健康"。

ii　NHS 为英国全民提供医疗保障，由政府统一管理执行。

面的犯人永远得不到帮助，也永远出不去。相反，这类医院致力病患的康复，病人的平均住院时间约为5年。在布罗德莫尔，现在有大约200张病床，这个数量还不到我刚来这里时的一半。更多的病人被送到了中低安全级别的精神病院，我也曾在这类医院工作多年。这些机构中大多数的病人，要么是法庭上得到法官判决的罪犯，要么是因为精神状况恶化而从监狱转来，还有一类是从社区精神科门诊转来的（这一类非常罕见），因为他们对周围的人来说存在安全风险。

正如我在接下来的几章中会讲到的，我也会以NHS工作人员的身份在监狱中与犯人直接打交道。作为英国心理健康服务人员，我们从20世纪90年代开始，受命帮助监狱中有精神问题的犯人。内配团队[i]尽他们所能，支持和应对数量空前且日益增长的囚犯，而我在一线目睹的是，心理健康医疗资源在监狱里远远供不应求，以及监禁会让犯人的心理疾病[ii]更加恶化。这是一个可见的危机，迫切需要得到注意。据估计，今天英国的监狱中，有大约7成的犯人有至少两种心理健康问题，如抑郁、药物滥用、成瘾和精神错乱。监狱囚犯人数迅速增长，近年来所宣扬的法治政策功不可没。现在相比我刚学医时，英国的囚犯人数已经翻倍，而这个数字在美国则超过了3倍。尽管犯罪率在这个时期是总体下降的，但囚犯人数随着时间的推移迅速增长（英格兰和威尔士的这个增长率比西欧的任何国家都要高），意味着被监禁的囚犯中患有心理疾病的比例也增加了。[3]

这些数字所反映的，并非心理疾病与犯罪之间存在因果联系，而是我们

---

i　内配团队（inreach teams）即监狱心理健康内配团队（prison mental health inreach teams），是英国NHS为监狱专门配备的法医精神病学专业人员，其工作在监狱内展开，旨在更直接地为监狱环境中存在各种心理问题的罪犯提供医疗服务，是NHS旗下法医服务的一个组成部分。相应也有外配团队（outreach teams）及社区心理健康服务团队（community mental health teams）等。

ii　本书中，mental illness一般情况下均统一译为"心理疾病"，泛指心理层面的疾病，一般会以心理障碍（如抑郁、焦虑）和精神障碍（更严重，如精神分裂、妄想）做严重程度上的区分。在明确指称病人患有严重的精神障碍时，则译为精神疾病。mental disorder同理，译为"心理障碍"或"精神障碍"。狭义上，心理疾病和精神疾病有所区别：前者是心理学视角，一般指相对较轻的心理问题；后者则是医学之下的精神病学视角，相当于更严重的心理问题，强调神经医学方面的因素。这种区别，可与"心理治疗师"和"精神科医生"两个词对照理解。

的世界在社会和种族方面存在着严重不公，且对罪犯采取刑罚策略的倾向越来越强。事实上，绝大多数有心理疾病的人根本不会犯法，甚至都不会停车违章，而且令人难过的是，他们倒是比普通人更容易成为受害者。那一小部分本来就有心理疾病，因为犯下暴力罪行而入狱的囚犯，在狱中往往不能得到好的康复，而狱中的条件很糟糕，哪怕一个身心健全的人，要面对这样的条件也是相当困难的。资源的缺乏，意味着只有 10%~20% 的囚犯能够得到所需的帮助和治疗，而且往往是在病情被诊断为足够严重之后。即便如此，他们可能还要为此等待很久，因为心理问题不像断肢或者枪伤，分诊没那么直接明了。

我和我的同行们都很清楚这个社会系统有多么不完善，而我们必须带着这种不完善所伴生的道德上的模糊性和复杂性共同前进。我们都是民主的一部分，我们票选出政府，我们的法律代表的是大多数人的意志。这意味着，对待和处置罪犯的方式是从保护我们的立场出发的。每次我治疗一个陷入困境的病人时都意识到，还有很多很多这样的人，我永远无法接触到。知道这一点，并不意味着我可以就此干脆甩手不干以表抗议，所有像我这样的医生都会咬牙坚持下来，做出力所能及的一些改变。此外，还有许多病人会拒绝接受我们的帮助，而心理治疗是不能够强迫任何人去接受的。

关于法医精神病学的通俗化写作少得可怜，因此大众对这个领域所知甚少。关于精神疾病和处置暴力的方式，大众通常会曲解和加以编造，不论是在虚构的故事作品当中，还是在真实的罪行描述当中，经常都能够看到这样的情形，而其问题在于，我们往往会忽略人类都有着共通的人性。最近，我开始感觉到迫切地想要站出来，因为似乎当下是一个尤其需要在诸多方面达成共识的时代。如今，得益于科技发展，交流手段变得更加快捷，在我们身边时常会爆发各种激烈争论，争论一些不容忽视的社会问题。在我看来，这些争论都透着恐惧的情绪。还有什么比一个犯下暴行的"魔鬼"更可怕的呢？暴力罪犯被简单地当作捕食者，好比是从珊瑚礁旁的阴影中蹿出的一条银色鲨鱼。这个人曾经也不过是一个孩子，就跟我们每个人一样，有着共同的喜怒哀乐，如今却被置于完全的对立面，淹没在公众谴责的口水之中。

多年来，我做了很多场关于暴力和罪恶的讲座，也做了很多相关的学术和专业写作，这样的写作贯穿了我的职业生涯。最近在参与了一些面向大众的交流之后，我想要面向更多普通受众，想让他们和我一起参与到我的心理治疗工作中来——这些工作让我在了解人类心灵方面收获颇丰。不过我的工作存在不连续性，比如，有些病人很难准确地讲出他们的感受和想法，还有一些病人分不清哪些是真实。为了让我的工作内容更好理解，我找了我的好友艾琳·霍恩一起写这本书。艾琳是位编剧，一个讲故事的行家。讲故事这个职业与我的职业的相似之处在于，要让无意识的东西显现出来被人理解，同时运用想象来创造共情。我们一起进入我的职业生活，将其中的内容展现出来，跟大家分享一系列故事。我希望，这些故事能够在一些方面引起思考甚至带来改变，比如 NHS、心理治疗的发展乃至过去30 多年来的司法系统。我的工作经验都是英国环境下的，不过，我也会引用来自其他国家（尤其是美国）的一些相关研究、数据或职业实践素材作为参照。

本书有意在性别上做了平衡，尽管在罪犯当中，女性的占比不到 5%。[4]这么做是因为，我在女性暴力方面做了大量的研究，我曾与许多有暴力倾向的女性打过交道，而让她们的声音被听到是非常重要的。另外，有约 25%的章节选取的是有色人种罪犯的案例，这个比例与监狱和有安全防护的精神病院中有色人种的比例基本相仿，而且能说明更多的问题——最新的人口普查显示，有色人种在英国总人口当中的占比是 13%。在我们的刑事司法体系中，糟糕的文化和种族关系是客观存在的，并且加剧了法医工作当中的错误和偏见（包括我自己在内）。忽略这一点是不诚实的。

最后，虽然我大多数的工作都是跟高安全级别精神病院中的故意杀人犯打交道，不过我在本书中还是收入了几个其他类型犯人的案例，比如纵火犯、跟踪犯和性罪犯，这些犯人也都是我曾经在监狱或在监狱之外（犯人服缓刑期间）打过交道的。甚至有两章的病人并没有被判有罪，不过他们的确存在潜在的危险性。在每一个案例中，我会讲述我如何与病人见面，我们的交流如何展开（包括我的失误是如何发生的），也会如实展现交流过程中的发现、挑战和各种偶发的危险。心理治疗过程中会出现一些常见的问题，对许多读者来说应该并不陌生，比如，难以接受和放下创伤，需要放下不再有效的旧身份或自我认知方式，还有如何以健康的方式表达愤怒和绝望的感受等。治疗有时会有进展，有时则很棘手，跟现实生活中的许多问题差不多。过程中，我会呈现那些大家比较熟悉的心理症状，比如自恋和精神病态；也会探索一些比较新奇的行为，比如连环杀人和代理型孟乔森综合征。

每一章都涉及不同的面向，但有一个共同的主题，也是所有法医工作中的重要主题，即暴力中共同的危险因素。我的一位同行曾经很形象地把暴力行为的发生条件比作自行车密码锁，即犯罪是诸多压力因素聚集在一起的结果。其中，前两位"数字"是社会政治层面的因素，反映出行为者对男子气概、脆弱性和贫穷的态度。一个简单的事实是，这个世界上大多数的暴力行为都来自年轻而贫穷的男性。中间两位"数字"可能是具体关系到犯罪者本身的因素，比如药物滥用或者各种各样的童年期不幸。而最后一位"数字"是最有趣的，它是车锁最终弹开的关键，即导致残酷暴力行为发生的关键因素。这个因素通常是特异性的，是受害者行为中某种只对犯罪者个人有特殊意义的东西，可能只是一个简单的姿势，一个熟悉的词，甚至一个微笑。而我工作的核心，往往就是从犯罪者身上找到这层意义，并理清楚这层意义与他的生活史或自我叙述之间的关系。寻找它的过程好比是一场艰难的捕猎，就像在一片迷宫般的珊瑚丛中找一条来回乱窜的小鱼。这需要时间，需要一颗开放的心灵，需要寻找真相的意愿，还需要一点点灵感。

默里·考克斯（Murray Cox）医生是对我影响最大的老师之一，他也是布罗德莫尔医院的一位心理治疗师。病人有时会无意识讲出来一些诗句，默里总是说要留意这些言语的重要性，哪怕是出自一些看上去非常危险的病人口中。他最喜欢举的例子，是一个病人说："我目盲了，因为我看到太多。

所以我在一盏昏暗的灯旁学习。"[5] 这个非凡的比喻，可以用来总结我写这本书的目的。我们每个人都有可能目盲，不论是因为恐惧、偏执还是否认。飞机上坐在我邻座的那个人把我的病人们视为魔鬼，可能也是因为从新闻或者社交媒体上"看到太多"。我在这里邀请读者们参与这一场冒险的旅程，深潜入表面之下，从那些黑暗的故事中获得一些领悟。我会和你们一起遇到一个个具体的人——他们不是一堆堆数字，也不是虚构出来的奇怪生物，而我会让你们看到，他们的人生对我产生了怎样的影响，以及他们可能教会我们什么。

这趟旅程不会轻松。这需要带着一种近乎过分的共情力，比如，要坐下来近距离面对一个砍下过别人头颅的男人，或一个捅了朋友好几十刀的女人，又或者一个侵害过自己孩子的人。随着治疗过程的进行，你可能会问："他们有什么权利拥有情感，比如拥有爱、悲伤或者后悔？"（这让我想起来夏洛克的台词："你们要是用刀扎我们，我们不是也会流血吗？"[i]）要理解他们需要想象力，去走他们走过的路，去看他们看到的东西。伟大的海洋学家雅克·库斯托（Jacques Cousteau）说过："观察一条鱼最好的方式，就是变成一条鱼。"书中我将向你展示的一切，你将很难视而不见。在我的经验里，要理解那些对我们来说格外陌生的经验，确实是一种相当不同的挑战，而我将陪伴着你，把这种折磨变为意义。故事将会一章接着一章展开，光也会越来越明亮。我希望作为读者的你，将能看到接纳和改变的新可能。

格温·阿谢德医生

---

i   这句台词来自莎士比亚经典喜剧《威尼斯商人》。夏洛克向萨拉里诺解释自己为什么要安东尼奥的肉，他控诉说安东尼奥只是因为他是犹太人就着辱他，而犹太人和非犹太人是没有分别的。

作者的话

这些故事的基本语境，是英国 NHS 主导下的心理健康医疗制度。NHS 创建于二战后，其基本原则是，医疗保障由国家提供而由公众资助，因为全民健康令全民受益。但是，NHS 的运营成本随着人们越来越长寿而不断增加，医生使用的技术和药物也越来越昂贵，因此，历届政府都尝试让 NHS 朝着更强的市场导向转变，以解决成本增加的问题。英国的医保逐渐成为一种人们购买和销售的商品，变得与美国的医保体系更接近；越来越多的民众，只要负担得起，选择通过购买个人健康保险来享受 NHS 的医保服务。持续的结构性改革都聚焦于成本的削减，其主要的手段则是削减服务内容，于是，NHS 今天的质量和以往已不可相提并论，尤其是涉及心理健康医疗服务的提供时——就像本书中许多故事所呈现出来的那样。故事中提到许多 NHS 的"信托"方实际上是一些个体商户（类似于美国的 HMO[i] 模式），这些商业体在 2001 年大规模的结构性改革之后在英国各地区涌现出来。

我们将广泛涉及各种问题，相关方面如犯罪、心理健康、法医精神病学，还有精神障碍的治疗等，每一方面本身就是非常大的研究主题。这不是一本教科书或某种综合评述，也并非要对这些主题领域做出某些权威的论断。关于人类心理，相关的著作和讨论都非常多，而且具有相当的复杂性，所以对我们来说，最好的方式也许是给大家附上简单的延伸阅读建议，或者附上一

---

i   HMO 即 Health Maintainance Organization（健康维护机构），是美国一种非常成熟的以市场方式运作的医疗保险模式，实行会员制，会员预付费用以获得相应的医保服务。

些参考到的数据来源和直接引用的内容。这些注释内容我们放在了书的最后，希望能够给那些想要进一步了解的读者提供一些指引和帮助。

书中会用到"罪犯"（offender）这个词语，它并非贬义，不带有非人化的暗示，只是一个法律术语，用来指被判决犯有某种刑事罪行的人。而另一个词"正常"（normal）也会时常出现，不过通常会加上引号，因为这个词本身带有不公正的诱导性，而面对如此复杂多样的人类世界，我们是不可能轻易给出这么简单的定义的。作为本书作者，我们对任何人群或机构，都不会在任何分类意义上做出何为"正常"的判定。精神科医生在医学实践中发现的第一件事就是，所谓"正常"更像是辣汤里的豆腐，其味道取决于汤；而表面上的正常，反而可能遮蔽背后实际上存在的风险。本书中，将会有不止一位病人的案例证明这一点。

贯穿本书的还有一个关键词"privilege"，这个词有两重含义。第一，这些病人冒着风险分享那些被莎士比亚称作"我们赤裸裸的弱点"的东西，而我是见证者，这是一种荣幸（privilege），而且我们也尊重他们的分享。第二，"privilege"是一个重要的法医学概念，即保密权，意味着病人的信息和相关谈话内容都应该得到严格的保密。在法医领域，保护隐私权的责任不仅限于保护犯罪者，还包括受害者，以及双方的家人，而本书中的这些故事，都是在对所有人尊重的前提之下写就的。直接讲述个体病患的治疗档案，这在法理或伦理上都显然是不可能的，不过，多年来我们遇到了许多病人，也做了大量的案例研究，让我们得以把素材以混合的方式组织起来。因此，本书所呈现的 11 个案例好比 11 幅由马赛克拼成的肖像画，其中的每一幅在临床和心理学上都是准确无误的，同时，你在网上绝对找不到任何与之相关的内容。

格温·阿谢德医生，艾琳·霍恩

2020 年 12 月

托尼｜TONY

"连环杀人犯，谁想认识一下？"我们在医院心理治疗部门的周会上，对工作任务进行讨论和分配。这会儿，大多数人都接到了新任务，待定的只剩下少数最后几个。听到会议主持人这个带点俏皮的问话，有几个人轻轻笑了笑，不过没有人自告奋勇。"真的吗？没有人接？"我心里痒痒想举手，不过作为在场资历最浅的人，我担心这样会被人视为在职业上不成熟的表现，或者觉得我的趣味有些古怪。我可以感觉到会议桌上的气氛——围坐一圈的同事们都不愿意接这个任务，仿佛大家都在心里默默地耸了耸肩。由于大众娱乐和社交媒体的撩拨，公众对于这样极少见的杀害过好几条人命的人总是会感到好奇，不过对于我们这一行的人来说，这些人就远不会显得那么让人感兴趣了。对这些人来说，重新回归正常的社会生活是绝不可能的。就跟我的一个同行曾经对我说的一样："除了死亡，他们还能有什么可聊的？"

当时的我还有许多东西要学。那时候是 20 世纪 90 年代中期，我刚刚来到布罗德莫尔医院。这家医院由 NHS 设立，位于风景如画的英格兰东南地区，周围林木茂盛、群山连绵，离伊顿公学和温莎城堡不远。在此几年之前，我拿到了法医精神科医生的执照，同时还正在完成我额外作为一名心理治疗师的职业训练，这时我接受了这个工作机会，来到布罗德莫尔医院兼职担任代班医生（或者叫"临时"医生，必要的时候顶替别人）。为了提高职业技能，我需要在接受督导 [i] 的过程中，尽可能多地花时间与病人进

---

i　督导（supervision）是心理学界的专门说法，一个心理治疗师或咨询师在职业生涯初期必须接受更有经验的前辈的督导，督导者也一般被直接称作督导（supervisor）。

行一对一的心理治疗。对我来说，一个走投无路的人一定会有足够多的时间，而且如果他想要聊聊死亡，我也乐意奉陪——死亡也是我课表上要学习的一项。

也许有些人还会觉得，我们居然会做这样的讨论。关于罪犯的心理健康医疗，不论是对收治在医院还是关押在监狱的罪犯，大家的看法也好，与此相关的医疗资源也好，在世界各地都有非常大的差异。我的欧洲和大洋洲同行们在与英国相似的医疗系统中工作，这些国家和地区提供了针对个体的心理治疗，而在许多其他的国家都没有。而且我发现，尤其是我的美国同行们总是谈到这些方面的不同。我去过很多不同的国家，了解了各国在这个领域的具体情况，有一个事实让我印象深刻：那些在 20 世纪遭受过军事统治的国家，在暴力罪犯的心理治疗方面有着最人性化、最先进的态度，比如挪威和荷兰。一些研究表明，战时的经验让他们的国民更容易理解一个事实，即人类当中的这些秩序破坏者并不是先天的所谓"坏人"，而是病了。

"我来接这个病人，"我说，"他叫什么名字？"说的时候我看着我的督导，希望他能支持。他微笑以示同意。"加油，格温。"一位医生前辈这时说道，"我在监狱跟一个这样的家伙打过好些年的交道。每次他都只是唠叨他上过的艺术课的事，说他有多么擅长静物画……"这段话引起了我的兴趣，不过还没等到我问他更多，会议主持把转诊信递给我，说："现在他由你全权负责了。托尼·×××……杀了三个人，有砍头行为，我想。"那位医生前辈给了我一个会意的眼神，"多加小心。"

后来我的督导（他是一位经验极其丰富的医生）告诉我，他至今只跟一位连环杀人犯有过会面，而且只是做精神病鉴定，没有做长期的心理治疗。我很高兴能够在我职业生涯起步的时候得到他的分享和支持。时至今日，我都极为珍视那种被同事支持的感觉，每当我在机构之外的环境下工作时，都会想念这种感觉。我当时告诉他，作为一个实习生，能获得这样一个机会是幸运的。不过我也开始感觉到一些胆怯。于是我尽己所能地为此做准备，然而很快意识到，媒体上对连环杀人犯有许多耸人听闻的报道，但是该怎么跟这样的犯人交谈，在媒体上则几乎找不到什么信息，更不用说怎么给他们做心理治疗了。

从定义上来说，连环杀人犯意味着有过多次杀人行为。不过，到底要杀死几名受害者，才被认为属于这个可怕的群体，并没有一个正式的说法。历史上关于这个问题有过不少争论，其中比较多被接受的共识，是杀害人数在3人或以上。但是，公众总是不可避免地被引导关注那些更稀少、更不可思议的群体，即极少数在多起独立事件中累计杀害许多人的罪犯。令人稍感不安的一点是，在这个群体中，有一部分是医疗专业人士，他们很容易实施杀人的罪行，手段也可以很隐蔽，以至于这类杀人罪行在多年里不被人察觉或检查出来。关于连环杀人犯，还有一个比较被接受的判断标准，即在杀人事件之间有冷却期或间隔，而且他们不是随机选择目标的。像那些在一天之内夺走非常多人生命的杀人狂，就一般不被纳入这一类别。另外，我一直没有完全理解的是，某些政治家或统治者为什么不需要为成千上万甚至上百万同胞的死亡负责。[1]

从海量的小说和影视作品中所呈现的景象来看，我们很容易以为，杀害多人是一项常见的罪行，一直都在各种地方发生。数据给出来的情况并非如此。有证据表明，多起事件的连环杀人可能确实在世界各地都有发生，但就算考虑到漏报，考虑到不明确或有意隐瞒的数据统计，也考虑到那些逃脱了法律制裁的罪犯，这类杀人罪行仍是极其稀有的。与大多数其他类型的犯罪相比，这类犯罪的确切数据我更难给出。这个领域中存在着极强的不确定性，原因各种各样，如漏报和不同的分类标准，以及不同时间和地理条件下不同的数据采集方法等。关于连环杀人的全球数据，我在互联网上做了搜索，结果有超过600万条，都是相关文章或相关答案。从这里面的大部分内容中都能看到，连环杀人犯几乎都是男性，而且是"濒危物种"，近年来数量呈下降趋势。这个趋势与全球所有类别犯罪的统计数据是一致的——在过去1/4个世纪内，所有暴力犯罪行为的发生率整体上在缓慢下降。

美国弗吉尼亚州拉德福德大学的麦克·阿莫特（Mike Aamodt）教授于2016年主持了一项研究，聚焦过去100年间的犯罪情况。他创建了一个数据库，数据表明，2015年在美国一共有29名连环杀人犯被逮捕并确认，相比之下，在20世纪80年代这个数字最高的一年则有145名。[2] 我见过的被引用的美国联邦调查局（FBI）的数据则要高出很多（比如1982年的这一数字超过4000[3]），借此，我想再次强调数据收集是很困难的，且缺乏一个统一的参考标准。不过，所有我见过的数据资料，都表明了这个数字在降低的事实。这其中要部分归功于不断提高的侦破和监控技术，以及各种执法团体为了研究和阻止犯罪者而设立的专家组；还有一个重要的因素，则可能是手机和社交媒体的广泛应用，这让无论是受害者还是罪犯都很难不留痕迹地消失。

执法相关的数据资料并不会被系统地公之于众，更不会把不同国家连环杀人犯的名单都列出来，不过根据那项拉德福德大学的研究，美国的相关数据以相当大的幅度高居榜首——占据了全球所有连环杀人犯数量的近70%。而这个结果也在我所看到的其他数据资料中得到了证实，从维基百科到各种各样的新闻纪实资料中得到的结果都是如此。作为对照，英格兰排在第二位，占比是3.5%。紧随其后是南非和加拿大，占比都在2.5%左右。而人口数量庞大得多的中国，则只占了1%多一点。我不知道为什么美国的数据这么突出，有很多解释，如缺乏枪支管制、地方化的执法方式或美国的极端个人主义的危害等，也可能因为，美国在侦破案件和公布信息方面做得比较好——得益于相对自由的媒体环境和相对开放的政府。然而，美国每年被捕的连环杀人犯的数量，相较于全美超过3亿的人口而言仍然是相当小的，在他们"正常"杀人犯的数字面前也同样相形见绌。在美国的一座中心大城市，比如芝加哥或者纽约，一年发生400桩谋杀案被视为平平常常；作为对照，这个数字则是英格兰和威尔士全境的年度谋杀案数量的2/3。

在认识托尼的时候我就已经知道，一直有连环杀人犯被收治在布罗德莫尔，包括一些有知名绰号的杀人犯，比如"开膛手"（Ripper）和"扼杀者"

（Strangler）[i]。布罗德莫尔医院收治的杀人犯中，大多数"只"杀害了一人，然而造就了布罗德莫尔医院独特的公众印象，即让人觉得这里是某处极可怕的罪恶集中所的，却正是其中极少数的连环杀人犯。另外，让这份名声更加牢固的还有医院的建筑外观——一座建于200多年前维多利亚时代的红砖要塞。其实，早在1996年我初次来这里工作时，医院的现代化改建就已经开始了。首先震撼我的，就是多到数不清的房门、闸门和气闸室。相应的是一大堆的各种钥匙。我把这些钥匙用一根又大又沉的皮带穿起来，时刻挂在身上，每天早晨，我都要用这些钥匙逐一打开一系列的门锁。一开始我觉得麻烦，后来也慢慢习惯了。事实上，在怀上第一个孩子的时候，我对这根格外大的皮带产生了一种情感上的依恋，甚至现在我还保存着它。

进了这些门之后，我一开始会觉得这里像大学校园，各式建筑散落其中，之间是一条条步道。还有一些得到精心照料的花园，里面是许多开着花的树。最棒的地方是观景平台，那里视野高阔，可以一览周围四郡。我一直认为，给医院中的那些病人提供一个散步的去处，是一个相当不错的善举，这里的视野有助于他们生出更广阔的思绪，也生出希望。在整个医院区域的周围，都是红砖砌成的高墙。在我眼中，这些高墙一直是我个人生活与职业工作之间的宝贵分界，让我在每天入夜之后和第二天回归岗位之前，能够安心放下工作。

与托尼第一次交谈的那天，我早早来到医院，跟病区的工作人员做了登记，并且确认我预约的房间没有被别人占用。与我此前工作过的每一家医院一样，布罗德莫尔也没有充足的治疗室可供使用，这导致空间需求上常常发生竞争。另外，我也想将治疗室按照我的喜好来布置，比如，我和病人的两把椅子之间要保持恰当的距离，病人的椅子靠窗，而我的则靠近门口。"一

i 分别指"约克郡开膛手"（Yorkshire Ripper）和"斯托克维尔扼杀者"（Stockwell Strangler），原名分别为彼得·苏特克里夫（Peter Sutcliffe）和肯尼斯·厄斯凯恩（Kenneth Erskine）。苏特克里夫以残忍的方式杀害13名女性，多为妓女，由于英国史上臭名昭著的连环杀人犯"开膛手杰克（Jack the Ripper）"就是专门以妓女为作案目标，苏特克里夫也被人冠以"开膛手"的称号。苏特克里夫于2020年在布罗德莫尔医院死于新冠病毒感染。厄斯凯恩在伦敦先后杀害7人，手段均为勒死。

定不要让病人挡在你出口的方向"——这是我还在实习的时候就学到的一点基础知识，甚至至今我依然遵守。让两人之间保持一个礼貌的、适于冷静思考的距离也同样重要。"不要进入他人的空间范围"是一个基本的社交观念，这在心理治疗中也同样适用，甚至可能还要更重要。关于椅子的摆放角度我折腾了半天，就好像恰到好处的摆放可以帮我与这位陌生人建立起来某种联结似的。

我感到紧张，很清楚自己还没有什么头绪，全凭直觉在行事。比如，关于他的信息，除了转诊信中提及的一部分之外，我了解得不多。那个时候，医院是有档案部的，医生有权过去提请查阅自己病人的档案，不过档案记录并不完全——如今也是一样。通过查阅各种资料信息，如病人的家庭背景、受教育情况、病史、警方报告、案件审理记录和监狱档案，我们可以大致拼凑出这个人的样子，但总会有一些空缺。最终我们知道，要了解一个人，唯一的办法就是与他们交谈，然后希望他们能把内心向我们敞开。

如今，像这样的背景档案都保存在电脑上，而不是堆在落满灰尘的文件柜里，但这并不意味着那些有价值的资料就躺在某个宝箱里，就好像按下一个什么按钮或者敲出某串代码，就能直接打开一样。在信息收集方面，如果说现在和过去有什么区别的话，现在甚至要更困难。在如今的时代，信息的量更大，法律也有诸多新的对隐私的保护条款，因此跟我刚入行的时候相比，获得有用的细节信息难度更大了。我们需要穿过重重阻碍，一路上不得不仰赖各种不同职能部门的人帮忙，而这些人可能帮忙，也可能不帮。有时候，我觉得自己有点像小说里那些倒霉的私家侦探，他们往往不得不设法唬住一个看起来比较友善的警察，要不就是到处忙忙叨叨地求得一点可靠的信息，以解开某些线索。也许，这就是我那么喜欢在闲暇时间看侦探小说的原因之一：坐在那里，抽身出来旁观别人一步步解决问题，简直是一种纯粹的快乐。

我甚至不清楚，我希望在见托尼的第一天实现什么目标，也不清楚接下来的工作会带来什么。我们怎么能知道他有没有变"好"？而且，如果一个人身上背了三项终身监禁，不待到年老不可能获准出狱，甚至一辈子都不可能，这意味着什么？此外，以另一个人类的内心为对象来进行学业上的"练习"，我也颇有一些疑虑。要是我所提供的对他而言毫无意义，而是只对我自己有用，那我的做法算不算与他罪行中的残忍和剥削行为有部分相似？我提醒自己，他既然提出要做心理治疗，一定是有某些需求或目的的，而我要弄清楚那到底是什么，即便可能没有那么一目了然。撒谎是精神病患者的典型特征，据我所知，也是与连环杀手相关的一种人格上的严重障碍。我意识到，托尼想要做心理治疗，有可能只是为了打发无聊，打发因为被关押而必须面对的空闲时间。"要是这样的话，"我自私地想着，"我就学不到多少东西。"或许接下这份工作并非明智之举，但事已至此，我也来不及反悔了。这时，我眼角的余光透过门上的强化玻璃嵌板，看到一个男人被一位护士护送着走过来了。是时候开始工作了。

"×先生吗？早上好，我是阿谢德医生，谢谢你能来——"他打断了我，声音沙哑低沉，态度略显粗鲁："托尼。"听上去，他应该也有点焦虑。他被带着进了房间，并接受指引坐在靠窗的那把椅子上。他把身体调整到一个舒服的姿势，没有看我。目光回避对我们所有人来说都是有用的，是一种调节关系亲近程度的方式，而在跟一个人见面时，我也不会一开始就要求对方时刻与我保持目光交流。另一方面，我知道托尼在获罪之前的工作是服务员，这份工作要求他跟陌生人打交道，并且进行目光交流。于是我闪过一个念头：他以前小费赚得多还是少？他会向他的顾客们释放魅力吗？向他的受害者们呢？我意识到，他有可能会向我释放魅力。

在交谈的开始，我先把心理治疗在安全方面的一些重要原则向他例行说明了一遍。其中首要的原则是，虽然在医生和病人之间确切存在一定程度的保密性，但如果他告诉我的某些信息带有对他或其他人的危险性，我将需要把这些信息告知负责照护他的医生团队。我与他共同完成的这项工作，将是他的医生团队对他的照护工作的一部分。我向他解释，我将会与这个团队的成员们保持定期沟通，其中包括护理人员、团队中的心理专家和负责监督照护工作的精神病专家顾问。所有这一切，都是为了尽力保障他的安全，并且让治疗工作有持续性。我告诉他，我们的会面将进行 50 分钟，而且每次会面都要尽量保证这个时长。

法医系统的医院的环境与西格蒙德·弗洛伊德[i]舒适的心理治疗室大不相同，不过我还是想沿用这样的治疗节奏。弗洛伊德开创了以 50 分钟为单位的心理治疗传统，或者可称之为"心理治疗小时"（therapeutic hour）。之所以这么安排，也许是因为可以在整点跟病人见面，避免他们在等候室穿来穿去，或者可能只是因为会面完了可以休息片刻。与弗洛伊德或者大多数在私人诊所执业的心理治疗师不同，我不会连续接待病人，所以我并不需要这个缓冲的时间。每一天都是不同的，但在一天之内见两位甚至更多的病人，这样的情况对我来说很少，部分原因是，我需要在每次会面之后把细节记录下来，此外，我还需要留出时间，来与跟这位病人相关的其他医生同行沟通意见。这次工作让我学到一点，就是会面结束后的 5 到 10 分钟是宝贵的，因为要趁记忆还新鲜的时候，赶紧把会面时头脑里冒出来的那些重要的词或想法记下来。我不在病人说话的时候做笔记，主要因为这样会让交流更像是审讯而不是谈话，另外，如果病人偏执多疑，这样做显然也不是什么好主意。法医系统内的心理治疗师大多会有意训练自己以记住交谈的内容。当时接治托尼的时候，我还在努力磨炼这项技能。我会感到焦虑，会很努力地去回想病人使用的一些具体词语，以在脑海中记住那些重要的画面、比喻和他们个人独有的语言风格。于是我发现，这能帮我把会谈过程分成三块，记忆中的内容就不会乱成一团了。这个划分并不总是一目了然，而且会让我想起诗人菲利普·拉金（Philip Larkin）的名言（其实是重新诠释了亚里士多德的观点），他说一部小说，比如一部悲剧，有"一个开头、一团糟和一个结尾"。

当我跟托尼讲明那些原则的时候，他边听边点头，似乎既不关心也不怎

---

i   西格蒙德·弗洛伊德（Sigmund Freud），奥地利著名精神病学家、心理学家。创立了对后世影响深远的精神分析学派。

么感兴趣。在我的印象里，他的长相给人的感觉像是一位演员，不是主演，而是鞍前马后地出没在大人物身边的那种。他的发际线已经后移了不少，不过露在外面的前臂和手背上覆盖着卷曲的毛发，胸前的毛发更多，从 T 恤的领口处露出来。他的身材矮且壮实，几乎在肥胖症的边缘——这里的病人不长胖是很难的，因为锻炼的机会有限，食物多是淀粉，某些药物也会导致体重增加。他没有表现出敌意，不过在我的开场白讲完后，他保持了沉默。他就那么安静地坐在我面前，安静了很久，可能有好几分钟，而我当时也不知道该做什么。

如今，我可能不会再像那次一样听任沉默持续这么长的时间，尤其是在与病人的第一次会面当中。另外，如果这位病人焦虑而且偏执多疑，则可能将其理解为有某种危险。不过在当时那个阶段我学到的是，一个心理治疗师不应该先说话，而是应该让病人主动开口。于是我等待着。等了一会儿后，我发现自己对沉默的状况并不介意。托尼显然也不介意，他无所事事地开始摆弄拇指上的一枚倒刺，没有看我。这时候我有一种感觉，他在用这段时间来打量我，揣摩我是否值得信任。终于，我想到了一个办法。"这种沉默对你来说意味着什么？"我问。他猛地抬起头，有点吃惊，然后给我一个大大的友善的笑容。我能看出来他是很懂如何招人喜欢的，我想他能够轻易说服你点一份每日特色菜品，或者再点一杯酒。"以前从来没有人问我这样的问题。"他回答说。

我告诉他，心理治疗有时候确实会问到一些奇怪的问题。我说话时努力跟他保持目光交流。他的眼睛很暗，看上去眼球几乎全是黑色，仿佛瞳孔是一颗破掉的蛋黄，全部流进了虹膜里。他的目光慢慢滑向一边，越过我的肩膀，穿过我身后房门上的玻璃嵌板，看向外面的走廊。那里有人声，穿过病区电视嗡嗡的背景音传过来——病区的电视是一直开着的，那些天都是音乐电视的频道。我听到稍远处有人在说话，传来模模糊糊的低语声。近处，有一个人在跟门外的一位工作人员抱怨。我和托尼都在听，直到他们离开。然后，他回答了我的问题："沉默的时候，我觉得有某种平静。"我想我察觉到了他在小心翼翼地用词，像是那些英语是第二语言的人在说话。"这个病区太吵了。"他说。"是吗？"我问。我感觉他不只是在谈论那个片刻，而在表达某种言外之意。

"我隔壁房间有一个男人夜里一直叫嚷——"他让自己停顿了一会儿，就像是需要监控自己的话一样，也可能是想给我一个好印象，不希望自己看起来是一个喜欢发牢骚的人，"我想说，我不想抱怨什么，这里比牢里要好，不过我睡不好觉……所以能够安静地坐一会儿是不错的。我的责任护士杰米，他说这么做对我来说是好的。他是个好人。我相信他。"这时候我心里想"不过目前你还没有理由相信我"，然后在心里提醒自己，要尽快跟杰米聊一聊。托尼的话表明了责任护士的角色有多重要，他们可以给病人提供个人支持，而且往往对他们的心理状况有最充分的了解。我的工作必须与护士们的工作结合起来，他们跟病人相处的时间比我要多得多，而我一向仰赖他们的观察，并极其看重他们的见解。

工作的年限越久，我越能理解护士和心理治疗师之间协同工作有多么必要，只有这样才不至于偏颇。这一点，将在这个案例以及其他众多案例中体现出来。这种协同，很像老师和家长必须携手帮助孩子成长进步。这并不是说我们的病人是幼稚的（虽然确实有些病人会困在他们的童年之中很难出来），但是，对环境安全的要求不可避免地限制了病人的自主权和自由权，而这会让他们觉得自己像孩子一样，从而更依赖专业人员的帮助以满足需求。

在跟托尼的首次交谈中，他并没有让我觉得，他把有安全防护的精神病院当作比监狱更愉快的地方，而故意让自己转到这里来。媒体似乎很想表明，犯人们削尖脑袋也要让自己转到精神病院来，因为这里比监狱更安逸。真实的情况并非如此。在这种医院里的生活，对心理层面有很高的要求。在监狱里，犯人可以让自己隐藏起来，甚至某种程度上成为一个无名者，过着千篇一律的程式化的日子。而在有安全防护的精神病院，选择权和隐私权是严格受限的，总有我这样的专业人士来访，问各种关于情绪和感受之类的不好对付的问题。事实上，大多数罪犯都不想被送去精神病医疗机构，因为会感到羞耻。还有一点：不同于大多数的监禁，待在这里可能是无期限的。

我问托尼，能不能跟我多讲讲他睡不好的问题。他有抑郁问题，而失眠是焦虑和心境障碍导致的一种症状。不过让我觉得有意思的是，他这么快就跟我讲到了这个问题。"我做噩梦。"这是他的开场白。如果不是想倾诉些什么，大多数人都不会提到自己做的噩梦。关于梦的解读，大众有一些根深蒂固的刻板印象，比如，认为心理治疗师会解析病人的梦，会把病人的所思所想解释给他们听。不过，最好的心理治疗师会首先跟随病人的思绪，听他们讲，并把病人视为了解他们自己内心的专家。不过，当时的我就像一个实习驾驶员，喜欢照着书本去做所有事情，于是有那么一个相当疯狂的念头冒了出来：或许我可以深入研究托尼的梦，就像一位"像样的"精神分析师那样。这是符合他意愿的吗？当我问托尼能不能多讲讲他的噩梦时，他断然地摇了摇头。又回到了沉默中。我坐在椅子上，努力表现出自己是放松的，并运用肢体语言，表示我不介意他的拒绝和沉默。要让两个互相不了解彼此的人聊起一些可怕的事情，谈何容易。

我的思绪飘到了记忆库中，想起了过去跟其他病人的首次见面，想起了我的同行和老师们的讨论，讨论面对杀过人的人该如何倾听和表达。很快我的思绪飘到很远，直到他再次说话才回到这个房间里。他的语调带有挑衅的意味："所以我们要怎么做？只是这么坐着吗？你不问我一些别的问题吗？"看来他对房间里的安静不再感到舒服，于是用提问打破了安静。我回答说，我们要了解和适应彼此需要一点时间，同时，沉默可能会不时出现，他在不同的时候可能会有不同的感受。我提醒他，刚才他说他是喜欢沉默的，我问他感受是不是发生了变化。"我现在觉得有点说不上来的紧张。"他回答说。对这个看似无关紧要的回答，我在心里默默地做了标记，因为这表明，托尼有能力觉察到自己的心理感受，并且能够描述它随着时间是如何变化的。而他也是不带防御姿态地回答了这个问题。作为心理治疗师，每次我见病人都想知道，他们有好奇心吗，是愿意见面和交流的吗，对自己的内心感兴趣吗？这些都是很好的信号。

我知道，病人在心理治疗的初期回答问题的意愿会相对强些，所以我又问了一个问题。我想知道，他是否意识到他的紧张和他所说到的噩梦之间存在着某些联系。他把手臂交叉抱在宽阔的胸前。我想，这是他面对我摆出的防御姿态——他在将内心关闭起来，好像感觉到了某些危险而要保护它。"我不想谈那些噩梦。我会觉得不愉快，也不觉得会有什么用处。"不出所料，情况已经足够清楚了。而我并没有就此安抚他。在心理学上有一个奇怪的悖论：那种安抚同时也可能向病人传达一个信息，即让他们误以为心理治疗师并非真的想听那些给病人带来困扰的东西。这个悖论也同样可能适用于其他环境中，无论是在职场、学校或者家庭，适用于任何人们就某些情感主题进行深入交谈的场景。我很清楚，我需要让他知道，他是可以随时向我倾诉的，什么时候准备好了就可以开口，尽管这不容易。我换了个话题。我提醒他，我之所以出现在这里是因为他提了需求，然后直截了当地问："可不可以告诉我，为什么想见心理治疗师？"同样，会这么直接问是因为，当时的我仍在摸索工作方法，如今在有了多年的工作经验之后，我可能一般不会这么早就向病人问"为什么"的问题，因为可能会让对方觉得太有侵略性。然而，他再一次欣然回答了我的问题："因为我觉得……我知道我必须试着理解我所做过的事情，我想这样聊一聊可能会有帮助。我跟你说过的，是杰米这么跟我讲的。"

我顺着责任护士的话题，进一步想要了解他对照护他的医护团队的整体看法，然后问了他是如何被转到这家医院来的。他告诉我，作为被判终身监禁的罪犯，他之前在一家高安全级别的监狱服刑，第10年的时候，他被几个犯人在一处楼梯平台袭击了。他们称他为"袭童犯"（nonce）——这是监狱里的黑话，是对性犯罪者的贬称。讲到这场袭击时，托尼有点结巴。三个男犯人扑向他，把他压在地上，然后用一个自制的武器捅他。后来他看出来那是一把削尖了的牙刷。在接受了紧急外科手术之后，他幸运地活了下来，但伤愈之后，他抑郁了。让他尤其难过的是，此前他一直把三位袭击者当中的一位当成朋友看待。他认真地实施了一次自杀，未遂，但由此被诊断为重度抑郁，就从监狱转来医院接受治疗了。

初次会面结束时，我问他紧张的感受还有没有。他说没有了，说下次还愿意再见到我，还补了一句："没有我以为的那么不好。"对心理治疗师来说，这种话简直像音乐一样动听。之后，我找到杰米，介绍了自己的身份，问了他更多关于托尼睡眠障碍的问题。杰米说话轻言细语，风度优雅，笑容温暖，他告诉我，他来这里做精神科护士之前是一名园艺师。在我听来，他的观察精确严谨，我仿佛在听一个园艺学家描述他的花。他认真思考了我关于托尼所做噩梦的问题。关于这些噩梦对其他人的影响，他表达了一些见解。"对我们来说这是个麻烦，因为托尼隔壁的人抱怨说托尼总在夜里大喊大叫，总是把他从睡梦中吵醒。但我们也帮不上什么忙。"我对杰米的补充感到困惑。见完杰米，我打道回去行政大楼，穿过一道道闸和一扇扇门的重重关卡时，一个想法突然击中了我：大喊大叫的人和抱怨大喊大叫的人是不是同一个人？都是托尼自己吗？

在跟托尼的首次见面后，我不知道该如何判断托尼的情况。学界普遍认为，连环杀手都是精神病态者（psychopath），然而我不确定这是否同样适用于托尼。我的感觉告诉我不像，但可能是我还没有察觉出来。精神病态（psychopathy）是个复杂的概念，最早出现在 20 世纪 30 年代的精神病学领域，在"大萧条"之后及在"二战"时真正流传开来。当时的社会中，脱离社会的边缘人群得到了越来越多的关注。他们许多都是经济崩溃和战争的受害者，内心遭受了创伤，看上去似乎与社会常规格格不入，神志麻木，以至于他们把他人当作"物体"而非人类同类。到了 20 世纪 80 年代，这类反社会行为在《精神疾病诊断与统计手册》（*Diagnostic and Statistical Manual of Mental Disorders, DSM*）第 3 版中得到了正式的界定——这本手册由美国精神病学会（American Psychiatric Association）出版，并做不定期更新。世界卫生组织发布的手册《国际疾病分类》（*International Classification of Diseases, ICD*）

对这类行为也有相似的描述。DSM 和 ICD 都收录了一种名为"反社会人格障碍"（antisocial personality disorder, ASPD）的精神疾病，而学界主流认为，精神病态是这种疾病的一种严重形式。

1941 年，美国精神病学家赫维·克莱克里（Hervey Cleckley）出版了一部具有里程碑意义的研究著作《正常的假象》（*The Mask of Sanity*）[4]，把"精神病态者"的概念带入大众的视野。讽刺的是，几乎在克莱克里出版这本书的同一时间，纳粹德国政府正在谋划"最终解决方案"——针对犹太人的大屠杀。这项方案在 1942 年 1 月的万湖会议上得到正式许可，刚好是在《正常的假象》出版之后不久。我一直都好奇，克莱克里如果对这次会议有所了解的话，会如何看待？他会把他们所有人都描述为精神病态者吗？

克莱克里研究了这样一群人：他们看起来"正常"，甚至可能还展现出某种魅力，但对其他人的感受漠不关心。其中许多人的父母或伴侣都会谈到这种问题，说他们惯常说谎，控制欲强，感情淡薄，缺乏真诚，且相当无视社会习俗或规范。关键的一点是，这些男性或女性似乎感觉不到愧疚，对自己给他们的家人带来的痛苦毫不关心，而且，他们会承诺改掉自己的行为方式，却从来不会真的改变。有一个重要的特点需要注意，克莱克里提到的这些精神病态者几乎都不存在真正的暴力倾向，有一些可能因为斗殴或盗窃服过几年刑，但也不属于严重的暴力罪犯。还有一点也引人注意：克莱克里所选案例中有 3 位女性，她们之所以被判定为精神病态者，表面上来看是她们不符合当时社会的女性规范，其中一个主要的迹象是，她们在婚外都维持着大量的性关系。

20 世纪 70 年代，一位加拿大的犯罪心理学家罗伯特·黑尔（Robert Hare）教授，在克莱克里研究对象们的行为特征的基础上，开发出了一套精神病态的衡量方法，即黑尔精神病态量表（Hare Psychopathy Checklist）[5]。他把这份量表在大规模的暴力罪犯样本中进行了测评，发现其中小部分（约为 1/3）得到了高分数，他们有一些会反复出现的关键特质，比如缺乏情感和爱撒谎。而且，他们的犯罪行为呈现出的暴力程度极强，也极多样，与那些得分低的罪犯比起来，再犯的情况更频繁。黑尔的研究引起了极大的关注，在全球范围内催生了各种相关研究。精神病态的学术领域是很广的，相关的观念也还在发展当中，而关于其成因以及我们可以做的干预，尚无定论。目前，最有可能的一种推测是，精神病态是基因遗传和后天环境之间复杂交互的结果，不过我很确定，对此还有很多真相有待发现。个人兴趣而言，相较于成因，我更关注精神病态者治疗的相关观念，其发展开始于 20 世纪 60 年代。已经有一些证据表明，如果精神病态者有起码的自我反思功能，那么在监狱里由团体形式和个体形式相结合的有组织的心理治疗项目中，他们有可能产生好的反馈。[6] 不过，个体形式的治疗仍需谨慎，因为心理治疗师存在被欺骗和利用的风险。

在我认识托尼的时候，黑尔量表问世已经大约 20 年，这时关于精神病态出现了一股怀疑的新观点：一些研究者开始怀疑精神病态是否真的存在，如果存在的话，典型的精神病态者是否一定会存在犯罪的情形。基于这类观点，人们认为，我们的社会中可以说有数不清的取得世俗成功的精神病态者——那些有魅力、聪明而且冷酷无情的人，比如某些掌控银行或其他行业命脉的商界大鳄，还有某些入侵各种小国家的政客。[7] 这种观点的微妙之处在于，其将精神病态等同于强悍和剥削——这样的话，在我们的现代社会文化中，精神病态自然就成了普遍存在的情形。而情况似乎并非如此，至少从已有的数据资料来看并非如此。此外我感到怀疑的一点是，如果要把这一标签贴在那些没有违反法律的成功人士身上，除了表达他们特别刻薄和肮脏（这并不是什么新鲜的见解）之外，还有什么合理的理由。

这些观点又怎么能够适用于托尼这样的人呢？显然，我们在监狱和有安全防护的精神病院中遇到的精神病态者，都是社会意义上的失败者而非成功者，而且明显没有足够的可以逃过精神病鉴定的超凡才智。我猜想，最精明的精神病态罪犯可能从不亲自实施暴力行为（如会让其他人替他们实施），因为这么做不利于他们的社会利益。在我的职业生涯中，遇到过的精神病态者既没有格外聪明，也没有社会意义上的超凡能力，也根本不算多有魅力。

通常来说，他们都是那么缺乏同理心，以至于他们不知道自己的所作所为会给他人带来怎样的影响，这也是他们最终会落到自我毁灭境地的原因。他们也不大可能会请求接受心理治疗，因为他们认为，寻求我们的帮助是有失尊严的，而且他们觉得自己已经什么都懂了。就这一点而言，托尼不管杀了多少人，也并不符合精神病态者的标准。

我期望与托尼保持长期会面，逐渐建立起来治疗联盟[i]，或者"安全基地"（secure base）——这是英国精神病学和心理治疗先驱约翰·鲍尔比（John Bowlby）提出的一个概念。[8] 在我和托尼之间要有某种信任发生，从而让托尼敞开心扉，这可能需要一年的时间。我决定回到他一开始提出的那个问题上来：尽管他说并不愿意谈及噩梦，我仍然想在噩梦和那个夜里大喊大叫的人之间找到更多联系。我对自己冒出来的那个想法很感兴趣。托尼可能把自己转换成了那个"大喊大叫的人"，这里运用的是"投射"的心理机制，就是人们会把自己不愉快的感受和愿望转移到另一个人身上，就好比把一幅图像投在一张屏幕上。我意识到，我在治疗过程中应当谨慎，因为投射是一种心理防御机制，意味着现实检验（reality testing）的功能发生了扭曲。这个词后面我还会提到，它描述了区分现实与非现实的能力，以及一个人是否能够对各种情境进行合理判断并做出回应的能力。这个功能我们每个人都有，而在那些精神病患者身上则是减弱或损坏的。

"大喊大叫的人"的投射，可能意味着托尼的状况比他看起来要更糟糕。而且我感觉，他不愿意多谈他的噩梦，这一拒绝的反应是他的心理防御机制的情感状态和强度的表现。如果这堵防御墙太快或突然倒下，可能会在他心里生出让他难以招架的恐惧感，从而可能让他再次想自杀。我还和我的督导做了一些讨论，诸如那些噩梦是否代表了托尼心里的某种东西，有没有可能，"隔壁的男人"代表了他想要屏蔽的某种想法或某个人。我们讨论了应

---

i 治疗联盟（therapeutic alliance），心理学术语，指心理治疗师和病人之间在治疗过程中建立的合作性工作关系，对治疗效果有着重要的影响。

该怎样给托尼提供帮助，让他按自己的节奏前进，从而可以告诉我，他最恐惧的东西是什么。终于，在保持会面数月之后，我们有了进展：托尼告诉我，他准备好说说那些噩梦的内容了。

他说，那些梦总是一样的。梦里，他勒住一个英俊的年轻男子的脖子，年轻男子想尖叫，于是他得让男子闭嘴。他加大勒脖子的力度，看着面前这位受害者惊惧的眼睛，心里涌上来一股激昂的权力感，像嗑了药的那种快感。突然，年轻男子的脸变成了他已故父亲的脸，脸上因为愤怒而扭曲。描述接下来的画面时，托尼的声音开始颤抖：这张脸又变成了一颗像是男版美杜莎[i]的脑袋，脸上围绕着蛇，其间露出一张愤怒的嘴。在梦里，他一直想让这颗脑袋闭上嘴巴，但它会朝他大吼大叫。他说，吼的是什么听不清，但他知道是"一些嘲笑和辱骂的话"。这时他感到极度害怕，同时也非常沮丧，以至于他理解不了那些话是什么意思。他觉得自己得弄明白，而总在这个时候他就从梦里醒了过来，满身大汗，心跳快速，然后听到隔壁的男人在大喊大叫。

这个噩梦直接让我们聊到更多重要的内容，关于他的罪行和他的家庭情况。我知道一些基本事实，但我想听他亲口讲出来。他从家庭开始讲。他在一个天主教家庭长大。父亲是英格兰人，而母亲是西班牙人，一个美丽、弱小的女人，在丈夫对她和孩子们的暴力面前，她很无助。托尼告诉我，他记得曾经为了不被父亲的拳头毒打，他躲进衣柜待在母亲的衣服下面。他好喜欢那些衣服的甜美气味和柔软触感，对他来说，这些是在他父亲暴虐的男子气概之下的某种抚慰。独自在家的时候，他有时会试穿母亲的衣服，或者用一用她的化妆品——这是成长过程中的一种正常现象，人们小的时候会尝试理解男性气质和女性气质意味着什么。听到这里我想，托尼是否更认同他的母亲而不是父亲，不过这个猜想马上就被他的讲述给推翻了：到了青春期的时候，他开始看不起母亲，拒绝她的关爱，厌恶她的软弱。

上初中后，他受自卑困扰，觉得自己长相丑陋。这样的困扰，我还会从

---

i　　美杜莎（Medusa），希腊神话中恐怖的蛇发女妖。

一些童年期遭受过虐待或缺乏关爱的人口中听到，比如本书中的另一位病人马库斯。已经有研究表明，这样的孩子在面对镜子中自己的形象时，会感到焦虑和敌意。这样的孩子也更难发展出"社会脑"，这意味着他们不能很好地与他人交流，可能会有情绪不稳定的问题，难于控制自己的脾气。托尼说他小时候在班上没有多少朋友，我一点也不意外。有种常见的说法，说这种安静的、童年不幸的孩子——原生家庭有问题的不合群的孩子——是能吃苦的。这个评价常常被用在所有孩子身上，就好像他们是某种耐寒植物。更准确的说法是，一个孩子如果缺乏基础教育，长期生活在情感匮乏的环境中，将会进入一种类似休眠的停滞状态。他们可能会为了保护自己而与所处的现实世界保持距离，就像一棵在严酷的酸雨环境中生长的植物，或者一棵被种在贫瘠土壤中的植物一样，他们的心灵停止了成长，更不用说长得茁壮。

托尼告诉我，为了解决这些上学期间的问题，他开始健身，让自己变得强壮。很快，他就开始霸凌其他男孩，并且发现这么做能让他产生性兴奋。像这种暴力行为和性兴奋之间的联系，我常常能在性犯罪者的口中听到，而且几十年来，也有大量的研究支持这一联系。神经科学领域的研究成果也告诉我们，当你感到恐惧、兴奋或性唤起时，大脑相应被"点亮"的区域是紧紧连在一起的，共用同样的神经网络。听托尼讲他因霸凌其他人而体验到性兴奋时，我察觉到，这可能是他的一种心理防御机制：他可以通过让其他孩子害怕而感到自己强大，拥有男性的气概。他可以将内心与父亲有关的恐惧感投射到他人身上，从而摆脱这种恐惧。从很多病人身上我都听到过类似的故事，他们告诉我，暴力行为让他们有安全感，还有某种莫名的满足感。尽管我们多数人对此难有相同的感受，不过我们可能都有过一种"幸灾乐祸"（schadenfreude）的感觉，也就是因为他人的不幸而感到满足。Schadenfreude 这个德语单词，就是两个德语单词 schaden 和 freude 的直接组合，意思分别是"伤害"和"快乐"。这种感受也是一种心理反馈机制，是他人的不幸给你带来的如火光一闪般的抚慰。不过对托尼来说，这"火光一闪"却是熊熊燃烧的火焰。

对这些感受，年轻的托尼完全能够理解，也有社会意识。他还为自己对其他男性的性兴趣而感到困扰。他告诉我，他知道这对他那严格信奉天主教的父母亲来说属于离经叛道，他们一向认为同性恋者应该下地狱。他父亲把男同性恋戏称为"仙女"，对那些身上有任何女性化特质的男性都非常刻薄。托尼会幻想和另一个男性在一起会是怎样的，幻想自己控制对方，想象对方是一个既美丽又软弱的男性。这让我想到他母亲和父亲之间的权力关系，想到了曾经那个满怀恐惧地躲在衣柜里的小男孩，他从柜缝里目睹了父母亲之间是怎样相处的。托尼告诉我，当他在学校开始霸凌别的男生时，他父亲总会表扬他："现在你像个真正的小伙子了。"托尼也许看上去更容易让人想到萨德侯爵，但当我听他讲到这些时，另一个似乎毫不相干的形象出现在了我的脑海中——童话故事里的木偶小男孩匹诺曹。我情不自禁地想到，匹诺曹找到了那份让他从木偶变成真人的爱，想到他与给了他生命的"父亲"杰佩托之间的联系。[i]

托尼上完学后，想成为一名厨师。但他父亲瞧不起这个理想（觉得"女人才做饭"）。20 世纪 80 年代末，托尼离开了乡下的故乡来到伦敦。他在一家高档餐厅找到了一份服务员的工作。在这里，他做得风生水起。我在翻庭审档案时，看到了来自当时他的一些工作伙伴的证词，在他们的描述里，他招人喜欢而且勤奋，在得知他因为连环杀人而被捕时，他们都惊呆了。托尼白天当服务员，到了晚上则成了当地同性恋酒吧里的硬汉，言行粗鲁挑衅。他很自知地告诉我，当时他非常适应在两种身份之间来回切换：彬彬有礼的服务员和冷酷的猎艳者。听他讲的时候，我脑海中浮现出画面：到了下班时间，他从餐厅离开，扎进某条小巷，摘下围裙，脱下他挺括的白衬衫，换上

---

i　　萨德侯爵（Marquis de Sade，1740—1814）是一位法国贵族，以特殊的性癖好和色情文学作品而闻名，英文中 sadism（施虐狂）一词就得名于他。匹诺曹是意大利经典童话《木偶奇遇记》的主人公小男孩，起初是杰佩托用一段木头雕成的一具木偶，经历一系列冒险之后学会了爱，变成真人。故事结尾是匹诺曹被鲨鱼吞食，在鲨鱼的肚子与杰佩托重逢，逃出来后，变成了一个真人小男孩。这里作者强调，托尼与匹诺曹都存在某种被父亲操控的相似性。

背心和皮夹克。这让我想到我从书里读到的一些连环杀手，他们会把暴行和日常生活小心翼翼地区分开来，就好比设置电脑分屏一样。这是另一种形式的心理防御机制，有时被称为"双重自我"（doubling）——这是罗伯特·利夫顿（Robert Lifton）教授创造的一个词，首次出现在他 1986 年的一项研究中。利夫顿教授研究了纳粹集中营中的医生们，他称他们有一个"奥斯维辛自我"，不受一切道德准则的约束；还有一个集中营之外的"人类自我"，对应遵守社会原则、忠于家庭的模范男性。[9]

美国联邦调查局（FBI）在 2008 年的一次关于连环谋杀的专题研讨会上，就强调了这种分离的特征。[10] 他们研究证实，与众多电视剧和小说中所描绘的情形相反，连环谋杀犯极少是孤僻的与社会格格不入的边缘人。FBI 专家研究的这些罪犯大多数都有工作，也有社会生活和家庭。他们常常被认为是"和善的邻居"和"友好的同事"，这让我想起一句描述一位连环杀手的专家证词，强调"他总是依法交税"。那个好的自我作为残忍自我的替身存在，这往往让后者不易被察觉，这种想法自古就有——一个好人和他邪恶的鬼魂共存。文学上的一个经典案例就是《化身博士》（*The Strange Case of Dr. Jekyll and Mr. Hyde*）。

接受治疗的过程中，人们倾向于把更好的自我呈现出来，至少在开始时是这样。我想，托尼要展示出荣格 i 所称的"阴影自我"（shadow self）会需要一些时间，但其出现比我预期的要早。我尽力小心翼翼地面对他，但当一个人太用力去做某件事的时候，容易犯一些低级错误。有一天，我们又聊到他的那些噩梦。适时地，我问他是否愿意再谈一谈之前跟我提到过的他父亲的"虐待行为"——这个词是他之前用过的。然后我看到托尼的脸阴沉起来，眉头紧紧皱在一起，愤怒地瞪住我。我感到焦虑，而且困惑。我很确定，他之前是这么描述过他父亲的虐待的，所以我自然地以为这个词对他来说是可

---

i　卡尔·荣格（Carl Jung），瑞士著名心理学家。曾与弗洛伊德有深交，后因理念不合而与其分道扬镳。两人都是心理学界的泰斗，对心理学的发展影响深远。

接受的。但我当时不懂，这个词由我口中说出，对他来说就意味着难以承受的真实。他对父亲有太强的认同，他用的词从我口中说出，会让他感到不安。他的双手用力抓住面前的桌沿，手指关节发白。这时我差点想要逃走，担心他会不会突然把桌子掀翻，或者跳过桌子冲过来。我的手摸向腰带上的警报器，做好随时按响的准备。担心的事情没有发生。不过他站了起来，一把推开椅子，大踏步走向门口，摔门而去。

看到他突然离开，医院的工作人员感到既担心又恼火："发生了什么？"我想他们真正的意思是："你对他做了什么？"病人在接受心理治疗的过程中，有时不免会有负面的反应，护士们虽然也清楚这一点，但在治疗师回去之后，烂摊子还是得他们来收拾。治疗导致的"不快"，有可能让病人对工作人员或其他病人构成更高的危险性和攻击性，或者也可能让病人做出自我伤害行为。因此我不得不花点工夫做了一番解释，让工作人员放心，没有谁有什么危险，托尼刚才只是对我有点恼火，而恼火跟凶杀风险不是一回事。

我想和托尼达成一些进展，证明我是一个好的心理治疗师，或者起码具有基本的专业素养，也就是能够做到不说话而只是倾听，而当开口说话时，我的用词需要更细腻，更谨慎。在此前的专业训练中，老师跟我讲到过这一点，告诉我这种能力需要多年的实践，过程中会经历大量的试错。这次事件后，我告诉我的督导，我对自己感到特别失望，因为对托尼我没能做到准确的"心智化"[i]，或者说没能准确地读懂他。督导则告诉我，就当是又上了宝贵的一课。作为心理治疗师，我们往往会注意到病人们心智化能力的缺乏，因为他们常常误读受害者的言行，或者在监狱服刑期间，他们常常因误解工作人员或其他罪犯以致卷入冲突。但这一课告诉我，每个人都很容易掉进心智化能力的盲区，哪怕是训练有素的心理治疗师。督导告诉我，不论对心理治疗师还是病人，这都是一种可以发展和提高的能力。

---

i "心智化"（mentalise/mentalisation），心理学术语，本义为"想象"，指理解自己或他人外在行为背后心理状态的能力。

待托尼的怒气平息，我们就能继续这趟探索的旅程了。几周后，托尼决定恢复与我的定期会面。重新见面后，我们达成了一个共识——"不愉快"的发生对我们心灵的改变和成长是必要的。我们谈到了"不愉快"这个词的双重含义——"让某人不高兴"和"打翻了某样东西"[i]，这意味着揭开了某些新的或许让心里不舒服的什么东西。我意识到，我需要丢掉想对这些不愉快的发生加以控制的想法。我跟托尼分享了我的督导让我有所启发的一些看法：我们需要允许彼此的思想存在差异和发生冲突，这甚至会让交流更有成效。经过这次交谈，我如释重负，我的失误和托尼的怒火并没有终止我们的治疗，而且我们在一个新的共识的基础上恢复了每周的会面。

托尼接着讲述他的过去。这样又过了几个月，我们聊到了他开始杀人的时期。他第一次杀人，是在前面讲到的伦敦同性恋酒吧夜生活时期的几年之后。其时，艾滋病在社会中开始爆发式蔓延，他过上了"今朝有酒今朝醉"的虚无主义生活，尝试所有类型的毒品，也混迹于众多的性伴侣之间。猎艳成了他的夜生活日常，每周四，他都去酒吧寻觅男性伴侣。他告诉我，他喜欢看上去"俊俏"而且"缺乏安全感"的年轻男人。为了勾引目标，他会一开始表现得言行粗鲁，之后再让对方以为是自己让他变温柔了。我见识过他那种能让人放下戒备的微笑，觉得他身上带有硬汉气质的魅力，应该很能吸引那些喜欢男子气概、渴望被保护的人。我想，托尼之所以喜欢这样的年轻男性，是因为他们让他想起自己的脆弱和被保护的需要——或许他在杀死他们时，他是想要杀死这部分的自己。因此，当他告诉我，在第一次杀人之前的那段时间，他就已经存在抑郁情形和自杀倾向时，我并不感到意外。

托尼告诉我，在引诱到男人之后，他们会离开酒吧，去附近小巷或公园里发生性关系。在性高潮之后，他会把拳头狠狠地打在对方脸上。他从不会告诉对方自己的真名，这样他打完就可以放心地跑掉，反正也不会被

---

i　这个词在原文中是 upset，是有这两种含义的。

报警。再之后，他也不跑了，而是拿到受害者的钱包，威胁他们说要是敢去报警，他就会找到他们家里把他们杀掉。在第一次杀人之前，这样的事情到底有过多少回，他记不清了。某个时候开始，他在酒吧里听说，那些"星期四男孩"中有一个据说是施虐狂，有点容易失控，这让他决定离开当时常出没的那片区域，去城市的另一处混迹。于是托尼遇到了他的第一个谋杀受害者。

托尼在噩梦里所看到的那张脸，就是这个男孩的脸。托尼说，他是一个可爱的男孩，"有一双最蓝的眼睛"。说到这里他哽咽了，一时间说不出话来。他坦陈，让自己去想这件事并不容易。对他接下来将要告诉我的东西，我感到紧张。虽然都是杀人事件，但在档案上看到是一回事，听到杀人者亲口讲出来完全是另一回事。托尼开始讲这段历史的时候，直接切换到了现在时。一开始我还感到有些困惑，但随后我就意识到，西班牙语是他的母语，这在西班牙语中是常见的。后来在职业生涯中，我接触到更多的创伤幸存者，对创伤记忆有了进一步的研究，我发现这是一个典型的现象：许多人（不仅限于暴力罪犯）在描述创伤事件的时候，言语会不自觉地变成现在时。这一点，让我内心的心理探索雷达生起奇妙的感觉：这样一种对时间现实的扭曲是一种无意识的方式，传达的是这些记忆对他们来说仍有多么鲜活，而并非被自然地遗落在过往记忆的某处被封存起来。而我也总是试着记下这种言语上的变化，以便结束后回想对谈的内容，到时候能够用笔写下烙在脑海中的关键词语。

"我们去他的家。一路上坐在出租车里，我都在想：'我要动手，我要杀了他。'我知道我能够杀掉我。他这么年轻，这么相信我，还有这么可爱的一张脸，下巴上有桃毛一样的绒毛，皮肤很软。他的家是一间公寓，在一栋建筑的顶层，我们得爬两段楼梯上去。我们忙不迭往上跑，跌跌撞撞、你追我赶，好赶紧做爱。上去后我们喝了点酒，嗑了点药，然后开始接吻，这时，我的身体生起一股强烈的想要掐死他的冲动。他用他那双眼睛看着我，冲我微笑——他努力让自己看起来性感。我受不了他的眼神，受不了他那双眼睛，这时候，我用手掐住了他的喉咙。他不壮。我比他壮，壮得多，然后很快……结束了。我看着他，感到恶心。我用拳头打在他脸上，踢了他几脚，才反应过来他不会动了。他死了。于是我想我得离开那儿，但我害怕有人会发现他的尸体，那样我就完蛋了。我该怎么办？把他扔掉，或者藏起来。但怎么藏？扔到河里或者某条沟里吗？这会儿是深更半夜，我甚至都不知道这里是哪儿，在城市的哪一片。我想，要不把他的尸体沿着楼梯拖下去，但那样肯定会吵醒他的邻居。我看了看四周，决定把他塞进袋子或者箱子之类的东西里。我翻遍他的家，找到了一只旅行包，但发现尽管他个子小也装不进去。而且，要是尸体变硬了怎么办？外面马上就要天亮了，我得快点。我发现他家后面是一片树林……"

他的话停了下来。我知道接下来将讲到的内容对他来说意味着什么，无论用哪种语种或者时态都很难开口。托尼让他的第一个受害者身首异处。他用一把厨刀把男孩的头锯了下来。身体和头最后在树林里被发现，彼此相距不远。关于这样的罪行，往往有许多耸人听闻的猜测，诸如有多么恐怖的心理过程，以及这么做意味着什么云云，而我在这个案例中发现的事实则相当乏味。托尼告诉我砍头的原因时，眼睛一直盯着地板。他说，他很快意识到头是尸体最重的部分，"像一颗保龄球"，所以"我必须把它切下来。""很费力，"他说，然后压低了嗓子，"花了很长时间。"我听着，等着他缓过神来。他的呼吸很浅。

"处理完之后，"他接着说，"头能装进一个包里，身体也能装进另一个包里，然后我把它们都沿着楼梯拖下去，尽量不造成大的声响，比如不让它们撞到什么东西，或者脱手。"直到这个时候，他才抬起头，看我有什么反应。我记得当时我保持了表情的平静，只是沉思地点点头。其实这么反应并没有那么难，因为我知道，对托尼来说，这只是"处理"的具体操作流程。听病人说话时，学会控制情绪反应是任何一个医生的基本能力，这是医学生在基础教科书上就能学到的东西。弗洛伊德把心理治疗比作外科手术，我们可不想看到这样的景象：一个外科医生给一个病人开膛破肚之后，脸色变得苍白，或者甚至从手术室冲出来喊道："肚子里面到处都是癌啊！"我们在接受训练成为一个治疗师的过程中要进行心理治疗的实践，就是为了让我们能对自己内心可能发生的状况有所察觉。而且，在治疗结束，带着对病人的各种感受走出房间后，我们要与督导讨论这些感受，无论是正面的还是负面的。而在治疗的过程中，我的职责就是集中在病人的情感体验上，而不是在我自己的情感上。

和托尼的这场谈话，的确让我产生了某种荒诞感。想想看，两个人在一个房间里聊到砍头，而任何此时路过并透过门上的玻璃嵌板看进来的人，都根本看不出来我们正在进行这样一场诡异的交流。我们看起来完全可能是在聊天气。此时，我感觉没有理由再请托尼进一步聊与这次砍头相关的事情——这本是在面对一个难题时候的务实做法。我也想起了连环杀手丹尼斯·尼尔森[i]表达过的一个观点，虽然有点简单粗暴：人们更关心他在杀人之后对尸体做了什么（具体来说，比如肢解之后扔进下水道冲走），而不是他杀了人这件事。当托尼缓过来之后，我问他在处置了那个男孩尸体之后的事。问的时候，我有意用了过去时，但他坚持用现在时，大致是这么说的："第二天我去上班，对我来说这件事就像做了梦一样。你知道吗，我说服自己这不是真的。后来他的尸体被发现，上了新闻，我就骗自己不是我干的。"

在莎剧《裘力斯·凯撒》（*Julius Caesar*）中，勃鲁托斯描述了同样的感受："在计划一件危险的行动和开始行动之间的一段时间里，一个人就好像置身于一场可怖的噩梦之中，遍历种种的幻象。"在心理学的意义上，莎士比亚这段总结可谓传神，并且与当代对暴力犯罪者的研究结果遥相呼应：研究表明，暴力犯罪者在实施犯罪的过程中，可能进入一种如梦境般的或可称

---

i　丹尼斯·安德鲁·尼尔森（Dennis Andrew Nilsen, 1945—2018），英国杀人狂，一共杀过 15 人，有恋尸癖。抛尸手段多为肢解后扔进下水道，后来尸体残肢太多以致堵塞下水道，成为破案的重要线索。

为"解离"[i]的状态。这让犯罪者在事后难以回忆起事件细节，也让他们更容易认为"这不是我干的"或者"事情没有发生过"。

托尼接着讲，披露了案件发生后的更多情形，依然是用的现在时："我现在还是照常在周四就去酒吧，酒吧里到处都在聊这个案子。我也加入其中，甚至我还主动护送一个孩子回家以免他有什么风险。这么做让我感觉良好。不过我开始想，我还可以随时再干一票，没有人会知道是我干的。我以后还要这么干，没关系的，因为它不是真的。"我点点头，心想，这种逃避是多么熟悉的一种做法啊，人们总是想让自己维持一个体面的好人形象，这种愿望让人生起逃避事实的冲动。我曾经听离婚律师谈到他们的委托人，说许多要离婚的夫妻在跟律师的首次见面中，都会把婚姻的破裂归咎于另一半，说对方有多不好，而自己则毫无过错。律师会点点头，如实地做谈话记录，不过他们很清楚，这些控诉只是故事的开始。在心理治疗中，也会有同样的情形发生。托尼的逃避发生在内心深处，让他得以将坏的自我认知排除在意识之外：如果他的暴行是真的，事情就非同小可，将让他无法承受。一个相当值得注意的事实是，他甚至会护送他人以避免其受到可能的伤害。

接下来，托尼又告诉我另外两位受害者的事。他依然是在酒吧约到他们，杀害之后尽可能妥当地处理掉尸体。托尼并没有将他们砍头，这意味着，警方花了一些时间才弄明白第一起案件和之后的两起是同一个人犯下的。最后警方逮捕了托尼，是因为在最后一位受害者的公寓里发现了一盒他从工作地带过去的纸板火柴。被捕后，托尼一开始不认罪，后来悉数坦白了他就是这三起谋杀案的案犯。他被判处三项终身监禁，量刑标准[ii]为20年，即最少20年不得申请假释。要是按今天的法律标准来看，这样的量刑

---

i 解离（dissociated），心理学术语，指一个人的人格或意识发生分离，不再是自然的统一存在，轻则觉得自我不真实或现实世界不真实，重则发生失忆甚至形成多重人格。总的来说，解离是一种不常见的心理状态，一种强大的心理防御机制，通常与让内心难以承受的事件有关。

ii 量刑标准（tariff）是英国法律的一个重要概念，指判定一名罪犯在监狱服刑的最短期限。

显得太过宽容——他很可能会被判处不得假释的终身监禁。[i]

在心理治疗中，不是每次的会面都能取得这么大的进展。多数时候都是平平常常的，对坐，交谈，倾听，不过是两个人彼此交流和探索想法。聊完案子，托尼和我的交流没有再回到谋杀上来，而是聊了聊他的噩梦。他此时仍会做这些噩梦。有次我们交谈时，托尼向我激烈地抱怨隔壁的病人去跟工作人员告状，那个人说托尼夜里大喊大叫让他很烦。托尼找到这个人，当面指责他撒谎，两人就吵了起来，直到托尼的护士杰米到场，说这位病人说的没错，夜里大喊大叫的确实是托尼。这让托尼觉得难以置信，感到极不真实，但他也不认为杰米会说假话。他告诉我，他"脑子一时间转不过来"，但他也没有再继续吵这件事情。我想，有一个事实也许意味着托尼发现心理治疗起了效果：托尼的护士说了让他不舒服的话，而他可以承受。我相信杰米也是事先察觉到了这一点，才敢当场那么说出来。我告诉托尼，我从跟杰米的交谈中获益良多。我有一种感觉：托尼喜欢听到我和杰米是相互联结的，就好像是把他放在心上的一对家长。

托尼和杰米之间的这场交锋，让我们有机会了解托尼在痛苦袭来时的知觉。我向托尼解释说，人的意识在难以承受的时候能够关闭阀门，而且我们都会把自己身上让自己不喜欢的东西归咎于他人。在分享了这个想法之后，我问他能不能理解隔壁的男人夜里喊叫时说了些什么。能听到什么词吗？"他是在求救。一遍又一遍地喊。"这时我突然想到，那个大喊着求助的男人，也许意味着一个将死之人最后的绝望呼喊，仿佛盘旋在他记忆中的一块碎片。但我在这个时候说出这些会让他承受不来，所以我问他，有没有可能托尼是需要帮助的那个人，在噩梦中醒来之后。他脸色阴沉起来，没有回答。他是不是已经不再需要去责怪某个其他人在夜里喊叫，我还无法判断。不过，他也没有否认我的猜想，所以我可以认为，"隔壁的男人"所喊的内

---

i 英国的终身监禁分为两种，一种是可以申请假释的终身监禁，意味着有可能在有生之年出狱，这种情形会约定在一定时间内不得假释，时长视罪行轻重而定；另一种是绝对意义上的终身监禁，不允许申请假释，也就是俗话所说的"把牢底坐穿"。

容是他自己无法说出口的，是在以他的名义乞求帮助。

他把脸埋进双手，说话的声音变低且有些模糊："不行……我不想……我不能这么弱。"我温和地说，我理解他不想显得脆弱，不过另一方面，就像我之前提醒他的，是他主动请求见心理治疗师的。"那就是请求帮助，对吗？"他咕哝了一声，没有否认。我告诉他，我之所以提到这个，是因为认为它是一个提醒：他心里有一个部分做好了脆弱的准备，事实上也想要如此。说到这里，他抬起头来。我迎上他的眼睛，知道我们已经到了一个重要的转折点："托尼，我认为你够勇敢，能够面对一些的确很难的事情。"他的回答破了音，但眼神没有回避："我不勇敢。"我注视着他的眼睛："你不这么认为吗？好吧，我跟你相处下来，觉得你是勇敢的。回想过去的行为，认真地面对自己的内心，还有谈一些让我感到不安的事。这需要勇气。只有在噩梦中你才是害怕的。在我这里，你表现出了真正的勇气。"

这些话击中了他，或许不是立竿见影，不过在之后的好几周里，他再也没有抱怨隔壁那个大喊大叫的男人。而在接下来的许多个月里，渐渐地，随着我们更多地聊起他的脆弱和痛苦，他的噩梦不见了，夜里他也不再打扰病房的安宁。对他的进展，护士们感到高兴，我也一样。临床研究团队的其他成员报告说，托尼的抑郁症状也减轻了。我为他的症状得到改善感到高兴——而在此大约 18 个月之前，在我们开启这段治疗旅程的时候，我并不知道治疗的结果会是怎样。团队认为他已经可以返回监狱继续服刑，我表示同意。托尼也表示接受，于是我们准备给这段治疗旅程画上句号。

回想起来，我一度怀疑我与托尼的治疗是否毫无意义，我的一些同事也曾这么怀疑过。我当然从未想象过能够取得怎样的进展，或最后的结果会是怎样。这次职业生涯早期的经验教会我的是，无论病人有怎样的过去，只要他们能有想要了解自己内心的意愿，那我们就总有可能从混沌中找出意义。托尼也学会了处置痛苦的想法和感受，固然存在挑战性，但这将帮助他在未来更好地处理与他人的关系。当给一位病人进行治疗，并且情况确实变得更好，任何一位医生都会因此而产生满足感，我也不例外。关于如何更好地处理这种长程的治疗关系，我也有所收获，尤其是在犯下失误的时候——治疗前期，我在谈到托尼的父亲时曾笨拙地用了"虐待"一词。从负面状况中恢复过来，而非陷于"沮丧"不能自拔，这是可能的。我此后多年的职业生涯，将证明这一经验不可估量的价值。

我们的最后一次会面，是在6月的一个晴天。太阳把我的影子拉长，投向窗户，让房间有一半罩在阴影里。事先我没想到，这次谈话会有转折。托尼准时到达，甚至早了一两分钟。刚坐下时，我们先沉默了一会儿，不过现在托尼已经很自在了，能够随时做好准备并开口讲话。突然地，他说明天是父亲节。我知道他父亲几年前去世了，不过我还不清楚父亲节对他来说为什么重要。"我爸活到现在的话是72岁。这个年纪根本不算老。突然有一天他就那么死了，没什么征兆。"他摇了摇头，"毫无征兆。"托尼之前告诉过我，他父亲退休后身体状况很好，后来突然心脏病发作。这个消息让周围所有人都感到震惊，不过他没有马上得知，因为他当时基本上是跟家人失联的状态。听到消息已经是事发之后数周了。"但是有好多人在没有工作可以做的时候就会突然死掉，不是吗？"托尼语气平静地说。我倒希望他这话跟我们的会面即将结束没有什么关联。

我问他，"父亲节"这个词让他想到了什么，今年的父亲节有什么特别的意义吗。他摇摇头，我察觉到他有一丝沮丧，就好像他不希望自己有什么特别的感受。"只是……我们没有道别。错过了葬礼，还有各种事情。"他说。说的时候，他看上去很伤心，我跟他说，这一定让人很难受。他点点头。然后我们静静地坐了一会儿，安静中有种彼此尊重的气氛，就好像在一起参加一场葬礼的感觉。我打破了安静："他什么时候去世的？"他想了想，有些拿不准："应该是8月初的样子。在那个黄毛小子之前。"我不知道他说的是谁。对于他的几个受害者，他都没有这么描述过。"我算算，"他眼睛看着天花板，在想准确的时间，"我想应该是在……1988年，然后是黄毛小子……"

他在算时间的时候，我想我们俩同时意识到，他提到了另一桩谋杀案，是在那个他之前认为的"第一个"受害者——迷人的蓝眼睛男孩之前。我似乎应该为此感到吃惊或者慌神，不过回想起来，我当时的感觉相当理性和平静。"托尼，有没有可能有第四个死者？在蓝眼睛男孩之前，还死了一个人，也就是这个黄毛小子？"我谨慎地选择措辞，清醒地意识到我们此刻的对话可能在法律的意义上非常重要。我不能用"谋杀"这个词，因为如果将来上法庭接受审判，这应该由评审团来决定，而且托尼的辩护律师也会认为我有影响他们委托人的嫌疑，强迫他做出虚假的供认。

此刻所发生的事让我感到惊叹：人的内心不经意间安置的墙或门，能够突然隐藏或打开那些让自己无法承受的行为和感受。我意识到，托尼如果没能把过去那些事情讲出来的话，这扇门就不可能打开。他所讲出来的事让我感到恐怖，但能在此刻成为见证者，也让我感到荣幸。托尼前后摇晃着头，他的痛苦在积聚。"我不知道，我不知道……我以为我告诉他们了，不过现在看来并没有。天哪……"在被捕后，他很快就坦白了那三桩谋杀，为什么这桩就没有一起坦白呢？我问他，是不是因为在事毕离开时，他不确定这个"黄毛小子"是不是死了。这是我此刻唯一能想到的可能性。"不是，他肯定死了。我只是忘了，"他说，目光与我的相遇，"我甚至都不知道今天会提起这件事，但你现在知道了。"我们聊了聊忘记的原因，有没有可能他不知何故失去了这段记忆，或者被父亲的去世和随之而来的悲伤掩盖了。

我们会面的时间快结束了。我必须告诉他，不过他基本上也已经知道了：他刚才说了一件重要的事情，我必须转告给其他人。然后我们需要想想之后要做的事。"说说看，我怎么会一直不记得这件事情呢？"他问我，似乎真的很痛苦，"我怎么跟他们解释之前没有提这个案子？"这是一个很好的问题，于是我仔细斟酌该如何回答。我说，人们有时候需要做好心理准备，才有可能记起来一些事情，去面对那些他们不想面对的事情。这时，我有一个想法冒了出来。"或许这段记忆也是那个噩梦的一部分？是一些可怕的东西，让你不敢面对的东西，就跟梦里的美杜莎脑袋一样？"托尼点点头表示认同："而且，它之所以现在跑出来，是因为我马上要回去监狱了。比如，我需要在此之前把心里清空。"我也认为这是有可能的。我们盘了盘，我要跟杰米和治疗团队说什么，还有接下来的事，比如把消息同步给警方。然后我说，他还需要找一个律师谈谈，这时他问："这件事我不能只跟你谈吗？"

我注视着他，这是一个如此渴望交流，并且感情如此深刻的男人。我想，此刻的他与我最初想象中的冷漠无情的连环杀手的形象是多么不同，而且，对他的治疗工作让我学会了更细致地应对自己的感受，这在我的工作中是不可或缺的。在这个时刻，我由衷地同情和尊重他的坦诚，同时，也清楚地记得他的内心所铺就的毁灭之路，以及相应造成的每一桩死亡悲剧。"当然可以，"我告诉他，"我们谈吧。"

加布里埃尔｜GABRIEL

"今日，一名男子在伦敦北部的一间咖啡厅持刀伤人后被逮捕。这是一桩没有缘由的袭击案件，受害者伤势严重，尚未脱离生命危险。我方记者采访了目击者 × 夫人，她在上班的路上目睹了袭击过程：'老实说，我当时吓坏了……他不知道从哪里突然冒了出来，带着这么长一把刀……政府放这些疯狂的移民进来我们的国家，这简直太糟糕了。他们到处游荡，伤害无辜的人……'"目击那样的现场，或者听到这样的话，许多人可能会避之不及，因为反感恶行本身，或反感这位女士的反应中近乎本能的种族主义态度。不过我的第一反应，倒是想知道这位持刀伤人的男子会不会最终被送到我工作的这家医院来，毕竟我们医院倾向于接来自伦敦的案子。

果然，几年之后，我真的有机会了解到这条新闻背后更多的故事细节——这个"疯狂"的人，一个叫加布里埃尔的男人，最后真的辗转来到了布罗德莫尔医院。在接下转诊之后和去见他之前，我先去了档案部门，想了解他更多的信息。不走运的是，他被转过来的时候档案非常少，没什么背景信息，也没有家族史能让我稍微了解一下他的过去。我找到了他的登记照片，举在灯下仔细端详。他驼背，身形瘦小，有一张瘦长的脸，脸上皱着眉，眼神机警且严肃。我想，我从中读到了恐惧。

好在档案里包含了一些庭审医学证据的复印件，于是我可以查阅到几位精神病专家的报告，这些报告中明确，加布里埃尔在行凶期间患有严重的精神疾病。庭审中，辩方和控方的多位专家都找到了证据，认为他在心理上存在着顽固的偏执性妄想系统，现实检验能力也存在扭曲，这显示他患有某种精神疾病。大多数患有这种精神疾病的人并不会有伤人的倾向，但在这个案子里，加布里埃尔的症状不幸加重了他对他人施加暴力行为的风险。[1] 所幸的是，他的受害者保住了性命，加布里埃尔一开始面临的控告是谋杀未遂，后来英国皇家检察署（Crown Prosecution Service）表示可以接受抗辩以降低罪行的级别。一开始，加布里埃尔坚称他的行为是出于自卫，最后他被说服认罪，罪行是严重人身伤害 i。判决中，法庭根据多位精神病专家的医学建议，判定他应当被送到有安全防护的精神病医院接受治疗。加布里埃尔能够接受这样的专业治疗，算是社会在心理健康方面的进步，不过讽刺的是，他的受害者和遭受案发现场冲击的目击者都不太可能得到这样的待遇，而且要不是因为犯了罪，他也大概永远不可能得到。

和其他许多基于心理健康立法而被收押的病人相似，加布里埃尔待在精神病院的时间被认为是"无限期"的。什么时候出院，取决于病情恢复的情况和专家的判断，判断他对他人构成的暴力风险是否降低，而与出院相关的任何决定，都由内政部负责监督（不过现在移交给了司法部来负责）。现在，有安全防护的精神病医院的收治时间平均为 5 年，不过在我认识加布里埃尔的时候，这个时间要长得多，他可能会在里面待上 10 年甚至更久。那时候我刚刚完成了专业上的训练，成为一名合格的法医系统内的心理治疗师，不过我也同时在以法医精神科医生的身份工作，大多就是为庭审相关的人进行精神状况评估，以为法院庭审报告提供支持，此外也做些相关研究。我当时还在一家隶属于 NHS 的创伤诊所工作，所以我把工作时间分成两份，一份在诊所，一份在布罗德莫尔。从各方面来说，这种平行工作的经验都是很宝贵的。比如我发现，在诊所能够接待来自全球各地的难民，这对我来说很有价值，能给我对加布里埃尔的治疗带来帮助。

在医院和诊所两头跑的这段时间，我还有了新的发现——有关两边病人

---

i　严重人身伤害（grievous bodily harm, GBH）是英国刑事犯罪中的一种严重罪行，犯罪者有主观故意，行为残忍，会给受害者造成严重且不可逆的身体损伤，比如断肢、毁容、颅骨骨折等。

群体中创伤后应激障碍（post-traumatic stress disorder, PTSD）的盛行。这个发现，与一种对暴力行为的常见误解部分相关：很多人简单地以为，受害者总是恐惧而羞耻的，而犯罪者则是愤怒且无情的。我的经验是，有许多犯罪者都为他们的犯罪行为感到羞耻，并因此形成精神创伤，许多受害者则感受到强烈的愤怒和复仇欲望，他们既觉得有这些感受无可厚非，又往往很难应对。受害者和犯罪者都需要帮助来平复心理创痛，对此，美国哲学家、牧师理查德·罗尔（Richard Rohr）曾表达过精辟的观点："如果我们不能够将痛苦转化，则几乎必然会将其传递出去。"[2]

在庭审档案中，有一份来自加布里埃尔的受害者的证词，提供了一种我很少有机会见到的视角。证词是粗体字，似乎隐隐地透出这个男人的愤怒和不解。"我在那儿做自己的事情，等我的咖啡，然后这个黑小子开始冲着我吼一大堆莫名其妙的话……挥着一把超级大的刀，然后他袭击我，完全没有理由……"在证词最后，他断定袭击他的人"一定是个该死的疯子"。证词似乎每个字都很用力，从中我能感受到这个男人的痛苦，而且所用的现在时态，也表明了当时的恐怖对他来说有多么历历在目。这让我想起了创伤诊所的某些病人的言语方式——他们有些是事故或自然灾害的幸存者，有些则是难民，是人权侵害甚至酷刑的受害者。我希望，他不仅能够正常接受治疗以修复身体上的创伤，也能够得到心理援助，以修复心理创伤。

我被请去见加布里埃尔的时候，他已经在我们的重症监护病房（intensive care unit, ICU）待了好多个月。把一些病人安排在这里，核心目的是降低风险以保障安全，因为他们对别人来说存在攻击性。在那段时间，有些时候他不得不被隔绝起来，也就是关在监狱的隔离牢房，这也叫单独监禁。对有极端严重精神疾病的人来说，是不建议将其进行隔离的。在近期的一起发生在美国的民事诉讼案中，一位法官就表示，把精神状况糟糕的罪犯隔离起来，无异于"不让哮喘患者接触空气"[3]。我研究过这个案子，也看过公开的庭审证言，知道这个问题并没有简单的答案。对被监禁者采取隔离措施，这对在司法系统中工作的医务人员来说，是诸多进退两难的伦理问题之一。英国监狱系统中，隔离措施的使用（及误用）是接受公开监督的，监督者有"霍华德刑罚改革联盟"（Howard League for Penal Reform）这样的独立组织，也包括英国政府官方的"监狱独立监察局"（Independent Inspectorate of Prisons），还有"预防酷刑欧洲委员会"（European Committee for the Prevention of Torture）。在美国则活跃着"美国民权联盟"（The American Civil Liberties Union）及其他类似的组织。在美国，极端隔离监禁措施在高安全级别监狱中的使用是备受争议的，措施所带来的影响也得到了广泛的研究。[4]

终于，经药物治疗，在加布里埃尔的妄想和敌意水平整体有所降低之后，他得以被转移到一间康复病房。不过我知道，他仍然具有攻击性，精神状况也仍然存在紊乱的情况，还会表现出周期性的伤心和情绪低迷。他固执地相信，护士夜里会来他的病房强奸他。这个想法早在他被还押候审 i 时就已经存在，经过这么久，而且有药物干预，却仍没有减弱的迹象。之所以找到我，正是因为他身上还残存着这样的妄想症状。

在此之后的多年里，NHS 经费一再削减，越来越多的心理健康医疗资源被取消，这种局面一直持续到 NHS 做出彻底改革之前。彼时在布罗德莫尔医院，同时在岗的心理治疗师仅有两到三位，再搭配一小组（非医疗性质的）心理学专业同事。接治加布里埃尔的时候，我和同事们同时服务的病人约有 600 名。因而分诊的逻辑也很残酷，不过这在医学界算不上什么稀奇事：人力短缺时，医生总会选择那些病情最有可能好转的人。在那个时候，也就是在差不多 20 年前的英国，患有精神疾病的病人因为"达到标准"而能够得到心理治疗的情形，相对来说还是不多见的。长久以来，他们都被认为现实感扭曲过于严重，以至于治疗无法收效，这就跟某些病人身体伤势过重而动不了手术一样。心理治疗需要一个自省的过程，相应

---

i　还押候审（on remand）指嫌疑人被指控有罪，但还没有开庭审判，这期间被关押在监狱候审。

要求病人起码具有一定的心理健康程度。而像加布里埃尔这样存在妄想症状的病人，想要让他们坐下来跟另一个人（比如我）待在某个房间里，别说一小时了，一会儿都不可能。他们长久地陷入某种"战斗或逃跑"的模式里，可能就像《哈姆雷特》中格特鲁德女王谈到奥菲利娅时所说的那样："她拿自己的痛苦没有办法。"

此外，负责照护加布里埃尔的团队里领头的那位精神科医生想借此验证他的一个观点。他知道我在创伤诊所的工作，就跟我大概讲了他的想法。他认为，加布里埃尔持续表现出的攻击性，以及对护士们夜里要强奸他的疑心，可能是 PTSD（有些医学诊断术语会出现在日常口语中，是因为和其他许多缩写的医学术语不同，它们的意思不需要多余的解释就能懂）。我们都可以理解，遭遇过某些可怕的经验，可能导致心理发生动荡。PTSD 的症状众所周知，比如过度警觉、情境重现、噩梦和失眠等，在 20 世纪的许多小说和影视剧作品中，这些都是常见的元素。不过，有关 PTSD 的描述可以追溯到希腊历史学家希罗多德关于马拉松之战的记录，还可以在莎士比亚的戏剧《亨利四世》中找到——霍茨波的妻子表达对她丈夫的担忧时说："在你小睡的时候，我曾经坐在你的旁边看守着你，听见你梦中的呓语，讲的都是关于战争方面的事情。"[i] 这种症状曾经被称为"弹震症"或"战争神经症"，还有一种诗意的叫法，在美国内战时期被称作"战士之心"。PTSD 的这一词条正式进入医学标准手册，是在大约 40 年前，用来概括美国研究人员在越南退伍士兵身上观察到的一些慢性症状。

因为对加布里埃尔的个人史知之甚少，我们不知道他是否有过直接的战争经验。不过深入的研究表明，还有其他许多种情形可能让人患上 PTSD，如交通事故、家庭暴力和恐怖主义事件等——几乎包括任何涉及受伤、死亡或害怕失去的情形。今天的统计数据表明，在英国，在一生中可能经历 PTSD 的，平均每 10 人中多达 7 人。好在其中大多数都能在几个月之内完

---

i　此处参照朱生豪译本。

全康复，而那小部分没有康复的人就没那么幸运了，他们长期的 PTSD 症状是很难治疗的，某种程度上是因为他们陷入了一个糟糕的境况，我称之为"幸存者困境"（survivor's dilemma）：若是直面内心的感受，他们会感到过于恐惧以致无法承受；然而继续逃避下去，又会让他们的状况越来越糟。

当时，在医院的团队中有一位新来的心理治疗师，他接受过一种前景看好的 PTSD 治疗法训练，这种方法叫"眼动脱敏再处理"（Eye Movement Desensitisation and Reprocessing, EMDR）。我当时还没有接受过 EMDR 的训练，但略知一二。EMDR 疗法最早于 20 世纪 90 年代中期在美国被使用，通过伴随着注意力眼动的双任务刺激来干预病人的记忆系统。治疗师在病人面前举起一根手指并前后移动，要求病人一边让眼睛跟住手指的移动，一边回忆并且描述创伤情境和它们引起的内心感受。如今，它已经成为治疗有病理性重现（flashbacks，即"闪回"）症状的 PTSD 患者的手段之一，已有众多研究证实其治疗成果出色。[5]

这位 EMDR 治疗师对要治疗一位精神病患者怀有惯常的疑虑，不过他表示，如果我能通过谈话治疗让加布里埃尔先做好准备，他就可以接受在加布里埃尔身上试试这种疗法。我很愿意尝试。如今时代和观念都有了很大的变化，比如，在荷兰新出现了一些有趣的研究，关于精神病患者的 EMDR 治疗有了新的思路。一些精神状况极端不佳的个体可能无法从治疗中收效，但一般的病人是可能有好转的，前提是心理治疗师能够在交谈中和病人在心理节奏上保持一致，触达他们内心真实的自己。一个人的内心世界完全处于非理性的精神病状态，这并非不可能，但研究表明这是很少见的，因此，通常我们都有可能深入一个人的内心，触及尚能做出有效回应的某个部分。

在我与加布里埃尔的第一次见面之前，我先找到了戴夫。戴夫是他的责任护士，我想听他谈谈，对他的病人与夜间工作人员之间的问题，他是怎么想的。戴夫说他跟其他所有人一样觉得困惑。"加布里埃尔是东非人，我们以为他也许会对迈克尔和约瑟夫感觉比较亲近，因为他们俩是肯尼亚人……结果他把他们拒之门外，然后他们试着跟他沟通，他却把他们当敌人一样。"

我知道戴夫是一个好心肠的护士，不过在听他讲到以为两位同事迈克尔和约瑟夫与加布里埃尔多少有点亲近之处的时候，我的心里咯噔了一下：他们只是来自同一片广阔的大洲而已。不过，这只是一个常见的简单料想，我也必须承认，这么多年以来，我也时常会做出类似这样过分简单化的料想。我想，我们每一个人都有可能偶尔表达出不恰当的看法，哪怕我们在专业要求之下接受了专门的敏感性训练（或者，也许正是因为这样）。

戴夫的话提醒了我，于是我好好了解了一番加布里埃尔的祖国厄立特里亚。关于这个国家我当时知之甚少。了解后我知道，他的祖国在人口构成上极为多样，一共有 7 种不同的官方语言，相应有 7 种不同的宗教信仰，充满了内部冲突，与邻国埃塞俄比亚断断续续地爆发战争。我小心地尝试理解加布里埃尔把迈克尔和约瑟夫当成敌人这件事，谨防自己过度解读。他有可能对权威人士存在普遍的不信任感，我也可能在其中。

"他今天怎么样？"与加布里埃尔见面的那天，我问戴夫，尽可能不表现出自己的焦虑。"你运气好，"他说，"他心情不错，好像比较愿意见你。只是你别问他的帽子。"

于是，见到加布里埃尔后，我第一眼注意到的就是那顶帽子。那是一顶柔软的褐色无檐小便帽，两边拉低盖住了耳朵，身上则是常规的医院病服，一件松垮的 T 恤加一条运动短裤。医院里一般是不让戴帽子的，因为病人有可能用帽子来藏武器或者其他违禁物，而且帽子也可能带有某些宗教组织、运动组织或政治党派的信息，因而可能有造成争端的风险。他能被允许戴着帽子，这让我比较意外，不过我听从了戴夫的嘱咐，尽量让自己压住那个《弗尔蒂旅馆》式的念头："不要提那顶帽子！"[i] 我对这顶帽子的好奇心可以暂时放一放。

---

i　英国 20 世纪 70 年代红极一时的情景喜剧《弗尔蒂旅馆》（Fawlty Towers）中，最著名的一句台词是"Don't mention the war!（不要提那场战争！）"这句台词来自其中流传最广的一个桥段：旅馆主人巴兹尔·弗尔蒂在接待一位德国客人点餐时，不经意提到了"二战"，随后意识到不应该提，话里也劝告自己和这位客人不要提，但之后的对话中完全止不住提到"二战"。

我们初次见到对方，是在护士站外的走廊上。我先介绍了自己，展示了胸牌，然后打开了会面室的门，跟在他后面，领着他走了进去。医院给我们安排的房间，是离护士站最近的房间中的一间，门上安有加固的安全玻璃。这层玻璃可能会让病人分心，不过如果加布里埃尔能看到护士们，而且他们也能看到我们的话，他可能会感到更安心——我也一样。戴夫值班在岗，除此之外，还有一位医疗服务助理特雷弗也投过来警觉的目光，这让我感到安心。特雷弗是个虎背熊腰的男人，员工和病人都喜欢他，他在场总会让人更放心。

一坐下来，我首先明确他理解了我的身份，以及我出现在这里的原因，并向他解释了一贯的基本原则。他咕哝着回答了我这些简单的问题，发音听上去可能是"Yeah"（好啊、对啊、是啊）。他有一副让我觉得意外浑厚的嗓音，这跟他瘦削的体格对比鲜明。我知道他的母语是提格雷尼亚语，在他的祖国，这是使用最广泛的语种。尽管成年后就一直在英国生活，他的英语却仍谈不上流利。这是我们工作上另一桩难以克服的困难：如果病人的母语和我们治疗师不一样，我们就总是很难为他们创造一个可供思考的意义空间。而且依我的经验来看，在这种情况下是无法借助翻译来完成心理治疗的，而一个事实是，监狱或有安全防护的精神病院的工作人员中，很少有人能够流利地掌握第二门语言（我也不例外）。此外，尽管工作人员的构成随着时间可能会变得越来越多元，不幸的是，从来就没有足够的资源，允许医院能够按照实际的需求雇用有双语能力的精神医学专家。因此，在一个有缺陷的系统中，我只能在有限的条件下尽可能地做好工作，做出自己可以做到的调整。在和加布里埃尔的交谈中，我尽可能地说得慢、说得清楚，希望我们能够将沟通有效地进行下去。

我先问加布里埃尔，可不可以用单名字来称呼他（这件事我可从来不把它当作理所当然）。他欣然答应了。接着，我问他以前有没有跟别的心理治疗师约见过，他只是表情茫然地看着我。我意识到他可能听不懂"心理治疗师"这个词，进而还猜想，他可能也不知道心理治疗是什么。我换了个说法再问了一遍，问他有没有跟哪位医生聊过自己的生活。他仍是回应我一声低沉的"Yeah"——这个词是万能的，可能是真的表示肯定回答，也可能等于什么都没说。我感觉自己还是没有把问题问清楚。"今天和我见面，你感觉还好吗，加布里埃尔？"他想了片刻，皱起眉头，就好像这个问题是个陷阱似的。"S'noo."他说。我有点困惑，然后反应过来他说的应该是"It's new"（这是新的）。这句回答是有所表达的，应该含蓄地表示了对一次新奇的会面所感到的小小高兴。剩下来的时间里，我们的对话没有什么特别之处，比如我会问他觉得在医院的生活好不好，会以这样比较简单的提问方式来问各种问题。这样，他可以按他喜欢的方式简单地用"不"或"是啊"来回答，如果他没有做好心理准备，逼他说更多的东西只会毫无意义。这是漫长的一小时，离开时我心里有很多疑问，但我也知道，我需要跟往常一样带着这种不确定性前行，并且保持心态开放，同时我也希望加布里埃尔可以做到这样。

之后的 6 次会面下来，情况并没有让我感觉到更乐观。加布里埃尔依然是不可能接受任何形式的心理治疗的状态，就更不用说接受 EMDR 治疗了。从最基本的层面来说，他在语言表达上受限。他的英语词汇量似乎可能只有 100~200 个单词，用语重复，语调沉闷，说话时频繁在短句子之间插入"你知道……"用来停顿，还喜欢用耸肩和鬼脸来回应，让对话总是很难继续下去。

我们的会面往往和第一次的情形类似：见面时双方都有点不自在，然后会聊点特别简单的话题，主要是关于日常生活，而这也常是心理治疗早期阶段主要的内容。他绝口不谈自己的感受，比如我尝试引导他谈谈在医院里喜欢和不喜欢的东西，全都以失败告终。我从他口中听到的情感表达最鲜明的事，就是他不喜欢这里的食物。那时候，我会把这种状况归因于语言障碍，或者归因于他的焦虑；后来我从书上看到一个与人格相关的概念，临床术语叫"述情障碍"（alexithymia），字面意义上就是缺乏表达情绪和感受的能力，常常与自闭症或其他一些精神障碍相关。我推测加布里埃尔的状况可能与此有关。我还发现，有许多病人需要很长时间才能做到触达自己的感受并将其表达出来，遗憾的是，我们并不总是能等到这么长的时间。

关于他的过去我知道得很少。我们能够确认的是，他37岁，自从来到英国之后，基本上都在伦敦生活。伦敦北部？ Yeah。有工作吗？ Yeah。哪种工作？这种或那种，有时候在餐馆打打零工，有时候在街头集市上给人帮帮忙。他的英语理解能力看上去要比他用英语来表达想法的能力强多了。诚然，对使用第二语言进行交流的人来说，一般是这样。

他经常说脏话，不过他不是直接"针对"某个对象在骂，而是单纯表达语气，当然也不是在骂我。这种习惯，就像是某个说一门新语言的人刚学会了几个新词一样，尤其是刚学到了几个顺口的俚语词汇，就不分青红皂白地当成形容词到处用，比如"这张他妈的桌子"或"这把混账椅子"。有时候我能感觉到他有点烦躁，甚至在回答我的问题时显出敌意，不过他确实每个星期都如约见我，而且基本上都算准时。此外，不论病房里温度如何，在一天之内的任何时间，他总是戴着那顶褐色的无檐小便帽，把两边拉低了盖住耳朵。

我开始想，如果我们对病人存在某种心理创伤只是做了设想，就在此设想的基础上展开治疗过程，这将是不可靠的。他的过去属于"另一个国家"，他可能再也不想回到过去。回到庭审档案中，我把他的犯罪史重新过了一遍：一次次被警告、被逮捕、被定罪，他的案底累累，在最后这次在咖啡馆对那位男性实施近乎致命的袭击之前，他还反复犯下各种轻罪，有过许多情节较轻的暴力行为。这份档案提供了一定的信息，但它真的只是一份扼要的条目清单，再没透露更多。许多个星期之后，一位社会工作者同行告诉我，她之前申请查阅的一批档案终于到了，这批档案如甘霖一般，总算为久旱的我们提供了更多的信息。这份档案可以查到20余年前他刚来英国时的一些情况。档案记录显示，当时年轻的加布里埃尔来英国是为了寻求政治庇护，和那些我在创伤诊所接待的来自战区的许多人一样。对他们而言，创伤似乎可以看作必然存在的，毕竟，他们要能够寻求并获得庇护，一定是已经对迫害有了足够的恐惧。不过，创伤诊所的经验教会我，不要根据难民身份就轻易去做任何推想，我见过许多人因为寻求生存而淬炼出更强大的能力，反而变得更加坚忍。是他们让我一下子认识到至关重要的一点，即不要泛泛地总结病人是什么样的，不论他是创伤幸存者还是难民。有一段时间，在诊所接受团体治疗的病人当中，甚至有不止一位找到我，要求进行一对一的治疗，因为他们觉得自己和其他人除了移民身份之外，再没有什么相似之处。

关于是什么促使加布里埃尔逃离祖国，以及他当时是什么感受，相关记录并没有提供具体的信息。关于他的家庭也没有任何记录。我们只知道，当时他在一个传教士团体的帮助下，只身来到英国寻求庇护。我想，他能够获得留在英国的许可，很可能是因为他年龄小，当时只有17岁。要是现在，像他这样的来自战乱国家的17岁男孩到英国寻求庇护，我想会遭到拒绝，毕竟当前政府的"敌对环境"政策是比较无情的。

尽管档案记录相当有限，仍可从中明确一点：加布里埃尔并没有能够轻松地融入在英国的生活。他不快乐。政府把他安置在一处收容所，但他再三逃走。年满18岁后，他就开始到街上混生活，开始吸毒和酗酒，而为了赚钱维持这些不良的习惯，他开始偷东西。他不止一次被查到藏有刀具。对一个无家可归因而可能需要防身的人来说，这并不算奇怪，不过我想，这可能也是妄想症的一个早期迹象。档案中比较有趣的是，警方因为担心他存在精神问题，有好几次带他去做了精神疾病鉴定，然而每一次他的异常行为都被归因于吸毒，而只要关上几天、戒了毒，他就被释放，重新回到街上。他还不时有过一些情节较轻的暴力行为，通常是跟其他无家可归的人发生打斗，一直到咖啡馆袭击案这一天，他终于犯下一项重罪，行话叫"指标罪行"[i]，即让他被判监禁的那项罪行。罪犯和病人常常把这项罪行称为"我的指标"。

第七次会面，我到病房的时候，特雷弗在岗，他看上去心情不愉快。他说加布里埃尔昨天夜里不睡觉，冲着工作人员大喊大叫。不过现在状况稍稳

---

i　　指标罪行（index offence）是美国联邦调查局在一年一度编纂发布的犯罪报告中，对谋杀、恶意伤害、纵火等8类较严重罪行的称呼。

定一些了，特雷弗希望我们的会面能够顺利按照计划进行。我去房间里做准备时，他去叫加布里埃尔过来。几分钟后加布里埃尔来了，我已经坐在了我的椅子上。我抬头冲他微笑，并朝他一贯坐的椅子打了个手势："你今天好吗？"我听到自己的声音在我俩之间死气沉沉的空气中回响，调子有点过于活泼、欢快，和他明显阴郁的情绪格格不入，让人不自在。他没有回答我，只是一屁股坐下去，将手臂抱在胸前，把两团眉头夸张地皱到一起。头上还是那顶熟悉的帽子，拉低了盖住前额。

这并不会让我感到焦虑，这种阴沉的姿态在他身上司空见惯，事实上在我的许多病人身上也是如此。我看着他穿着运动鞋的脚躁动地敲着地砖。我心想，他可能马上就会说上一句"这块他妈的地砖"。不过他倒是什么也没说。我跟他说，特雷弗讲他昨夜过得很不愉快。加布里埃尔点点头，眼睛瞪向窗外，沉思着什么，然后压低嗓子，快速、含糊地说了一些话。我大概听懂了一些词句："混蛋不走——我怎么睡觉——够了，我说，不要打扰我！"从他口中竟一次性蹦出来这么多词，这是很难得的，也许正因为如此，我接下来犯了一个错误。我想鼓励他再多说说，心想能让话题聚焦在他缺觉这件事上，于是我仍以最简单的方式，问了他一个只需要回答是或否的问题："你有能睡着一点点吗？"

听到这个，他的身体姿态马上变了。他噌地从椅子上站起来，双手紧紧地攥成拳头，声音在这个小空间内回响："我怎么睡？有混蛋想要干我。"他的话冲击着我，不过我没有说话。他接着说："我要是睡的话，他们会像在监狱里那样做的。强奸我，强奸我。他们想把我变成一个女人！"我还是尽量不回应，让自己只是点头，保持表情平静，希望表现出我只是理解了他所说的话，而没有别的意思。他真的生气了。他一边说，一边发出咝咝声，我的额头能够感觉一些飞沫撞了上来："你知道的。你一个女人！你随时可能被强奸，每时每刻。危险！我们两个都危险！这些人！他们不把我当人！进入我，进去……把我变得不是一个男人……"他把拳头砸在桌上，我想我当时应该是身体缩了一下。然后他举起右拳，感觉他可能要攻击我了，不过并没有，他伸出食指，暴怒地朝着门外的什么指指点点，我顺着他的视线过去，是护士站。"混蛋，他妈的护士……"他变得狂怒之后，眼珠鼓涨，言语变得更难理解，就好像是词语堵在喉咙里把他噎住了一样。

我意识到我有些害怕，不过我也意识到他很痛苦，需要把情绪表达出来。我试着把房间内的情绪高压降下来。"加布里埃尔，"我轻声说，"有任何我可以帮上忙的吗？"他从椅子上跳起来，开始来回踱步，越来越疯狂，喊得越来越大声，口中飞沫四溅，不断吐出一串串的词语。我想我听出了一些词，比如"操蛋"，还有"夜里"和"护士"两个词一再反复，就像某种猛烈的咒语一样。这样的重复控诉并不让我感到陌生，他幻想着男人破门而入来强奸他。"够了！够了！这些狗屎我已经受够了！"这时，我觉得我应该也站起来，跟他保持平等，不过事实证明，这不是一个明智的举动。也许他以为我要拦住他不让他跑出去，他一巴掌用力推在我的胸膛中央，让我向后跌在地板上。我因为惊讶而本能发出一声尖叫。工作人员闻声跑了过来。

警报铃尖锐的声音急速跳动，回荡在病房之间，而加布里埃尔冲出治疗室，想找到点什么东西拿在手上当武器。他跑过去想要抓起一把椅子，不过椅子格外沉，无法轻易移动——正是为了预防这样的情形发生。抓椅子没能得手，他在附近的某个柜台上抓起一些杂志和文件，扔向空中，它们像雨一样落在听到警报铃赶来的一群工作人员身上。他被五六个人摁在了地板上，制服的过程只用了几秒钟。他们是受过训练的专业人员，主要职责正是处置这样的偶发事件。

我掸了掸身上的灰尘，往后站去，好尽量远离加布里埃尔被制服的区域，也远离他的视线范围。我看到特雷弗跪在他脑袋旁边，轻声地对他说着什么。警报铃停了下来。现场顿时出奇地安静，安静到我可以听到特雷弗安抚他反复说的话："好了，好了，你安全了，你没事了，加布里埃尔。"其他的工作人员控制住他的四肢，直到他的狂怒消停，身体不再奋力扭动。当他彻底安分下来，他们把他"押送"离开，把他的双臂摁在身体两侧。

我注意到，病区为数不多的其他病人这时候都迅速回到自己的房间，或者被护士引开。这样的事件在康复病房很少发生，不过一旦发生，在场的每个人都会感到不安。病人因为各自经验的不同，因而也会有各种不同的反应，有的焦虑，有的愤怒，有的则漠不关心。而工作人员首要关心的，则是不要让事件造成的紧张气氛扩大升级，因为这可能在病区蔓延，让大家的相处变得更艰难。

"格温，你还好吗？"护士们担心我的状况，纷纷来到我的身边，又是给我拿水，又是确认我没有受伤或流血。我告诉他们我没事。我也确实挺好，而不好的地方主要在于我生自己的气，因为我没有能够有效地帮到加布里埃尔。另外我也有些担心，不知道这件事会给我们之后的治疗工作带来怎样的影响。它可能会被视为证据，表明加布里埃尔"精神失常过重而无法接受心理治疗"，就像一些人之前预料的那样。此外，他现在可能还会被认为有着更高的危险性，因为他攻击了一名医生，而这在任何地方的医疗服务机构中都是相当罕见的，在布罗德莫尔则尤为罕见。在工作人员当中，承受最高风险的是病房护士，因为他们时刻都在，而大多数的病人都不至于伤害任何一个照顾他们的人。

这个事件谈不上是谁的过错，不过在工作人员下班之前聚集起来开会讨论这件事的时候，害怕担责的气氛很重。会上，大家做了笔录、填了表，事件还需要正式的后续跟进。我说，加布里埃尔进房间见我的时候，就已经被什么事情闹得不高兴了。我的感觉是，他的状态是睡眠缺乏、焦虑而且恐惧，他并非想攻击我，我只是他想要离开房间时的一个阻碍。特雷弗感到懊悔并且自责，说他本应该预料到会有问题的，说我们应该取消这次治疗，他知道他的病人状态并不好。而我不能让他这么把责任揽在自己身上。我是愿意做这次治疗才来的，加布里埃尔也是如此，在我看来，并没有明显的风险预兆。

会上我问大家，前一天晚上加布里埃尔身上有没有任何特别的事情发生，任何显得反常的事。他们认为没有，也没有任何相关的报告或记录。我自然是从未怀疑过有任何人想要伤害加布里埃尔，我想知道的是，是否有某句话或者某个行为，唤起了加布里埃尔对某个晚上或某个时刻的记忆。这时，我再次感到沮丧，我们对加布里埃尔的内心或个人史还是了解得太少了。不过，我下定决心不放弃。之后，我想弄清楚前一晚是哪些护士值班，或许自己忽略了某个线索。

第二天，关于加布里埃尔是否还不适合接受心理治疗，以至于存在不可控的风险，讨论还在继续。团队的心理专家认为，加布里埃尔还没有准备好接受心理动力学治疗，而这种治疗的重点就在于自省及人与人之间的关系，或许需要对他采取另一种治疗手段。以谈话方式进行的心理治疗有若干种，各有不同的侧重和应用场景，也各有其治疗效果和价值。我学的是心理动力学治疗，是一种根植于精神分析的心理学方法，正如我前面所讲述的我的工作所呈现的，其重点在于帮助病人增强自我觉知。这种方法，就是通过病人与心理治疗师之间的关系，帮助他们理解自己言语或行动的意义。我在会上表态，我想将针对加布里埃尔的治疗工作继续下去，而且如果治疗突然中断，对他来说不是一件好事。如果我们继续下去，我们会理解他的愤怒是怎么回事，以及有怎样的含义。如果愤怒的爆发正是我们要处理的心理问题的一部分，那怎么能把它当作证据，来证明他不适合接受心理治疗呢？

这时候我知道，像这样的"不愉快"（后面我讲到的故事中还会再次发生）也可能成为转折点，带来新的发现，即带来对治疗进程而言必不可少的新感受和新看法。我仍然对实现最初的想法抱有希望，也就是让加布里埃尔能够做好准备以接受 EMDR 治疗。在会上，我能够明显地感觉到大家对此的悲观情绪，不过我还是看向了精神病专家顾问寻求支持。他的发言让我松了一口气："我们的治疗计划不变。"我们决定，我还是暂时继续实施心理治疗，同时让病区工作人员加强对治疗进展的监督，让他们与我保持更紧密的联络。另外，也增加了加布里埃尔晚上的药量，帮他睡好觉；而只在他对我们的会面有比较正面的感受时，我才能过去跟他做心理治疗。

一周后，我继续如常与他会面，两周、三周后也是如此。会面令人沮丧，进展很慢。有很多次我都会想，或许其他同事的看法是对的，这个人的确还不具备接受治疗的条件。加布里埃尔只是告诉我，他为那天推了我而感到羞愧，反复为此向我道歉。坦率地讲，他表达歉意的方式是干扰了治疗的，因为让我们停留在事件本身，而无法对事件发生的原因进行思考。我试着让他去想，是什么东西让他进入这样一种愤怒和恐惧的内心状态。比如，当时他是不是因为我说了或做了什么才情绪爆发，我问他有没有什么想法。"没。"他说，看上去一脸愁苦。

　　数周过后，药量增加以及睡眠状况的改善似乎让他安定了下来。他开始能够说清楚那天为什么想要冲出去，他说他的痛苦不是因我而起，而是来自他"夜里的恐惧"。我注意到，他以前控诉夜间护士想要强奸他，逐渐转变成了抱怨被人暗中监视。他提到了迈克尔和约瑟夫，也就是戴夫之前跟我说过的那两位非洲籍同事，并且向我演示他们俩把脸凑在他房门的玻璃窗上的样子，说他们在夜里巡视时，不论任何时候，都会这样检查他的状况。他们向他解释说，这样的人工检查是出于必要的安全考虑，但他仍然认为这在某种程度上"困扰"着他。他告诉我，他很清楚他们对他的兴趣是"邪恶的"，不过我让他展开细说时（我依然用一些只需要用是或否来回答的简单提问启发他），他说不出来。有些什么东西对他来说太难表达，而对我来说，则太难理解。

　　圣诞节将近时，我们的谈话发生了一次不寻常的转折。转折发生在12月中旬，我们进行了节前的最后一次会面，而我下一次跟他见面就要到1月了。我们俩坐下来，刚要进入谈话的状态时，我听到了歌声。病房的一些工作人员在排练合唱，唱的是一首圣诞颂歌，他们不久要通过演唱这首颂歌来为一个心理健康慈善机构募捐。这时我正在说一些无关痛痒的话，说最近天黑得早了之类，加布里埃尔把食指放在嘴唇上："嘘……"我就收起话头，听了起来。圣诞颂歌隔着墙依稀传来，是大家悦耳的歌声。"All hail said he,"

他们唱道，"Thou lowly maiden Mary, most highly favoured lady…"[i] 然后歌声稍停，一个人轻咳了一声，继续唱了起来。

"好，再来一遍，从头再来一遍。"人群中能听到一个男人的声音，是特雷弗。合唱重新开始。"The angel Gabriel from heaven came, his wings as drifted snow…"[ii] 这时，加布里埃尔露出一脸笑意，这笑意足可以用"幸福"来形容。"是我！"他说，一脸得意，"是我！""哦，当然，"我说，"你的名字……一个有重要意义的名字。"这让他有所触动，我能看出来。"是的。很有力量，"他话接得很快，把手放在心口，"上帝在我心里，很有力量。"隔壁合唱声依旧传来，已经唱起了另一段，唱到了伯利恒和圣母玛利亚[iii]。最后，一句清晰的女声传来，是最后一句歌词"Most highly favoured lady"[iv]。受到加布里埃尔好心情的鼓舞，我顺势评论了一句，是一个显而易见的事实："一首关于母亲和儿子的歌，是吧？""是啊，"他说，"圣母玛利亚。"

这时让我惊讶的是，他补了一句："我想我的母亲。"这种伤感是如此自然地流露出来，悲伤也显得恰如其分，在节日里，我们每个人都可能想念自己在远方的母亲。据我所知，这是他头一次提到家人，不论是在我还是在其他工作人员面前。我们甚至都不知道他的母亲是不是还在世，对他的父亲也同样一无所知。到那时为止，我所能收集到的极有限的信息表明，加布里埃尔在离开厄立特里亚来到这里寻觅新生活时，就已经因为战争成为一名孤儿了。可真的是这样吗？我不会直接向他求证，因为我希望他能够主动地告诉我，但他陷入了沉默，低下头，那顶破旧的无檐小便帽的帽顶便正对着我的视线：几根毛线的线头支棱在上面，像是一只烧坏的灯泡上的几根灯丝。

---

i   这首圣诞颂歌叫《天使加百列》（Angel Gabriel），其中加百列（Gabriel）即加布里埃尔的名字，只是译法不同。加百列是基督教中的大天使之一，在《圣经》故事中，他降落凡间向圣母玛利亚报喜，告知她即将生下耶稣，这首颂歌的内容与此相关。唱的这两句歌词大意为："'祝福你，'他说，'这位卑微的少女玛利亚，蒙受至大恩惠的女子……'"

ii   意为"天使加百列自天国降临，翅膀如飘雪般洁白……"

iii   这首颂歌的第四段提到了圣母玛利亚在伯利恒诞下耶稣。

iv   意为"蒙受至大恩惠的女子"。

根据我对厄立特里亚有限的了解，我知道这个国家有相当多的基督教信徒。"你知道那首颂歌吗？圣诞节的时候，你在家里会唱吗？""不会，"他说，"我母亲——她有一副天使般的嗓子。"立刻，我的头脑里浮现出加百列向玛利亚报喜的画面。一位天使弯腰向着一位年轻的女性，告知她怀上了一个儿子，天使跟玛利亚说："别害怕。"我问加布里埃尔，他母亲唱不唱这首歌。他迅速点了下头，但什么也没说，我也不想再追问下去。我能确信，他就是在教堂里遇到那些帮助他来英国的传教士的。但他再次陷入沉默。我感到挫败，就好像我找到了一扇通往某样重要东西的窗户，却发现它被钉子钉牢了。

　　"圣诞节对你来说是什么感觉，还有你的母亲……你的其他家人？"他抬起头，看着我的眼睛："害怕。"我静静地等他说，他又说了一点，"我的母亲。我父亲……我的妹妹们。每个人都害怕。士兵来了之后，就没有人再唱了。"我想，他说的是我在书上了解到的那些埃塞俄比亚的伊斯兰武装，他们大概是要设法关闭基督教堂，不过我没有开口问。我将让他带我去任何他想去的地方，我只是跟随他的思绪前进。鉴于我们几乎没有怎么谈过他早年的生活，这些可以说是非凡的交流成果了，因此我不敢轻举妄动，只是安静地呼吸、点头，然后祈祷他能接着说下去。我也意识到，我们这次会面差不多快到时间了，这不是个好消息——尤其是因为这次之后就是圣诞假期，我们要好长时间无法见面了。

　　这时隔壁的合唱队开始收工了。我们听着外面走廊上椅子刮擦地面和人群交谈的声音，而我想着该如何结束这次会面。我想到了他母亲的缺席与未来两周我对他而言的缺席之间的联系。不过我决定不去谈这些，可以等新年过后再谈。就加布里埃尔今天的情感体验来说，那首圣诞颂歌已经贡献足够多了。我只是对他表达了感谢，谢谢他能够跟我聊他的家人，然后希望他能记住我们的谈话，这样等新年过后，我们可以就这个话题接着聊。分别的时候，我问候了他一句圣诞快乐。"你也圣诞快乐，格温医生。"我点点头，他笑了，一次像样的道别。这就是进步了。我离开的时候，心里仔细地护着他方才送给我的这份礼物。我们永远不会知道，什么可以让一个人在接受治疗的过程中敞开心扉，也没有人在治疗中应该被轻视。

在 1 月的第一周，我们再次见面。在会面室等他时，我看着窗外，小径和草坪被一层薄雪盖住。眼角的余光里，我看到了那顶褐色小便帽。加布里埃尔来到了护士站，我听到他用那熟悉的男中音跟一位工作人员打招呼。听上去他是欢快的，不过见到本人后，我很难判断他的心情好不好，他走进来时脸上没什么表情。没等相互问候，他先抽出一张照片，摆在我们面前小桌的正中央，然后坐在椅子上正对着我，把双臂交叉在胸前，等我做出回应。

我谨慎地不对此做出任何推测，问他我可不可以看一看。他打了个手势表示没问题。照片褪了色，而且因为有了不少的年头而有些发皱。我下意识想要摸一摸，用手把它展平，不过感觉自己不应该这么做。四周是一圈白边，照片中站着一对俊美的夫妇，男人和女人的年纪大致在 30 到 50 岁之间。我判断他们是非洲人，应该是他的父母亲。我的目光首先被女人的发式吸引。她的头发被精巧地编织成许多辫子，盖住头顶，从两侧垂下披散在肩头。两人的服饰风格是西方和传统的混合：宽大的棉布材质的腰带围在腰间，上面装饰了复杂的图案，上身则是简约的 T 恤。男人的右侧小腿似乎裹上了绷带，也可能是石膏，左手拿了一把乐器。他们看上去正站在一条城市街道上，背景能看到车辆和高大的棕榈树。

我没有先问照片里是谁，或者是在哪里。我问他："那是把吉他吗？"加布里埃尔皱了皱眉头，可能是有点困惑，觉得我怎么问起这么一个细节。"吉拉^[i]，"他说，"跟吉他有点像。"我若有所思地点点头，然后把那张照片多研究了一会儿。"你能说说他们是谁吗，加布里埃尔？对你来说似乎很重要。"他把照片相当小心地拾起，放进身上毛衫的口袋中，然后回答了我，确认了我的判断。他们是他的父母亲。我问他照片是在哪里拍的，他说在阿

---

i   吉拉（Kirar），非洲埃塞俄比亚和厄立特里亚的一种弦琴，形似古希腊的里拉琴（Lyre）。

斯马拉，"厄特亚"的首都——"厄立特里亚"在他那里发音比较简省。"你是阿斯马拉人吗？"我问。"不是。"他简短地回答，没有看我的眼睛。

顿了片刻，他继续说了下去。他说得磕磕绊绊，因为要不时停下来找词，但他成功地说了出来，告诉我照片是在他们离开海岸乡村的家之后不久拍摄的，是"在士兵们来了之后"。他所讲述的故事的开头，相较于后面的部分而言，尚不算太过沉重。"离开家……一定很不好受。"我说。他使劲点了点头，表示完全如我所说。他的眼睛看上去闪闪发亮。在接下来的一小时里，我了解到的远比我所预期的还要多，有史以来，我们之间第一次进行了情感充分的交流。他一边用英语说，一边比画，而我则适时追问，好让他把意思表达清楚。就这样，尽管存在语言障碍，加布里埃尔仍把他的故事讲了出来。

首先，他告诉我他的父亲有多么勇敢，是他让他们得以脱离险境。听上去，这个男人在面临可怕的暴力危险时行动果断。加布里埃尔说，那时他才 14 岁，是在圣诞节几天前的一天。那天天刚亮，从埃塞俄比亚来的士兵到了他们村里。尖叫声把他们吵醒。加布里埃尔跑出去看，他父亲则跟在他后面，他们俩看到邻居夫妻俩在他们的屋外。我不清楚这对邻居夫妻和加布里埃尔家是不是有某种具体的关联，不过我不想打断他的回忆。男人已经死了，躺在泥地上，喉咙已经被切开，"他的血全都流了出来"；而女人跪在两个士兵面前，请求饶命。

一位士兵手上的大刀落在她的头上，头一分为二，"像颗瓜那样"，加布里埃尔说。他的父亲一把拽上他，把他推进屋旁的林子里，然后一起逃走。讲到这里，加布里埃尔发出口哨般的声音，用手比画着有什么东西从耳边呼啸而过，一颗，一颗，又是一颗，应该是在比画子弹。在枪林弹雨声中，他们差一点就被抓住，但他父亲拦下了士兵。他们最后成功逃脱，却看到四周的田地里升起一片片火海。"火烧到天上，"他告诉我，眼睛抬起来看向天花板，"有那么高。"在他讲述这个可怕的故事时，我的身体一动都没有动，仿佛被那个女人和那颗瓜的画面钉在了原地。多么可怕，多么令人震惊啊。

他们离开了家里的田地，失去了一切。加布里埃尔的父亲大腿上挨了很重的一刀，是在掩护大家逃走的时候被一位士兵的大刀砍的。加布里埃尔将那把武器在空中比画给我看。他先用他修长的手指比画了一柄巨大的刀身，然后用双手握起那个看不见的刀把，在我们之间的空中劈下去，就像在玉米地里砍去了一大片玉米秆。一开始，我觉得他肯定夸大了那把刀的尺寸，不过稍后我就能理解了。我想象了一下当时的场景。一把刀，可能是一把大砍刀，对一个处于恐惧状态中的小男孩来说，会显得尤为巨大。

他们最后得以与他母亲和妹妹们会合。关于具体如何做到的，我也没听清楚，不过我听明白的是，他们都来到了城市里，跟他们一个教堂的人提供了包括住所在内的援助。他们听说，在对他们村子和周围地区的这次袭击中，除他们之外，再没有其他的幸存者。我对伤亡的严重程度做了一点评论，但显然任何言语都显得无力，他则严肃地点了点头，紧紧看着我的眼睛，长达数秒。"之后呢？"我问。

他们在阿斯马拉生活了下来。但生活很艰难，吃不饱肚子。几年过后，"教堂的人"提议可以让加布里埃尔出国，可能也可以让他的母亲和妹妹们出国。不过，他母亲要和他父亲在一起，因此不会离开。他没有告诉我，为什么最后他只身一人离开，在刚满16岁之后就立即踏上了出国的旅途。他的想法可能是，出国挣钱寄回来帮助家里人，这也是经济移民群体普遍抱有的愿望。我认为加布里埃尔的移民身份，更贴切地讲是一位逃离暴力伤害的难民，他移民的举动是被迫的，而非被什么东西吸引。我希望他告诉我更多事情，比如他是如何走过北非和欧洲，旅途中花了多长时间，不过我不想让我们的谈话变得像调查讯问一样。在职业生涯中我逐渐意识到，要对一个病人进行治疗，真的不需要知道他过往的每一个细节。加布里埃尔尽己所能告诉我多少，我就虚心地接受多少。

我问他，自从来了英国以后，有没有与家人取得过联系。"两次，有可能是三次。很久以前了。"来了伦敦后不久，有什么人帮助他给阿斯马拉的家里打过电话，不过那个时代还没有手机，打电话很困难。电话打通后，加布里埃尔被告知，在他离开数月后，父亲回去了一趟村子，想回家里看看能不能挽回一点什么东西，但被士兵发现，然后遇害了。他母亲则继续与他的妹妹们生活在城里，在教堂里谋了份工作。不过他这时候只是这么猜想，因为距离上一次给家里打电话已经是许多年前了。他没有向我明说，不过我明白他有多么羞愧，因为他来英国后在街头混日子，吸毒，进警察局。自那时起，他就已经不想跟家里人继续联系了。

他的故事在我面前展开。他全程忙着用双手比画，说着他那蹩脚的英语，这次竟不寻常地没有说一个脏字。我知道这个房间里此刻所发生的事情非同小可。此刻在我面前的，是那个精神错乱的有妄想症的男人，他以为夜间的工作人员会用奇怪的方式害他；也是那个暴躁的病人，在狂怒中把我推倒在地上，这一事件就发生在仅仅几个月之前。就是这个男人，尽管人生千疮百孔，此刻却决定试着信任我一把，讲出了他的故事。

或许，这是他有史以来第一次能够跟另一个人分享这么多。在此之前，也可能有其他专业的人士试着拉他一把，比如传教士、社会工作者之类的人，但他的精神状况太糟糕了。他们可能没有像我这样的时间和空间条件，能够和他建立起治疗联盟，而只看到他的怪异与偏执。我并非要指责他们，毕竟，我从被推倒在地的那天起，能够用面对面的方式了解这个"精神错乱"的男人，了解这个在一家北伦敦的咖啡馆让人们陷入恐惧的男人。而他之所以能够抵达这样一个可信任、被关注的空间，却正是因为他犯下了近乎致命的暴力罪行。这很讽刺，也非常遗憾，在后面我要讲述的许多故事中，我还会反复体会到这种讽刺。我认为相较他们而言，我是幸运的，在加布里埃尔"袭击"我之后，我有机会继续治疗工作，与他的交流不断深入。在这之后的交流中，我们并没有当那场事故或其他事情像没有发生过一样，相反，恰是把新的交流建立在他做过的每一件事的基础之上。此刻能和他坐在这里，我有一种荣幸的感觉。

这时我想起一位同行的话，他曾形容我们的工作有着"古怪又可怕的魅力",我们有幸成为病人的见证者。加布里埃尔并不是他的受害者所描述的那样一个无名的"疯子",他是一个有名字的男人,名字有着特殊的、强有力的含义;他曾是一个男孩,有母亲、父亲和两个妹妹;他曾有家,有过去,也有对未来的憧憬。我向他说明,我愿意把他告诉我的故事分享给医疗团队,以让我们所有人能够更好地帮助他。他同意了。我也在之后的一次团队会议中做了分享。

在会上,可以看出来每一个人都动容了,尤其是特雷弗。他若有所思地说,不知道他的母亲有没有可能还活着,我们有没有什么办法找到她。他环视一周,寻求支持。负责社会工作的同事点了点头,说他们可以试试看。我知道他们在其他病人的案例中有过帮助病人成功找到家人的经验,不过我觉得还是必须诚实地讲出自己对此举的忧虑。这可能会有益于加布里埃尔的康复,不过重新与家人取得联系,或是未能联系到他的家人,也可能让他陷入痛苦,以致破坏目前的进展,甚至触发他的精神疾病发作。最后我们的结论是,这个需求必须征求加布里埃尔本人同意,而不是我们能够替他决定的。团队决定,由特雷弗与负责社会工作的同事来跟进此事。

听说加布里埃尔表示同意的时候,我承认我有些焦虑。计划既已启动,便开始不停地运转,经各种机构、制度、流程后,厄立特里亚那边却迟迟没有消息传来。我们等着消息,而我和加布里埃尔仍旧照常会面。由于迟迟没有消息,加布里埃尔开始变得忧愁。他跟我说,找到母亲大概是"不可能的"——这是他新学会的一个词。我向他提起我们一起听到圣诞颂歌的那天,说我还记得,他听到歌中唱到跟他同名的大天使时,内心有股强烈的自豪感。他盯着我,似乎已经不记得有这回事,不过看上去这让他稍平静了些。

我们还是像开始时那样,聊起一些平淡无奇的话题,比如午饭吃了什么,天气如何,或者有时候,我们只是安静地坐在一起。在刚刚经过那么一场带来深刻转变的交谈之后,我们就能够归于如此的平淡,这似乎显得有点让人意外。不过正像本书中所有案例所呈现的,心理治疗过程的真实情况便是如此，如潮起潮落，在进展发生之后，往往是漫长而平淡的稳定期。我们的交流仍旧受限于语言障碍，不过慢慢地，我似乎感觉到加布里埃尔的英语有所进步，他的话比以前容易理解了。我确信，这是因为他的安全感增加了，对他人的敌意和妄想就减少了。

我想，此时的他，或许有能力对自己如何踏上暴力犯罪的道路思考一二了，于是我小心地往这个话题上引导。我建议他可以谈谈让他感到恐惧的画面，比如从杂志上看到的也可以。我跟一些优秀的艺术治疗师（art therapist）共事过，他们用过这种方法。虽然此时的我还没有接受过这种疗法的专门训练，但我觉得对加布里埃尔而言，这可能会是一种有效的让治疗进行下去的方式，一个好处就是它不受限于语言障碍。他欣然同意，于是我们谈到让他恐惧的画面，以及他的身体对此感受如何。我们借助视觉形象来探讨人们所体会到的各种恐惧感受。他画了一道闪电落在一个人头上，还画了一个身体，在喉咙、腹部和心脏位置有黑色涂鸦。

在那之后，我觉得可以跟他聊聊，为什么不喜欢那两个非洲裔的夜间护士。我猜想说，他们可能让他下意识联想到给少年的他留下可怕阴影的那两位士兵。这个猜想略微超出加布里埃尔的理解能力，因此我当时并不确定他是否充分理解了这种投射，不过团队告诉我，在这次交谈之后的几周，他对那两位夜间护士的抱怨频率降低了。另外，所有人都在想，要是能早点联系上他的母亲，我们将可能看到更多实质性的进展。

冬去春来，负责社会工作的同事宣布终于找到了他的母亲。我们都很振奋。他们取得进展的关键，是联系上了多年以前帮助加布里埃尔来到英国的那个基督教团体。于是我们安排了一通母亲与儿子之间的长途电话。特雷弗和戴夫坐在他身边陪同，为他提供帮助和为团队提供反馈。

要是在电影里，这时候大概应该轮到弦乐上场了：随着对话结束，琴弦声起，加布里埃尔同母亲在一棵散发着柔和光芒的大树下重逢，天使唱诗班的合唱声响起……这或许就是一部布罗德莫尔医院版本的《生活多美好》(*It's a Wonderful Life*)。不过，布罗德莫尔不是好莱坞，甚至相反，事情也根本没有像上面所想象的那样发展。长途通话的第二天，加布里埃尔的顾问医师给我打了个电话，说我们的病人在那通电话后变得极为沮丧。通话的内容并没有那么美好，不过真正的问题在于，他听不懂母亲所说的家乡话。他仿佛已经失去这个能力了。我同情他，他仿佛夹在了两种语言之间，却两边不靠。我的心也沉了下去。

显而易见的是，加布里埃尔的母亲在得知他生病之后感到极为不安。在那通电话之前，我们只是告诉她加布里埃尔生病了。加布里埃尔曾告诉戴夫和特雷弗，他不能把自己的真实情况告诉母亲，比如在监狱中服刑，比如存在难以克服的暴力倾向，当然还包括咖啡馆的袭击事件和如今被收治在一家有安全防护的精神病院的事实。布罗德莫尔医院是一个很难跟人讲清楚是怎么回事的地方，跟英国本地人讲尚且如此，那加布里埃尔又如何能够组织合适的言语，同时克服内心的羞耻感，将自己处境的真实情况，告诉远在厄立特里亚的母亲呢？在通话中，他只向母亲承认了他是在一家医院里。接着他的母亲连珠炮一样向他问起各种问题。是不是得了癌症？疼不疼？没多会儿，他就终止了通话。

之后的 24 小时里，他又回到了妄想和敌意的状态。他控诉那两位非洲裔的夜间护士，说他们故意针对他而蛊惑了他母亲，他们一定是在那通电话前联系了她，说了一些关于他的假话。他变得精神失常，大声抱怨，说"那个老女人"声音颤抖，不可能是他母亲，他母亲的声音"像铃铛一样好听"。他坚信那两位讨厌的护士蛊惑了她。几天后，妄想被眼泪替代，他开始语无伦次地抽泣或号哭。

每一个人都会因为事态的变化而感到困扰，从专业人士到其他病人均如此。我想，包括我自己在内，大家这时都有一种美梦破灭的感觉。我们曾以为，母爱就算不能让病人奇迹般痊愈，也可能会带来一些安宁。每一位医生，事实上包括任何领域严肃的专业人士，在工作的过程中都不可避免地经历一定的失望和挫败。就这一点而言，加布里埃尔是我的一位老师。他令我受益良多，让我懂得在高歌猛进时必须接受这样的倒退发生，并意识到倒退与我们所取得的进展一样，都是暂时的。我应该像吉卜林 [i] 的诗《如果》(*If*) 中的主角那样，试着将胜利与灾难这两位虚妄的骗子一视同仁。

在那通令人失望的电话之后，我们的几次会面都变得比较让人难熬。他会小声地哭，从头哭到尾，告诉我他有多受伤，因为他母亲听上去跟个陌生人一样。他也告诉我，父亲的死让他有多难过。我心想，跟治疗刚开始比起来，这是多大的转变啊！那时候，他甚至都无法表达他对医院日常生活的感受。同我此前的经验一样，此刻我仿佛变成了与病人同行的哀悼者。他的痛苦渗入我的心中，使我流出眼泪，湿了脸颊。我有一个心理治疗师同行，曾用一个精妙的说法来描述我的这一状态——"审慎而明智的自我表露"。这一说法，道出了我们心理治疗师在面对病人时选择表现出情感反应的价值所在。在心理治疗中，这种联结必不可少，而它与面对朋友和家人时的情感反应是必然不同的。面对病人时，心理治疗师是在分享自己内心的真实一面，以帮助病人接受一些真实的东西。这需要谨慎的控制。正因如此，许多心理治疗师会花很长的时间让自己接受心理治疗，以理解自己视角与病人视角的想法之间的不同，并理解揭示与自我暴露之间的边界。加布里埃尔注意到了我的眼泪，他顿时疯狂地摇头，说："你别哭，你别哭，医生！"他担心自己是不是哪里伤害到了我，而且我注意到他感到焦虑，因为害怕这次又跟之前他推我的那次一样。我向他解释说，事情不是他想的那样，而是心理治疗师想要帮别人消除痛苦，但发现做不到，这时就会感到难过。"你能理解吗，加布里埃尔？"我明白他理解了。

之后的数周里，加布里埃尔的悲伤逐渐没有那么强烈了。他再次向我打开心扉。他能向我说清楚，与母亲的那通电话让他有多么不安，以及为什么会这样。他对工作人员妖言蛊惑的妄想逐渐消散，而一些新的东西在他心里产生了。加布里埃尔问我，觉不觉得他母亲可能跟他有同样的恐惧。他回想

---

i　英国作家、诗人拉迪亚德·吉卜林（Rudyard Kipling），1907 年获得诺贝尔文学奖。《如果》是他写给 12 岁儿子的一首诗，流传甚广。

起我们一起看过的那些恐惧画面，回想起我们将身体的恐惧感受视觉化的方式，他认为他母亲的恐惧感受可能表现在喉咙上。他问我，是不是因为这样，她的嗓音才听起来跟以前不同。我说我不知道。不过我建议他，或许我们可以安排他与厄立特里亚那边另外的某个人聊聊。我想的是可以联系某些非营利组织机构，或者那个教堂的宗教团体，或许，有某个人可以帮我们了解他母亲在他离开后都经历了些什么，而我知道在 NHS 找不到这样的人。如果我们可以找到这样一个合适的人，或许还能帮他在下次打电话的时候，解决听不懂家乡话的问题……说到这里我的声音弱了下去，因为我知道，同事们不会希望我跟他提在近期的什么时候再跟他母亲通个电话的事。不过我想，加布里埃尔哪天觉得自己准备好了，就会提出这个要求的。哀悼的过程对他来说是痛苦的，但也让他重新回归情感真实：他的悲伤不同于他的恐惧，是真实且正当的。

我开始考虑，他能不能接受 EMDR 治疗。但当我在会上提出来时，许多同事看上去心存疑虑，因为该疗法需要加布里埃尔让恐惧的画面留在脑海中，并反复重温他曾告诉我的那些事件。尽管他已经证明他可以说起这些事，但也许 EMDR 治疗还为时过早，也许会让他过于痛苦。另外，大家也感到有些挫败，因为他和母亲的那通电话没有带来预期的积极效果，这样一个所有人都支持的干预措施，反倒给他带来这么大的痛苦。我告诉大家，和加布里埃尔的"哀悼式会面"期间的经验告诉我，他的内心已经发生了深层次的变化。他没有设法逃避过去的创伤，比如在当下反复重温过去的美好记忆，或是把他的恐惧投射在陌生人身上，而是允许自己为失去的父亲哀悼，为失去的家和人生哀悼，就像一个普通人所做的那样。我认为，一次节奏徐缓的 EMDR 疗程，辅以恰当的支持，也许可以让他对自己恢复心智健康有更强的信心，这将会是非常有价值的成果。与母亲的通话让加布里埃尔深感不安，这是事实，不过在最近的几个月里，他都没有对任何人表现出言语或身体上的攻击。心理治疗开始后的这么多天以来，特雷弗和戴夫一路见证了加布里埃尔的转变，也收获了一些好的反馈。他们还提到，那两位夜间护士迈克尔和约瑟夫表示，和加布里埃尔打交道要比以前容易得多了。

在之后一次和加布里埃尔的会面中，我尽己所能地用通俗的语言向他解释了 EMDR 治疗。我告诉他，团队的每一个人都看得到他展现出了非凡的勇气，我们也都注意到他身上发生了积极的转变。他会怎么想？我想到那颗裂开的瓜，蹿天的大火，想到他已经失去的父亲，手上拿着乐器同他母亲并肩站在阳光下。加布里埃尔有足够的勇气进入自己的内心，直面这些画面吗？他伸出手，伸进他的无檐小便帽，抓了抓脑袋，接下来的举动完全超出了我的预料。他摘下了这顶小便帽，这顶从一开始就有人提醒我什么都不要问的帽子，由于这道禁令，我一直以来实际上差不多忽略它的存在。我看到的是一道白色的大疤痕，疤痕穿过黑色的头发贴在他褐色的头皮上，像一条绳子顺着脑袋搭在一只耳朵上，这只耳朵没有了尖尖。在那之前，我看过相关的记录，也听某个工作人员提起过，不过我一直都尊重加布里埃尔的意愿，接受他不想跟我谈起这道疤痕，而是一直戴着帽子。我当然一直都存有好奇，不过也逐渐能够做到让事情按照它们自己的节奏发生，因此，哪怕知道了有这道疤痕存在，我也没有因此就向他问什么。相较之下，我更感兴趣的，是他什么时候会展示给我看，以及他为什么会这么做。

此刻他真的这么做了。顿时我明白过来，他是为他给我讲述的故事做出一个重要的补充，同时也意味着他对我的信任上升到了新的级别：当时士兵手下的受害者，并不只有他的邻居夫妻和他的父亲。只是只有他活了下来。此时，他的故事清楚地表明，恐惧和创伤必须得到转化，否则就会像一把没有出鞘的刀一般留在心间，看似不在现实当中，却真实而致命，将痛苦不断施与他人。此刻，竟轮到我沉默了。我注视着加布里埃尔，等着听他接下来要说的话。他双手拧着他的帽子，告诉我他感觉到了力量，就像他的名字那样。他觉得自己可以按照我的建议接受治疗。"我也这么觉得，加布里埃尔。"我笑了笑说。我的确是这么认为的，时机已经成熟了。不过，我还要再问他一件事："我想知道，你现在在我面前摘下帽子是什么感觉？这可是你第一次这么做。"他耸了耸肩，说："以前我是觉得冷。"

他还有很长的路要走。不过，我相信 EMDR 治疗可以减轻他的症状，甚至有可能让他被转移到中安全级别的精神病院，这个级别的医院收治的病人对他人不具有"严重、直接的危险"。事实上，他后来在布罗德莫尔医院待了很多年，成为病人中的前辈，为新入院的病人提供帮助，尤其是为年轻的黑人病患提供帮助。EMDR 治疗应该起到了很好的效果，将他从过去的创伤中解放了出来，而他之所以仍然待在布罗德莫尔医院，似乎是因为中安全级别的精神病院没有空缺名额——这样的名额当时供不应求，事实上现在也一样。在心理治疗结束后的很长时间里，我偶尔还会去看他。他总会挥手跟我打招呼。我注意到，大多数时候，他没有戴那顶小便帽了。

凯齐娅｜KEZIA

　　任何时候我都讨厌迟到，如果是在有重要事情的日子，这种感觉则尤为强烈。我开着车绕着医院附近的停车场打转，终究没有找到一个停车位，脑子里想的全是一桩新的病例。这时候的我已经是布罗德莫尔的全职医生了，几年之前我拿到了法医心理治疗师的资格。我的工作是在康复病区，主要接待 15 到 20 岁的男病人，处理各种心理健康问题，不过这次我被安排接待一位女病人，她是位年轻的女性，名叫凯齐娅。在布罗德莫尔，男病人比女病人要多得多，这表明我们的监狱里男性占了绝大多数，也意味着有暴力行为的男性要比女性多得多。在这里，我不常被安排接待女病人。

　　在创伤诊所工作期间，我的一个研究兴趣是，对女性犯罪者而言，创伤经验有没有可能是导致暴力的风险因素之一。此前我发表过几篇有关这个主题的论文，而凯齐娅的案例看上去似乎与我的研究有所关联。不过从我目前收集到的资料来看，她的情况比较复杂，病人自己和工作人员都难于应对。按照规定，医生只有在实习训练期间需要接受督导，不过我在接待凯齐娅之前，特意跟一位同行打了招呼，这样如果我之后要对凯齐娅进行定期谈话治疗的话，就可以得到一些支持。

　　我最后把车停到了距离工作人员入口至少 10 分钟步程的地方，这时天空还不失时机地下起了大雨。我没带伞，意识到自己不得不跑过去。过安检时，浑身湿透的我狼狈不堪，毫无平日的优雅可言，好在一位工作人员帮我拿来一卷纸巾，这让我心存感激。在检查我的身份证件时，他忍着没笑出来，放行时快活地说了一句："美好的一天，医生！"

到了行政楼，我一边手忙脚乱地从包里掏各种钥匙开一系列的门，一边擦着湿漉漉的头发，终于到了我的办公室。在查看了日志和留言后，我赶上了晨班工作人员复盘会议的尾巴，这个会主要是告诉我们，前一夜有没有发生什么重要的事情，以及医院各病区目前的运转状况。我到的时候，大家的讨论快结束了，讨论的是"收治病区丢失一把勺子"的事。这种事情听上去似乎有点好笑，不过你要知道，一把勺子要是落在一个错误的人身上，比如这个人精神状况有问题，就可能成为一把武器。我抓起一本笔记本和一支笔，提脚前往女性病区，去见我的新病人。

如今，布罗德莫尔已经只收治男病人了，不过在那时仍有 100 名左右的女病人。当时有一个变化已经发生，即逐步废除一部分高安全级别的精神病院，转而在全国范围内新建更多中、低安全级别的精神病院，以收容全国的男性和女性病人，建造方除了 NHS，也有私营机构。在来布罗德莫尔之前，我就曾在伦敦南部一家由 NHS 建立的这样的精神病院工作过。最初的一批新医院是面向男病人的，因为需求更大。不过当时已经有一些面向女病人的医院逐渐投入使用，而按照计划，布罗德莫尔医院所有的女病人（其中许多已经在这里待很久了）会被逐渐转移出去，这样不出几年，我们的女病区将可以彻底关闭。凯齐娅就是计划中第一批要转移的女病人之一。不过，在对她进行的评估几乎要尘埃落定之时，医生团队对她犯罪的原始动机仍有所忧虑，不确定其是否让她以后存在危险性。她的临床团队认为，我们心理治疗团队可以安排一个人来对她进行评估，看心理治疗能不能对此有所帮助。

我到达女病区时，离约定的时间还有几分钟。如往常一样，我到当班的主管护士那里签到。很高兴看到当班的是玛丽，我们认识。我到挂图表上签字时，她向我友好地挥了挥手。身为一名精神科护士，她是"老布罗德莫尔"，她的父亲、母亲乃至整个大家族几乎都在这里工作，对这个地方她再熟悉不过，就像一位园丁对他的花园那样熟悉。她正在打电话，把电话夹在肩膀和耳朵之间，她腾出手，把一个文件夹推给我。那是凯齐娅的医疗记录本，医疗团队的每个人在与凯齐娅接触后，都会在上面做点相关的记录。这些记录实际上不能帮我了解她的心理状况，主要就是一些对平淡的病房日常生活的简要描写："凯齐娅吃了一顿不错的正餐""凯齐娅下午参加了教育课""凯齐娅顺从地服了药"。

我等玛丽打完电话，想问问她对我的新病人有什么看法。像我们这样偶尔出入病区的人，相当依赖并且感激"身处一线"的同事们的意见。不过玛丽并没有太多可以告诉我的，她耸了耸肩，无奈地说："她有一点难懂……模范病人，你懂的。"我做了个鬼脸，然后我们都心照不宣地笑了："模范病人"是医院的黑话，指最需要留心的那种病人。她也提醒我不要把她的看法太当回事。"我个人会觉得她不需要做心理治疗，"她特意让这句话的语调显得平淡，然后补充说，"但毕竟她不是我的病人，让 - 保罗会更了解一些。"她用眼睛向我示意门口站着的一位同事，是一位我不认识的男青年，高个、苗条，正忙着跟两位年长的病人聊天。我计划晚些再来找他，现在该去见凯齐娅了。

她正在走廊等我。我对她微笑，挥了挥手，向她走去；她以微笑回应我，并且很好地与我保持着眼神交流。我介绍了自己，带着她走进我预订的那间会面室。椅子的舒适度尚可，房间不大，不过视野不错，窗外有树，远处能看到丘陵。房间的天花板也比较高，给人一种开阔的感觉。我见过她的登记照，是早在 10 年前她接受审判期间照的，当时她 20 出头。在我的印象中，那张照片像一张学生照：一个羞怯的孩子，坐下来摆好姿势接受拍照，姿态有些不自然，梳着整齐的发式，白衬衫在领口高高扣住。而此时在我面前的她，头发蓬乱，鬓发一团团地缠在一起，看上去有一圈不平整的黑色围在脑袋上。身上穿着一件褪色的 T 恤，上面画着一只欢快的卡通独角兽。下身穿着一条不成样子的紧身裤，又脏又皱，脚上穿着一双亮粉色的绒拖鞋。她整个人看上去像是刚从床上爬起来一样，睡眼惺忪，不过让我觉得有意思的是她却没有迟到，并且看上去做好了准备，有良好的意愿同我会面。这可能意味着，她接受跟一个像我这样身份的人打交道，而且知道我来的用意。

凯齐娅是在 10 年前被医院收治的。收治前不久，她因被指控有谋杀嫌疑被捕，受害人为一家精神病人康复机构的一名男性护工马克，她当时就生活在这家康复机构。她曾患有偏执型精神分裂症，有严重的幻听和幻视症状。当时警方来到现场后，她告诉警方，马克是个魔鬼，"想要附身她的大脑"，所以她不得不杀了他。警方将她羁押候审，她在牢里坚称可以听到魔鬼的声音，说魔鬼在嘲笑她，她会冲着一些看不见的幻象张牙舞爪，不停地大喊大叫。警方赶忙安排了一名当地的精神科医生对她进行评估。接着她被转到了布罗德莫尔，从此就留在了这儿，从等候庭审时开始，她再没有离开过。

在对她的庭审中，出庭做证的精神科医生们一致认为，凯齐娅在杀人期间患有严重的精神疾病。多位目击者也谈到她存在不稳定的精神状况，有关她精神疾病反复发作并接受药物治疗和住院治疗的证据，医生们也在法庭上做了展示。她表示服罪，最后被判过失杀人。在英国法律中，过失杀人是一种与谋杀有所差别的罪行，因为杀人的动机有所差别。鉴于凯齐娅在犯罪时患有精神疾病，她的杀人动机被认定为具有相对较轻的性质，因此将她的罪行裁定为一项程度略轻的重罪，类似于美国刑法中的二级或三级谋杀。在英国法律中，这项辩护理由只能在谋杀案中提出，而且法官对最终做出的判决具有自由裁量权（discretion）。许多像凯齐娅这样的罪犯会进监狱并服很长的刑期，不过由于有充分的证据表明她在犯罪时患有精神疾病，法官在听取了专家证人的建议后，选择将其送往有安全防护的精神病院。

对该案件的精神病学表述（即医学解释）相当直白。驱动凯齐娅犯下致命暴力行为的是她的偏执型妄想，这是其严重精神疾病的一项可明确的症状。她没有杀死马克的合理动机，杀人罪行应当归咎于凯齐娅的疾病，而非她本人。负责治疗她多年的精神科医生们都对这个表述表示赞同。他们明确表示责任不在于她，而且如果继续服药，她的精神疾病将不会复发，她也将不会对他人构成威胁。而根据所有的相关档案记录，她服从判决，也接受了这个解释，没有表现出任何不情愿或粗鲁的态度。临床医护团队在找到一家新建的可以收治女病人的中安全级别精神病院之后，提请内政部批准将凯齐娅从布罗德莫尔转出。如此一来，她有可能在病情上取得更大的康复进展，甚至有望回归社区重新开始生活。

不过，让-保罗出来给大家提了一个醒。他来到布罗德莫尔的时间不长，之前在一般性的精神病医疗服务机构工作，但他很快同凯齐娅建立起了融洽的关系，成为她的责任护士。对一个病人来说，责任护士是重要的支持者和代言人，而让-保罗一开始就很支持她被转移。不过在一次临床团队的复盘会上，他表达了一个担忧：凯齐娅变得对他太过依赖了。他越来越有一种感觉，如果他在病区的其他女病人身上花了时间，她就会感到嫉妒，而这促使他向凯齐娅进一步了解她与被害人马克之间的关系——马克当时也是照护她的工作人员。不是所有的护士都会主动这么做，但当然，我们允许甚至鼓励这么做。我都可以想见，让-保罗渴望并期待能够帮助到她。

他向团队报告说，凯齐娅曾向他提到她爱上了马克，因此她很可能也对马克有嫉妒心。这让他不安地想到，她以后也能对其他男性护工产生这种程度的依赖，就像对他这样，那么这种嫉妒心可能会再次被激活。要是她其实是"坏而不是疯"（bad, not mad）呢？这句黑话涉及我们行业内一个老生常谈的重要话题，源于对拜伦勋爵的一句描述（"疯子，坏人，认识他是件危险的事"[i]）。这是某种二元思维方式，在许多其他的复杂哲学问题中也能见到，如在心理健康领域同样老生常谈的先天或后天问题，或关于生物性与社会性别的讨论等。我认为这样的二元争论消解了问题的复杂性，似乎试图让我们忽略掉群体社会生活所需的诸多条件，如文化、习惯和社会准则等。我听过一个智慧的观点，通常认为它来自荣格："思考很难，因此大多数人选择直接下判断。"我知道这种诱惑很大。和让-保罗一样，我进入这个行业时年轻气盛，学过许多理论，有许多自信又天真的看法，从而在头脑中形成

---

i   这句原文为"mad, bad and dangerous to know"，是拜伦的一位情人对他的评价，流传甚广，常被用来夸张地形容一个特别糟糕的人。让-保罗担心的是，凯齐娅如果本性是坏的，那就无可救药了。

了一些不成体系的判断，而它们一定会随着时间的流逝而逐渐消散。在这样的旅程中，治疗凯齐娅的经验对我来说有着重要的意义。

给我的那封转诊信清楚地表明，让-保罗的报告在团队内引起了争论：一些人倾向于认为无须在意这位护士的担忧，而另一些则担心凯齐娅可能会在未来表现出药物无法有效干预的某种危险性。有可能的是，团队在过去的 10 年来忽略了某样重要的东西，这甚至意味着，我们需要重新评估最初对她或类似案件的罪行裁定是否合理。协同配合对她进行照护的精神科医生（即责任临床医师[i]）告诉我，他对此表示怀疑，不过也心存担忧，这层担忧还是让他决定暂缓转移凯齐娅，而安排对她进行心理治疗评估。

我对此所持有的疑虑，是基于我当时一直在做的一些研究。[1]相较于男性暴力犯罪而言，女性暴力犯罪在归因上呈现出一种明显的偏向：人们出于某种社会性的考量，倾向于认为女性实施暴力是因为她们曾遭受创伤，从而为女性犯罪者开脱。事实上，大多数有暴力倾向的男性也都有创伤经验，而且，大多数有创伤经验的女性（而且确实有很多）从未表现出暴力倾向。我还存疑的是，有没有可能凯齐娅的嫉妒心存在了这么多年却一直没有被发现。而她的责任临床医师告诉过我，刚收治凯齐娅的时候，大家用了相当长的时间才让她的精神状况稳定下来，那么当时有可能因为她的状况太糟糕，以至于没有人能够迅速发现这一点。同样可能的是，迄今为止，她从没有谈过她对马克（或者任何其他人）的感觉，因为从没有人给过她这样的机会。如我刚才提到的，当时的主流看法认为创伤是女性实施暴力的主要原因，这导致极少有女性罪犯被安排接受谈话心理治疗，尤其是如果她们精神状况不佳的话。

因此，得知凯齐娅来到医院之后一直没有被安排做心理治疗，我并不感到意外。或许，这还可以归因于医疗资源有限，或她所犯下的罪行颇为罕见，不过我所思考的问题在于，女性暴力行为被普遍视为一种无须讨论的话

---

i　　责任临床医师（responsible clinician），业内简称 RC。

题，哪怕在布罗德莫尔这样的医院里也是如此。这是驱动我在职业生涯早期对性别偏见与暴力行为进行研究的部分原因。

在正式成为职业医生之前，关于女性暴力行为我还没有听说过多少，不过也目睹过一些可怕的实施暴力行为的女性。有一次，我在社区心理诊所实习时，目睹了一位女病人在心理治疗的过程中暴力威胁了一位男性心理治疗师。听到他的办公室传来吼叫声，我从走廊跑过去想看看怎么回事。跑过转角，我发现他把自己关在办公室里，而病人——我只能说她正在暴怒地"咆哮"——在门外用一个锋利的东西砸门，一块块碎木屑从木门上飞溅出来。我吓坏了，迅速闪进附近的一个大柜子，把自己锁在里面。现在回想，心有余悸之余，又觉得有些滑稽可笑。事件的结局是，病人放弃砸门转身离开，骂骂咧咧地说着满口脏话，走下楼梯然后消失，没有人受伤，也没有警方或任何法律程序介入。不过我从柜子里离开的时候，对这个女人的狂怒和残忍举动产生了兴趣。如果她是一位男性，她将会被逮捕，很可能入狱。这让我想到，女性做出残忍和暴力行为的能力，在我们的文化中会不会是一个禁区。这段记忆一直刻在我的头脑中，而我知道，如果这个狂怒的病人是位男性，就并不会让我有这么深的印象，因为男性的暴力行为显得那么常见。还有一个有趣的问题是，如果我是一位男性，当时的我会站出来干预，而不是躲进柜子里吗？我不知道这个问题的答案。

凯齐娅的诊断结果，也是她缺少接受谈话心理治疗经验的一个因素。她被诊断出偏执型精神分裂症并接受治疗是在 20 世纪 90 年代初，当时她十几岁，治疗的主要方式就是服药，而非谈话式心理治疗。这样的治疗方案，部分与当时的普遍认知有关——患有精神病的人不应该接受心理治疗，就像我在加布里埃尔的案例中所提到的那样，做这样的尝试一般被视为浪费本已有限的医疗资源。另一个不幸的因素，或许是种族歧视。在英国历史上，心理健康服务机构向有色人口提供的心理治疗，要比向白种人提供的少得多。让我感到高兴的是，这个状况到如今已经有了某种程度的改善，不过仍有很长的路要走。这是一个系统性问题，是广泛而且根深蒂固的种族主义的重要部分。不论是在社区环境还是在法医系统中，有色人口中得以接受心理治疗的比例还将继续偏低。[2]

这个案例的复杂性不止于此，因为我还面临一个伦理难题：我受命消除的是临床团队的焦虑，而非消除病人的焦虑。那个时候，这样的情形我还较少遇到，不过在后来也并不稀奇了。要开始这样一段心理治疗，我感到不安，因为它可能会改变凯齐娅被对待的方式，而我需要在过程中谨慎地运用头脑。这是我事先安排督导的一个重要原因。那天早上，当我开着车绕着停车场打转的时候，脑海中冒出一种堂吉诃德式的念头，就好像我受命扮演一位侦探，像是心理治疗师与福尔摩斯混在一起的一个角色，勇敢地拿起放大镜向一个人的内心看去，就好像这样真的能够一眼看出秘密一样。

"我收到你的信了。"她说。她说话轻柔，听上去是伦敦南部口音，夹杂着一点南美加勒比地区的味道。她把那封我写给她的约见信拿出来给我看。信纸上有折了又折的痕迹，像是她反复读过很多遍。我开口接她的话，她也正要开口继续说话，话就不小心撞在了一起。"对不起，对不起。"她马上说。我让她继续说。"没什么，不用——还是你先说。"她嗫嚅着，态度中更多的是腼腆，而非不礼貌。于是我开始按我的节奏说了起来。我对她能够同意见我表示了感谢，说这样才最终促成了我们的会面。我感觉她在认真听。她不停点头，就好像听懂了我说的每一个词，然而她那双褐色的眼睛看上去没有焦点。我问了一个必要的问题，问她知不知道为什么会安排我给她做心理治疗。她热切地点头，像一位知道问题答案的好学生："他们想让我谈一谈我做过的事情……那是很久以前的事了。我必须把它们放下，继续往前走。"我复述了她的话，既让她知道我听到了她的话，也好进一步明确她话里的意思："你必须把它们放下？""把它们放下，往前走，是这样的。"她说，"但他们想让我先谈一谈那件事。那是 10 年前了，你知道的。到现在差不多刚好 10 年。"我在脑海中过了一下她犯罪的日期，发现到这周确实刚好是 10 周年。她的眼睛垂了下去，我顺着她的目光看过去。她的双手搁在大腿上，托住她的下腹部，就好像肚子是一只大猫，整个看上去是一种自我安抚的姿态。我让她放心，说我们并不是必须谈到那天的事情。她抬起头来，显得有些不解。"但是医生，我觉得他们想让我谈。"她显出一种讨好的急切，让我想到玛丽对她做出的令人玩味的评价：模范病人。

我向她提议说，或许可以跟我讲讲她跟别的医生都聊过些什么。她的回答跟我之前了解到的没什么不同："我有精神病，这导致我做了那件事。他们说因为我有病，所以不是我的错。但我应该吃药，病就会好，然后我就能把它们都放下，继续往前走。"她稍做停顿，补了一句，"还有什么要说的吗？我想他们要我谈谈马克，不是这样吗？"她提到马克让我觉得有趣，不过我暂且把她的思绪引向了别处。在上学的时候，经过反复摸索（还得益于来自督导的许多反馈），我才终于学到了一点——与犯罪者过早谈及其犯罪行为，往往适得其反，哪怕他们主动提出来要谈。更重要的是先跟病人建立起好的关系。因此，我让凯齐娅跟我讲讲在医院的生活，还有在入院之前，她平时都有些什么爱好。

她告诉我，她会去医院教育中心上课，也会参与职业治疗[i]。她还谈到曾给一些在医院商店上架出售的画作裱框。她还喜欢定期去小教堂，有时候会见一见牧师。这提醒了我。我听人讲过，她有虔诚的宗教信仰，她的家人都是福音派基督徒。在职业生涯早期接受的训练中，精神科医生要学会对不同文化中的宗教信仰保持觉察和敏感，因为要判断一个人的想法或信念究竟是属于"正常"，还是表明其患有某种精神疾病，这种能力是至关重要的。精神科医生必须考察评估某些心理经验，而宗教信仰就是其中一个很好的例子。一些学者、哲学家和权威人士可能会怀疑这种信仰是否真实有效，不过从精神病学的角度而言，信仰不同于妄想，因为信仰的存在有理性和怀疑意识作为基础，也有文化上的合理性，相较之下，妄想则是刻

---

i　职业治疗（occupational therapy），提供活动以帮助患有生理或心理疾病的人找回或培养职业技能的治疗方式。

板和缺乏文化来源的。

我问她可不可以回到开头讲一讲。"讲什么？那次罪行吗？"我告诉她不是的，我指的是出生之后，讲讲她人生的开头。"哦哦哦……"她一下子快活了起来，脸上绽开一个大大的笑容，开始愉快地讲起她在牙买加的早年生活。她出生于距离首都很远的一个小村庄里的外婆家，在那里，她同母亲和两位弟妹一起生活。凯齐娅 6 岁时，母亲离开家前往英国打工，而孩子们则由外婆照顾。凯齐娅显然很爱外婆。她们会一起游戏，光着脚在太阳底下跑来跑去，还有在海里跟大海龟一起游泳。讲起这些时，凯齐娅的眼里放着光。她说她最美好的记忆，是跟外婆一起去教堂做礼拜，因为能够听到美妙的合唱。让我意外的是，这时她闭上眼睛，半朗诵地唱了起来。这是她最爱的赞美诗之一，是《圣经》中《诗篇》的第 23 篇，她唱了其中的两句："他领我在可安歇的水边 / 他使我的灵魂苏醒。"

这时我想到了她有关魔鬼附身的幻觉。我在想，除了她所描述的基督教堂之外，她是否还有过其他的宗教经验。关于各种宗教思想我稍微有所了解。比如，我遇到过谈起如何信奉奥比巫术和伏都教 [i] 的病人，不过我不想做任何先入为主的假设。我得努力保持开放的头脑，让自己处于"中阴"状态。济慈曾把这种思想品质描述为"容纳负面的能力"，即让内心保持平静，允许怀疑存在，而不下任何明确的结论。于我而言，这是一辈子的挑战，是我在一次次的心理治疗实践中必须时刻预备和反复学习的一项技能。这时候，有必要停下来想一想，凯齐娅所认为的附身马克的那些魔鬼意味着什么——对她来说，而不是对我来说。我有可能会发现，它们在她的人生中具有重要的象征意义。那之前，我已经在工作中见过许多妄想病人，不过像这样涉及附身的妄想并不多见。更多的，病人的妄想是一些极美妙的想象，或是膨胀的自我信念（诸如"我吹口气就能杀了你""我是军情五

---

i　奥比巫术（obeah）和伏都教（voodoo）是非洲的两种信仰。伏都教又译"巫毒教"，源于西非，是贝宁的国教，该国有超过 400 万人信奉。

处的顶级间谍""我能读你的心，我知道你现在在想些什么"），再或者是一些偏执的想法，比如他们相信某些人想伤害他们，或觉得自己被监控了。我知道的是，妄想绝非凭空发生，而是容易从个人信仰和经验中来，就像我们在加布里埃尔身上所看到的那样——他的妄想反映了他的恐惧和原初的创伤记忆。[3]

　　凯齐娅讲得很兴奋。我没有打断她，只让她尽情讲下去，不时以微笑和点头表示鼓励。我等着她讲到她人生的下一个部分。据我所知，在她 10 岁时，母亲回到故乡的岛上，把孩子们都接去了英国生活。在讲述的过程中，她完全没有提到父亲的角色，我也没有特意问，而是希望这个信息会自然地出现。当讲到来到伦敦的时候，她停了下来，就好像从这之后没什么可讲的了。她的头低了下去。

　　"离开牙买加之后，这里的生活让你感觉很灰暗吗？"我引导她讲下去。她看向挂满雨水的窗户和远处阴沉的天空，就好像在说："你觉得呢？"来伦敦之后的那个冬天，她感受到了从未感受过的寒冷和潮湿。"简直像是另外一个星球！"她这句话的语调很有趣，我们都笑了。她接着讲起学校。她觉得学习非常困难，后来她希望长大后接受职业训练成为一名护士。他们来到新地方之后，会去附近的教堂做礼拜，在那里，她母亲找到了一个男友。他是母亲众多男友中的一个，凯齐娅说。她向我所描绘的生活图景中，没有出现任何一个可靠的男性形象，只有一个接一个带来不愉快的男人，其中一些还对她母亲和孩子们暴力相向。社会服务机构曾因此介入过几次，不过最后孩子们还是没有离开家生活。

　　18 岁时，她得知深爱的外婆去世了。她告诉我时声音哽咽。我能感觉到她深重的悲伤，像某种寒冷的气息，顿时笼罩了我们和这个房间。她艰难地继续讲。"然后我生病了。被送去医院，有很多医生和护士，他们让我吃药。但我恨他们。我变得很胖。我想从医院出去，去上大学。我答应了外婆我要去的。"她的声音变得嘶哑，满是失落和悲伤。我无法形容，只能说听起来令人难过。我想（但我没有说出来），这对她来说是很难面对的，此时的她本应该像许多年轻人那样，对未来的人生道路满怀梦想，而她不仅失去了外婆，还失去了与现实之间的纽带。

这时，我发现自己突然有些困倦。在我的治疗中这不常发生，我心想可能是因为凯齐娅的声音有某样特别的音色和节奏。我轻微地摇了摇脑袋——但愿她没有注意到——并且憋回去了一个哈欠。这时快到会面结束的时间了，我要跟她谈一谈后面的安排。我告诉她，如果她愿意，下周我们还可以继续见面。她同意了，然后直白地问我，下周我们是不是就要开始谈"她的罪行"了。我说我们一定会谈到的，但我想先听她讲讲她的生活，等她什么时候做好准备可以谈了，我们再一起决定是不是要谈。我向她保证，我一定不会突然提这个要求。她把双手在大腿上不安地搓了搓，然后站了起来，就好像我们谈定了一项合约一样。"我只想把它放下，继续往前走。"又回到她开头说的那句话了。"我理解的，凯齐娅，我真的理解。"

在下一次与凯齐娅见面之前，我抽时间去见了让-保罗。凯齐娅的一些话让他认为她爱上了马克，也就是被她杀死的那个男人。我问他可不可以告诉我更多细节，比如，可不可以回忆起她当时具体是怎么说的，最好是一字不差的原话。他没有直接回答，而是先为自己做了一些解释，说他更多是因为她跟他说的一些话而有这样的感觉。比如，她曾经跟他说，有一首歌总让她想起马克，那是一首情歌。他还跟我讲了他的担心，担心她也可能对他生出这样的感情，说她有一回突然对他生气，因为发现他在跟病区的另一个病人聊天。

之后，我与督导探讨了嫉妒在杀人动机中的重要性。我们对这种情感并不陌生。大多数人都知道那种混合了狂怒、担心和伤心的感觉，只是说鲜少有人会真的因此做出杀人的举动，也不会真的认为应该这么做。不论是在真实还是虚构的悲剧故事中，嫉妒长久以来都是一种很常见的驱动力，而让-保罗的推想正是源于这个传统。我的工作，则是弄清楚这个解释对凯齐娅而言是否可能成立。

我想到上学的时候，我和一群法医精神科医生一起讨论一桩类似的案例。除了我之外，在场的医生们都是男性——这也是当时的常见情形。有一位医生将这桩案例中男病人的暴力行为，归因于"奥赛罗综合征"[4]或"病态的嫉妒"。在《奥赛罗》中，莎士比亚展现了一个好男人是如何被"绿眼怪兽"[i]所吞噬的，奥赛罗因主观臆断而产生的嫉妒成为一个强有力的因素，最终导致了他致命的暴力行为。当时在讨论中我说，将这位病人向他妻子实施致命暴力行为的全部动机解释为嫉妒心，我认为是不够有说服力的，因为有许多怀有嫉妒心的男性并不会用这样的方式将其表达出来。让我吃惊的是，在场的一位几乎最资深的前辈不耐烦地做了回应："只有一个女人才会无视男人的嫉妒心。"这句话的意思很清楚，我就不好再说什么了，不过后来我向他写信，解释说我的反对是基于心理学和法律而表达的观点，而非基于我的性别。我至今仍认为我当时的观点是正确的。不过我想，或许我对男子气概的理解还不够透彻，毕竟这是一样我身上没有的东西。

这种奥赛罗式的辩护几乎总是来自男性，而谋杀也大多来自男性。英国监狱所关押的全部人口中，女性只占一小部分（约为 5%，尽管这个数据目前在上升），而这其中的大多数也只是因为非暴力罪行而短期服刑。英国全部的谋杀犯罪中只有 5% 是由女性实施的，而联合国和其他全球范围研究项目的数据表明，世界各地都差不多是这个比例。[5] 为何在这个问题上两种性别有如此巨大的差异，目前尚无一致的看法，但很可能是多因素导致的。可能的因素之一，是男性专有的 Y 染色体增加了暴力风险，不过这无法解释为何大多数有 Y 染色体的人从未表现出暴力倾向。一些理论家认为（在我看来更可能是似是而非的看法），社会对男性的角色期待意味着使用暴力的门槛更低，以至于对那些有男子气概的男性而言，暴力变得"正常"。而对女性也有一个与此相似的观点：杀人对女性来说成本更高，因为从女性刻板印象和社会常规的角度而言，总归显得更不自然。还有观点认为，我们文化中女性身上母亲的照护功能更偏向保护性质而非暴力性质，这让女性更加"亲

---

i　绿眼怪兽（green-eyed monster），莎士比亚最早用的一个习语，后来被广泛用来指嫉妒。

社会"——这个词描述了那些被视为对他人有帮助的行为，包括分享、协作和安抚等。

之后的 6 个月里，我和她定期见面，谈话则逐渐进入一种更加自省的模式当中。我不提问，而是让她主动开启谈话，谈当天发生的她觉得重要的任何事情。关于她的过去我们聊了更多，关于她在牙买加成长过程中的朋友和爱好，关于她在家庭关系中的酸甜苦辣。她说，从来没有人想过了解她人生的这一面。我从没有觉得无聊，不过我确实注意到，在第一次谈话时突然冒出来的那种困倦感会在某个时候再次袭来，而我总要时刻保持警觉，做好准备把哈欠憋回去，或者在自己身上揪上一把。我发现，只要凯齐娅开始喋喋不休地谈论悲伤或失去，或者反复唠叨"把它们放下"，或者她必须"重新爬起来继续往前走"之类的话，我就会开始犯困。我就好像被她的话催眠了一样，会感到有一股强烈的疲倦在我体内生起。我只能将其描述为一种被"敲晕"的感觉，而我努力抗拒，尽我所能地让自己在意识上与凯齐娅保持距离。我必须跟我的督导探讨一下这个问题。

这时我被邀请参加关于凯齐娅的病例复盘会。团队想听到一些反馈，或者甚至是一些答案。我已经有答案了吗？要能够做出肯定的回答，我觉得我还需要同凯齐娅谈一谈她与马克之间的事。在我们接下来的一次谈话中，我提醒她，我们都知道是让 - 保罗对她的犯罪行为提出了一种新的解释，他的意见引发了争论，并最终促成了我们的会面。我向她提起我们第一次的会面，问她我们是否回过头来谈一谈她的精神疾病与那桩犯罪之间的联系。"我想，谈这个问题对你来说并不容易，是吗？现在谈可以吗？"她表示可以，不过先问了我一句："我们从哪里开始谈？"我建议她可以从第一次见到马克开始。于是她开始讲，所讲的东西同我看过的案件记录和证人陈述逐渐重合在一起，那些事件开始在我的脑海中一桩桩浮现出来。

凯齐娅攻击了母亲之后，不被允许从当地的医院回家，于是"困在那里"度过了糟糕的一年时间，同时也在找一个能收容她的新地方。终于，她等到了一个收容床位。在转移过去的几周前，马克来医院拜访了她，向她介绍了自己的身份，说他将是她的主要护工（也是病例管理员）。他也有加勒比黑人血统，他的父亲是牙买加人。他回答了一些她的问题，跟她讲了讲收容所的生活，让她觉得自己搬过去是受欢迎的。在她出院的那天，他帮忙收拾了东西，开车把她载到新家。他们在一开始就建立起了不错的关系。他是一个有着虔诚信仰的男人，跟她说上帝是慈悲的，这个说法跟她的经验相反，不过听来令人安慰。"他让我有家的感觉。"她这么告诉我，但这里她发生了小小的口误。[i] 我想这个口误可能很重要。在心理治疗中，词语是重要的，尽管有时候好像显得完全无关紧要。我们都有口误的经验，即说出口的不是自己想表达的意思，或者就像那个经典的玩笑话所表达的那样："弗洛伊德式口误，就是你说了一个什么东西，但其实是在说你的母亲。"[ii] 我认为凯齐娅所说出口的，正是她想要表达的意思。这句口误可能暗含了她对"家"的含义的理解（暂且不论这句话是否意味着马克代表着牙买加），即对一个父亲的幻想，或者是更抽象的一些关于安全感和爱的概念。

很难确定在这之后，凯齐娅和马克之间发生了什么，比如，在她搬进去之后的几周里是否有一些什么变化发生。她讲的东西并没有比我已经知道的多多少。与马克一起离开医院后，她状况不错，只是仍会对母亲拒绝她回家感到内疚和受伤。她融入了新家，有了新的日常生活。她告诉我她每天都会吃药，但在被捕后，有人站出来说这不是事实。听到这里，我轻轻叹了口气。每次听到这种说病人"没有吃药"的陈词滥调时，我都有这样的感觉，就好像这个说法轻易就可以解释一切。我曾多次独自造访医院的档案室，有一次我看到了一些警方报告的影印文件，里面有马克手写的工作笔记，明确表示她在服药上很服从。当看到这个善良的男人又大又圆润的笔迹时，我有一些动容。在一个周五的下班之前，马克即将迎来周末，他写道，凯齐娅

---

i 凯齐娅的原话是 "He made me feel home"，根据语法，正确的表达是 "He made me feel at home"，表示感觉像是 "在家里一样"。凯齐娅少说了介词 at（在），这样，he（他）就和名词 home（家）直接对应了。

ii 弗洛伊德非常强调恋母情结，这句玩笑话是将口误与这一点做了结合。

"状态稳定但有点低落"。

在此之前的某次谈话结束前，凯齐娅和我谈到，人们在与他人分别的时候，不喜欢直接用"goodbye"（再见）这个比较正式又直接的词。"包括你也是这样，格温医生，"她说，"大家会说'see you'（再见），或者'until next time'（下次见），或者有时不把词说完整，干脆只说'later'（回见）或'bye'（再见）。Goodbye。你知道它的意思是'上帝与你同在'吗？"我在头脑中记下了她说的这句话，因为这似乎对她来说非常重要。于是这时提醒她跟马克告别的事，也就是差不多可以谈到她的罪行了。她说，她在谋杀发生之前的那个周五还见到了马克，谋杀是发生在几天后的周一。"那是你们的最后一次说话吗，在你杀了他之前？"听到"杀"这个词，凯齐娅眉头一皱，不过我相信她此时已经知道我这么说并不是要伤害她。在恰当的时刻用这样直截了当的词，能够帮助犯人坦诚地讲出他们的罪行，因为这表示我已经做好听的准备了。此时我想到用来比喻导致暴力的风险因素的那个自行车密码锁模型。就像转到自行车密码锁的最后一位数字那样，在谋杀发生的那一天，促使凯齐娅杀了马克的最后一位"数字"究竟是什么？是他们最后一次分别时发生的什么吗？可能是一个小小的开关，却导向了致命灾难的猛然爆发。

她坐着一动不动，嘴唇紧闭，低着头，也许是在心里积蓄勇气。我注意到，自我们开始会面以来，她的形象有了不小的变化。此时她穿着一套干净的运动服，头发则是梳成了整齐的玉米垄发式。我告诉她，我明白，想到马克的死是很不容易的，不过把它说出来可能会让自己更容易理解它。"我觉得我不想再理解什么了。"她声音很微弱，以至于我得凑过去才能听到，"我知道它会发生是因为我是一个坏人。"她的声音以前从未有过这样一种伤感的情绪。我想这很重要，因此重复了她的话："一个坏人？"一直以来，她看上去接受了官方的判决，即她做了这件事是因为她患有疾病。而这个觉得自己有过错，或起码存在主动责任的说法，则似乎是一种新的看法。

当确定她说完之后，我把谈话拉回到我最初的问题上来。我问她，马克有没有向她说再见。"他有没有说'goodbye'这个词？""没有！'So long'（再见）i，他说'So long'，说了两遍。"她告诉我，这两个单词，加上他说出它们时的声音，让她感到极度害怕。她当时猛然觉得，在他的告别中还藏了一层意思：这两个词指的是她剩不了多久可以活。她觉得，马克是给她一个秘密信号，即他被一个魔鬼附身了，这个魔鬼很快就要杀了她。当说到这段时，她的神情很激动。"周末的整整两天，我都待在自己的房间里，反反复复地说他说的那两个词。So long. So. Long. So long. 我来回踱步，都要把地毯磨出一条路了。也睡不着觉。我感觉心脏像是要从胸口跳出来。当马克走回这栋楼时，我就'活不久'（not long）了。我知道我要死了。"

她感到极为痛苦，因为她觉得应该对此做些什么。她生起了要杀死他的念头。"我当时觉得这样做是对的，"她告诉我，"感觉像是我别无选择。"我等她继续说，于是轻声地引导她："而且你不能告诉任何人？"不过在我自己听来，这个问题很差劲。她摇了摇头然后开始哭，但很快镇静了下来，抬起手猛烈地擦了擦眼泪。她准备好了。她开始讲起谋杀发生的那一天。

"终于，周一的早晨到来了。我听到关门声，听到下面传来马克的声音，他正从外面进来，在大声说话。于是我从房间门口的楼梯平台上偷偷往那边看。他往厨房走了过去，我很清楚，他肯定是去拿刀的。只要我过去，他就会把我捅死。我必须逃跑。我脱了鞋，这样下楼梯就没有声音。然后我下了楼，看到了收容所的前门，离我只有几步远。太阳从玻璃窗照进来，地上映出方格，粉色的，绿色的，黄色的。我觉得我可以出去，跑下楼梯跑到街上，远离危险。他总不敢在外面把我杀了。这时马克喊了我的名字，问我要不要喝杯茶。我必须面对他了。但我绝对不可能从一个魔鬼般的男人面前跑掉。我盘算了一下，唯一的办法就是出其不意。于是我就进了厨房，向他跑

i　so long 也是英语中表示告别的一种日常表达，其直接语义是"这么久"，或"就这么久吧"，表示这次见面到此为止，该结束了。

去。我从台子上抓起一把刀，又抓了一把刀。我刺向魔鬼的眼睛和喉咙，然后我捅向它罪恶的心脏。"讲到这里她停了下来，大口喘气，就跟刚刚很快速地跑完了两公里一样。她跌坐在椅子上，抬起双手捂在脸上。我没有打扰她，她想这么坐着待多久，就随她待多久。

我刚刚听到了一桩令人震惊的悲剧。我脑海中是那些怪异的妄想和秘密的信号，随之而来的，则是我们并不陌生的一些人类反应，比如恐惧和过度揣测。毫无疑问，我们大多数人都能够想到一些例子，即我们由于恐惧而产生的焦虑和不安全感，让我们捏造出对自己所关心的某人的一些揣测。比如，丈夫或妻子收到一条来自陌生号码的消息，就会断定妻子或丈夫有私情，或者，孩子到时间了还没回家，就一定是被绑架或抢走了。这些本能，加上凯齐娅这样的精神疾病，会带来可怕的后果。这是一桩灾难，它有两层含义：突如其来，而且结局可怕。

接下来发生的事情我就都知道了。我看过庭审的目击者证词，还有警方的证词也对细节做了生动的描述。在一个寒冷的周一早晨，9 点左右，警察和救护车接到电话，来到这家收容所。受惊的工作人员和居民都跑了出来，寒冷的天气让他们拥成了一团，而几乎顾不上目睹眼前所发生的一切。警察小心翼翼地进入室内，提脚绕过地上带有血迹的脚印，这些脚印是从犯罪现场旁边跑过的目击者留下的。走廊边的一排卧室中，有一间探出一颗年轻女人的脑袋，她身上的姓名牌表明她是一位工作人员。她指了指厨房："在那里。"在她身后探出三张煞白的面孔，是三位居民，两个老年女性和一个中年男性，年轻女人在尽力保护他们的安危并安抚情绪。"血到处都是！"那个男人用沙哑低沉的声音说。

通往厨房的双开门半开着。警察们推开门，呈现在眼前的是一幅恐怖的画面。一个大块头男人，约莫 30 岁，黑人，穿着牛仔裤和 T 恤，仰面躺在炉灶旁的地上，周围全是血迹，一双已经什么都看不见的眼睛直直地望着天花板。在他旁边跪着的是凯齐娅，身上挂满血迹，但显然没有受伤。她在不停地前后摇摆，嘴里反复念叨着："我做了错事。我做了错事。"一把厨刀躺在她旁边，长长的刀刃都染上了血红。一位女警官劝说凯齐娅起身，另一把稍小的刀在她的身下露了出来，能看到半个刀身。马克被刺了起码十几刀，在医护人员到来前就已经死了。我能感觉到凯齐娅此刻极度痛苦。我想象她蜷缩在那儿，陷入了某种非理性的状态之中，周围是身穿制服的警察。实在是噩梦般的景象。

收容所的工作人员和居民说，凯齐娅在反复攻击马克的时候在不停地喊叫。她就像是在同一个看不见的对手争吵，嘴上说着"出来，出来""以耶稣之名"等。马克曾试着往后退去，旁人也试着想要上来制止，但就像一位居民所描述的，她"停不下来"，"像个着了魔的人一样"。案发后，她被羁押。警方有一处对她的描述是这样的："嫌疑人毫无理智，疯狂地吼着'魔鬼''上帝惩罚我''下地狱'等，诸如此类。"讽刺的是，在她自己的世界里，她变成了自己最恐惧的东西：一个恐怖的杀人恶魔。

我可以查到多份凯齐娅的精神病学评估结果。在她进医院的时候做了一次，还有一些是为庭审和判决而准备的。当她刚来布罗德莫尔时，第一次见到她的一些同事对她的评价是病得很重。她常说起一些妄想的画面，比如说她看到马克的眼睛像魔鬼一般闪着光，她相信自己的处境极其危险，不得不设法"把它从他身上赶走"。我怀疑她对这些可能已经没有了任何印象，不过还是问了她："你还记得刚来这里时，你说过些什么，还有你对自己是怎样的感受吗？"她迎上我注视的目光："我很坏。一个坏人。我应该得到惩罚。我应该死。"我并没有想要试着安抚她，不过我还是温和地解释说，法庭的判决说她犯罪是因为患有疾病。我再次提醒她，我们第一次见面的时候，她就告诉过我这一点。

"我知道，"她说，"但我不能——我只是——我得把它放下，继续往前走……"她双臂交叉抱住自己，身体前后摇晃，嘴上重复着"把它放下，继续往前走"，像是念着一句咒语。这时我感觉困意再次袭来，让我根本无法招架，就好像我的意识被一股窒息般的沉重力量压住，我试着挣扎但宣告失败。我觉得我肯定睡着了有起码一分钟。"你还好吗，格温医生？"凯齐娅拍了拍我的肩。她仔细地看着我，带着某种关心。是我的想象起了作用，还是她的表达所致？在这种尴尬的时刻，诚实永远是最佳策略，因为这种态度证明你非常负责任地关注了这个房间内发生的一切。我跟她说，我不知道我刚才是怎么了，不过感觉就像是我的头脑关停了一分钟。

"我也想让我的头脑关停，"她说，"我不想让自己想到我对马克做过什么。""你害怕想到那件事吗？"我问道，我的思绪不由得想到了麦克白，想到他那句不安的台词："我害怕去想我所做下的事。""是的，"她说，"如果我去想，我就会知道事实是什么。我是个坏人。不是因为我的病，我就是做了坏事。"她说的坏是指什么？我必须问明白。然后她看上去有点不太懂："唔，让-保罗……他觉得我杀了马克是因为我对他有感情。我是说……男女朋友的那种感情。如果真是这样的话，我就是坏的，我心里就一定有魔鬼。不是吗？"这个想法非常有趣，不过我想先了解清楚她提到的"男女朋友的那种感情"这回事。我问她是否觉得让-保罗的说法是对的。她皱起眉头："我觉得不是的。不过我从没有过男朋友，所以我实在不知道。"

这句回答惊到了我，因为听上去如此令人难过。不过我想我还能够控制住自己的面部表情。这时我已经极为清醒，知道有一种新的想法正在凯齐娅的头脑中形成，我需要加以留心，并陪她一起揭开。她继续说下去，虽稍显犹豫但仍是确切的："我想，如果马克……我是说，妈妈从来不会跟我说起我的父亲，所以我想可能……他可能跟马克长得像。或者甚至，会不会马克跟我在牙买加有同一个父亲，我们俩是亲人？"一种家庭层面的依恋，而不是爱情层面的。我直奔问题的关键："你认为你对马克感到嫉妒吗？"她想了想，简要地回答道："他离开的时候我感到难过。""离开？"我重复了她的话，心想她指的是不是他的死。"周末……周末他下班回了家，我没有人可以说话。"

有关她对马克的依恋，有另一种可能的含义开始浮现出来。当他周末回去他自己的家庭时，她感觉到被他拒绝。这种感觉唤醒了她久远的记忆——

她母亲远赴英国时，还是孩子的她被留在家里。除此之外，还有其他各种痛苦的"离开"，如在那时的几年后她失去了故乡，失去了外婆，还痛苦地缺失了一个父亲，一个她一无所知的角色，而她想要将他想象成像马克那样的一位善良的牙买加男人。离别、移民和丧失亲人带来的内心伤痛是巨大的，然而在她刚开始患上精神疾病的时候，有关她的生活的这些方面可能被忽视了，或者至少是被轻视了。[6] 精神疾病导致周期性的心智丧失（与现实发生断裂），这更让她在心理上难以负载：对她来说，遭受离去，既意味着爱被剥夺，也意味着内心陷入混乱。

到了某个时刻，她对被抛弃的内在的恐惧变成了一种对被攻击的外在的恐惧。她已经跟这种恐惧搏斗很久了，没有人知道是多久。这是一种怎样的不能承受的负担啊。这次谈话的最后几分钟里，我们坐在一起都没有说话，但这几分钟的重要性不亚于任何一段谈话。这是一种默契的沉默，就好像我们一起经历了什么，并从中挺了过来。我想我们也正是如此。那天我与她分别时，我们俩都说的是"goodbye"这个词，说得正式、小心翼翼，仿佛在交换一样礼物。

跟督导见面时，我有很多要探讨的。先说了令人感到困惑的睡着的问题。同事们也没有这样的直接经验，而且我得说，在那之后的 30 年里在我身上也只发生过一次，那是面对一个男病人，据我所知他有抑郁病史，有过自杀的想法。心理治疗师在谈话中犯困是不常见的，毕竟一般来说，这并不是一份无聊得让人昏昏欲睡的工作。如果真的发生了这样的情况，我们就不会轻易忽视，而是像对待其他任何可能产生的感觉一样。在接受职业训练时，我得到的教导是，要认真审视在治疗谈话过程中出现的任何情绪或感受。

在马克死后的几周里，凯齐娅曾不止一次表达了想死的意愿。这让我和我的督导想到一个问题：对她这样一个"模范病人"而言，自杀的想法出现在意识当中，是否显得太重了点。我们开始意识到，她可能已经将那些感受投射到了我的身上。心理治疗师接收病人所说出的类似这样的经验，并对其产生某种认同，这个过程被称作"投射性认同"[i]，意思是心理治疗师的内心对病人某些无法安放的感受发生了回应。从肤浅的层面来理解，这跟情绪传染的说法类似。当我们在努力共情以理解病人时，病人心理经验中某些相对不相容的方面，有可能借此过程被转移。在同督导的交流过程中，我跟他说，我在竭尽所能尝试理解凯齐娅内心的过程中，感觉自己像"溺水"了一样。在进行了一些探讨之后，我们都认为这可能是对这位病人内心自杀倾向的一种回应。凯齐娅在意识中可能试图将她的活力压制住，相应也压制住她的痛苦，让自己仿佛进入"长眠"——雷蒙德·钱德勒（Raymond Chandler）曾用这个绝妙的词来委婉地比喻死亡。

在随后那次跟凯齐娅的谈话中，我试图向她解释这个问题。不过我发现我的观点不能被她理解，于是及时打住，直接问她有没有过任何时候想要自杀。她不假思索地回答说没有。我想到她的福音派基督教的背景：在成长的过程中，她将自杀视为一项可怕的罪行，这可能让她更加难以谈论自杀。但是我已经抛出了这个话题。我注意到房间里的气氛发生了变化，仿佛我一下子升出水面，呼吸到了新鲜空气。在那之后的几次谈话中，我仍然会不时睡着，凯齐娅也都会把我叫醒。她也会一再问我，她不愿意去回想那一天，对此我是怎么理解的。她似乎不仅理解了投射性认同的意思，而且看来还挺喜欢这个想法。最后，我再次回到自杀的话题上来，而我们对此能够谈到更多了。我短暂睡过去的情况逐渐不再发生，我和她还探讨了"drop off"[ii]这个词如何被用来比喻"睡着"，就好像是在意识的悬崖边上掉了下去；我们还聊到，我们俩是不是都变得更少遭遇这样意识丧失的情形了。我们都同意，如果将自杀摆出来放到台面上，将其当作一个我们都可以自由地去想的概念，

---

i　投射性认同（projective identification）是心理学中一个重要且复杂的概念，由奥地利著名心理学家梅兰妮·克莱因（Melanie Clein）于 1946 年首次提出。简而言之，投射性认同就是个体将内在自我的某部分投射到外部客体的身上，而投射对象被迫以限定的方式做出行为反应，以呼应其投射。投射性认同与单纯的投射一样属于心理防御机制，而两者的不同之处主要在于，投射只是单方面的心理活动，不需要互动就可以发生，而投射性认同则在投射的基础上涉及他人的呼应，看上去仿佛让他人受到某种无意识的诱导和操纵，在这里则是凯齐娅的投射让格温医生犯困。

ii　drop off 的本义为"下降""坠落"，日常也用来表示一个人"睡着"。

那么我就可以保持意识的清醒，而她则可以保持生命的活力。对我来说，这是如此宝贵的一课：人能够以一些微妙而令人惊异的方式，来投射和分享强烈的心理情感，尤其是那些痛苦的部分，如悲伤或丧失。

在凯齐娅犯罪的 11 周年到来的前后，她同我一起仔细回想了这件事对内心情感世界的重大影响。在那几次谈话中，她很伤心，我也感到伤心，不过我不觉得这是我被投射的结果，而只是一个正常的人类对她人生中所发生的悲剧的自然情感反应。我所做的工作经常会让我感到难过。在我治疗过的病人中，我想并没有多少不曾让我感受到悲伤，尤其是在长程心理治疗中，我和病人在长时间的相处中会越来越深入地了解对方。对心理治疗师来说，如何处理这种情感并无定规，我们要做的就是能够对病人的状况做出判断，并且要牢记，想跟病人达成某种交流，必须先建立起信任。在治疗凯齐娅之前我已经有了足够的经验，清楚在治疗中分担病人的悲痛有时是有帮助的，不过更要知道的是恰当的时机——这是这份工作的技巧的一部分，而且每天都能够学到新的东西。

归根结底，我在心理治疗中所做的一切都服务于病人和工作，而不是相互的，即不是为我自己。这意味着，有时候我让自己的悲伤感受呈现出来，这对病人而言是重要的，并非只是表达共情，更是见证和尊重病人关于其遭遇所表达的悲伤的一种形式。还要提到的是，在那天我分担凯齐娅的悲痛时，听到她所讲的那些，我在意识上完全清楚自己有多难过。当时，我向她补充道："我能理解为什么这对你来说很痛苦。"这让我们进一步讨论了内心感受究竟意味着什么。我向她问起那个魔鬼，那个她想象中附身了马克并危及她生命的魔鬼，我问她此时想到它是什么感觉。她告诉我，她认为它可能住在自己而非马克身上，像是一个"正常的魔鬼"。"一个正常的魔鬼？"我问。"对，就像……悲痛或愤怒或难过……"她叹了口气，"你知道的……那种我们所有人都有的。"

我觉得我已经做好准备，可以向临床团队汇报了。对凯齐娅的治疗让我明确了，最初对凯齐娅犯罪行为的理解是可靠的：她在杀害马克的时候患有精神疾病，而她的行动是受她的妄想而非嫉妒心的驱使。我在报告中强调了同样重要的一点，即认识到造成凯齐娅暴力行为的，是她内心未曾得到疗愈的丧失感。在未来的治疗中，重要的是要谨慎并细致地考虑到她对亲密关系的需要，以及其与她的生存之间的密切关联。她对于丧失是如此敏感，以至于任何被拒绝或被抛弃的感觉都可能重新诱发她的自杀冲动，即便她将这些冲动藏在平静的"模范病人"的外表之下。这一点可能会让她对自己和他人造成危险。

我认为这些结论是极其明确的，不过在复盘会上，有些人看上去感到困惑。我记得他们虽然态度友好，但是认为我对事情过度解读了。有人问我，我们是否可以按原计划将她转移到中等安全级别的精神病院。我回答说可以，不过重要的一点是，那里对她进行治疗的医生应当不只是停留于关注"精神分裂""精神病""杀人"这些标签，而是关注她的痛苦，她可能还需要得到帮助才能够想清楚并且与痛苦和解。在这个会上没有看到让-保罗，他是凯齐娅的责任护士，这让我感到意外。玛丽则告诉我，他离职了。她说，他认为"布罗德莫尔不是一个适合他的地方"，说"太压抑了"。说这句话时，她摆了一个轻蔑的表情，认为她这位前同事缺乏毅力，对他嗤之以鼻，就好像是他没能通过某项关于忠诚的考验。我倒也没有那么意外。我知道这样的离职或跳槽在心理健康从业者中并不少见。在 NHS 的所有医疗从业者当中，心理健康从业者长期以来都有着最高的过劳比例，相应地，这个比例同任何其他白领职业相比都要高得多。这个特点一度反映在他们更高的薪酬上，但医疗经费的削减抹平了这一差别。

故事还没有完全结束。又过了将近一年，凯齐娅才得以转院，所以在那之前，我还一直去看她，尤其是因为，我担心离开布罗德莫尔对她来说可能是又一个重大的丧失。她在这里已经待这么久了。某种意义上讲，这里是她最安全的家，是她"如石头般坚实的母亲"（stone mother）——这是人们对长期的住院护理服务的一种形容。我们继续谈到丧失和悲痛对一个人内心产生的长久影响，谈到我们有时候不得不为我们所犯下的和所失去的哀悼，以重新出发。在我们的最后一次谈话中，凯齐娅给了我一张特意为我制作的卡片。道别的时候，她哭了。这一次，我努力控制住了自己，没有哭出来，而是向她表达了我对她的努力所怀有的敬意，以及对她未来的期望。

我再次重返女病区是在近一年之后，因为要去见另一个女病人。那时，布罗德莫尔医院关闭女病人医疗服务的计划还在往前推进；而玛丽也在，她仍是女病区办公室的固定成员。我向她问了问，知不知道已经转走的一些女病人在新家过得怎样，我也问到凯齐娅。"我去新医院参加过一次关于她的病情复盘会，她状况不错。很好。她还问候了你。跟我说你以前跟她见面的时候有几次睡着了……是真的吗？"我苦笑着承认了。"你也不算是模范心理治疗师，是吧？"她开我的玩笑。"你说得没错。"我回答她。不过，这样可能是最好不过的。无论是当一个什么模范，都有点太没有生气了。

马库斯 | MARCUS

坐在我对面的男人，身体前倾，用食指戳了戳面前的空气。"只要有机会，我就会自杀。明白吗？"我在想他希望听到什么样的回答，是希望我求他别这么做，或者劝他三思？"我说真的。只要有机会。就是这样！"我还是很难判断他觉得我会说什么，或者觉得我对他给出的这个信息会做何反应，而我自己也不确定。所以我这么回应："能说说为什么吗？"他把眼睛睁大，哼了一声，表示难以置信，就好像他从来没有听过这么蠢的问题。"为什么？你是真的不懂吗，女人？等我出来我都快 60 了。要是我能活那么长的话。我会变成一个老头。咦。"他想到这个情形，夸张地打了个哆嗦。

这是我同马库斯的第一次见面。新认识的病人一般会称呼我"医生"，不过我注意到他刚才叫我"女人"。这差不多是个侮辱性的称谓，可能是表达他对我的看法，或表达他对所有女人的总体态度。不过我更感兴趣的是，为什么变老的念头让他感到如此恐惧。听起来，他似乎觉得变老是比在牢里待上许多年还要糟糕的事，甚至比死掉还糟糕。我没有接话，让他对年老的自己的恐惧稍事缓和。沉默持续了一会儿。对此我并不感到意外，在谈话治疗的过程中，当一些令人不安或恐惧的事情冒出来时，很多病人都会陷入沉默。他起了新的话头。"我确实对我做的事感到难过，你知道吗？关于茱莉亚。"

我和马库斯坐在收治病区的一间比较不错的会面室里，窗外是一片片花园，一看就是平时得到了精心的照料。透过他身后的窗户，我可以看到一些树，树的后面立着高高的铁丝围栏。上午过了差不多一半，大多数病人都离开了病房，去接受职业治疗或者做些运动。我专门挑了这样一个时间段，这样我们可以有一个安静的房间，不过不可避免地，从附近的公共区域仍会传来电视机的背景噪声。马库斯最近从监狱被转到布罗德莫尔医院让我们照护，因为他的自杀风险令人担忧。我不是以他的心理治疗师的身份来见他的。那时候，在 2005 年前后，作为医院里高级精神科医师中的一员，我负责管理一个病区，工作是监督管理一个团队，包括心理健康护士和心理治疗师。我仍会自己接待少数病人做一对一的心理治疗，但大多数的工作时间里，我还是在医院配合其他同事们，当他们的督导和咨询顾问。这个工作很重要，至今我仍会担任这样的角色。我在马库斯这里的角色是他的责任临床医师，这个岗位意味着，在他于医院关押期间，我要总体调度对他进行的治疗活动。我会专门有一些时间单独和他见面，但日常的治疗工作则由团队的其他成员具体来完成，他们要在例行的病例讨论会上提供反馈意见。

被布罗德莫尔接收时，马库斯刚刚 40 岁，服刑 1 年，他被判处一项终身监禁，罪行是谋杀。被害的茱莉亚是一位年轻女人，是他所在公司的前台。他已婚，她单身，他们曾有过情人关系，不过很快就和平分手，之后一直保持着友好的关系。茱莉亚在生命的最后一天晚上，邀请马库斯下班后到她的公寓喝上一杯。据他所说，他们俩一起喝了些葡萄酒，吃了些炸薯片，聊了聊。聊天中她告诉他，她开始在网上约会了。之后，他用身上的领带把她勒死。然后他开车回家，他妻子没有察觉出任何异样。第二天一早醒来，他就前往警察局自首，交代了自己的罪行，告诉警察说当时茱莉亚"让我嫉妒了"。在凯齐娅的案例里我谈到过，嫉妒心是激情犯罪[i]的一种动机，这一观点长久以来都被我们的社会广泛接受，多有罪犯在被捕后坦白自己实施暴力的原因就是嫉妒，这的确是值得注意的。另一个广为接受的事实则是，亲密伴侣杀人（intimate partner homicide, IPH）是熟人谋杀中最常见的一类，

---

i　激情犯罪（crime of passion）指突如其来的受强烈情绪刺激而发生的犯罪。

而已有大量研究表明，亲密伴侣杀人案的受害者主要是女性，而施害者则往往是男性 [1]。另外，在亲密伴侣杀人的案例中，施害者事后自杀的风险也是最高的，因此从这个角度而言，马库斯的状况并没有脱离典型范畴 [2]。不过我认为还有许多值得我们团队探究的部分，比如他为什么觉得茱莉亚必须死，还有为什么他后来又表达出想要自杀的意愿。

彼时的我，专业上深入研究的主题是童年早期依恋，对此我做了大量的阅读和写作，而且正与一位德国的同行合著一本相关的书 [3]。依恋理论（attachment theory）是一种心理学模型，其源头是弗洛伊德关于童年早期重要性的观点，后经约翰·鲍尔比发展。约翰·鲍尔比是一位英国精神病学家，在 20 世纪 50 年代对有情绪失调问题的儿童进行了研究和治疗，他认为，人类同其他灵长类动物一样，在一生中都主动寻求与他人建立起依恋关系，而在童年期发展出安全型依恋（secure attachment）的关系对后来的心理健康来说很重要。后续运用这个理论进行的诸多研究表明，早期依恋关系中的不安全感是导致一系列心理问题的重要风险因素，这些问题比如情绪调节问题、身心失调，以及难以同家人、伴侣甚至心理健康专业人员建立起亲近的关系等 [4]。

直到 20 世纪 90 年代，对这个主题的实证研究才真正展开。那时的我还在实习期，训练课程上还没有与依恋理论相关的内容，不过基于依恋理论的一些观点越来越多地在同行间得到探讨。在正式成为一名精神科医生后，我把它作为我研究的重心，研究童年创伤和不安全依恋同后续人生阶段中不良的心理健康状况之间的联系。在我看来，有一种外在的联系越来越明确，即依恋经验与真实表述自己的语言能力之间的联系。此前我已经见过一些相关案例，不过马库斯让我有更多的理解，之所以如此，是因为他在表达自己方面，一开始看上去并没有什么困难。

在我认识马库斯的时候，我已成为一名母亲。这也让我在思考亲子之间的依恋关系时，有了一个更加"鲜活"的维度。与艺术工作相似，我的工作需要投入心灵和头脑，这意味着个人生活和职业生活是不可分割的，这可能带来困难，同样可能带来益处。在关于我的社会角色的文氏图[i]中，"格温"（作为母亲、妻子、女儿、朋友）和"阿谢德医生"之间总会有一些重合的部分，不过就像思维一样，这层关系总是处于转化和重组之中。

在我们关于马库斯的第一次病例讨论会中，我的团队的同事们说马库斯的情况令人特别费解，因为他在杀害茉莉亚之前并没有暴力前科。用扼杀的方式夺走另一个人的生命，意味着必须在对方非常近的范围内，不论是用一块布条之类的东西套在脖子上使劲勒住，还是单纯用手使劲掐脖子，都要求施害者有相当大的力量和决意。这两点条件，坐在我对面的这个男人看上去都具备，于是我想到，这也意味着他有能力而且有可能夺走他自己的生命。他的坐姿呈现在我的眼前：肩膀向后靠，脊背笔直，双手放在膝盖上，双脚直直地踩着地板，看上去既像是扎在地面上，又像是随时都要移动。这样的姿势，是一个男人在宣告自己的存在，并展现他的男子气概。他有一头浓密的黑发，一双蓝眼睛，一副显得年轻的长相。我能够理解他对女人而言是有吸引力的。

跟我通常在第一次与病人会面时所做的一样，我请他讲讲他的故事，包括如何会来到这里与我见面。这是一个听起来颇为平淡的开场问题，不过每个病人回答的方式都不一样，而他们选择从哪里开始讲，就是很有意思的一点。我注意到，马库斯显得乐于听到这个问题，我想大概是因为乐于看到话题从自杀上转移开。他的肢体语言有所变化。他的目光不再盯着我，而是转向了天花板，双手抱住后脑勺，放松地靠坐在椅子上。"我该从哪里说起呢？"他说。这显然是个不需要我回答的问题。"我手头有一些理财项目，"他开始讲，"养老金，投资基金，债券。知道我的意思吗？"我轻轻点头，同时意识到，我回不回应他并不真的在意。很明显，他不会从自己的出生或童年开始讲。接下来我听到的是一堆陈词滥调——他讲了一个白手起家又很

---

i 文氏图（Venn diagram）也叫维恩图、韦恩图，是一种用图形（多用圆或椭圆）来表示不同类集合之间关系的草图，应用很广泛，由 19 世纪的英国哲学家约翰·维恩（John Venn）发明。

特别的人的故事。他是"家里第一个上大学的"。他是个可造之才,"有点像块璞玉",是"格格不入的怪人"。他表示,他30岁的时候就创下了红火的事业。

自始至终,他的讲述都很自然,而且姿态轻松,保持着眼神交流。时不时会做一些手势,尤其是在讲到他某笔交易有多大,或者某些生意的增长规模有多大时,最有表现力。他强调了好几次,说他取得了瞩目的成功,告诉我媒体是如何对他进行报道的,他是如何被邀请去上台讲话,说旁边站着的都是年纪比他大上一倍的行业领袖。如果这些都是真的,那么他作为一个犯罪者就显得非同寻常,因为如果一个人在商业上取得那样的成功,通常在人格构成上需要一些亲社会的方面,如同理心和责任心这样的特质。我默默记下来,谈话结束之后,我要把他所讲的内容,同我能够查到的有关他的档案记录进行细节比对。每一处再小的差异都可能说明一些问题,而不真实的自我讲述,则会增加病人对自己和他人可能造成的风险。

我听他不停地讲着,像听一个歌手在罗列他的作品精选集。我边听边想,大多数真正成功的人都不会这么做,因为不需要。马库斯在说的时候,就像是在努力说服他自己相信所有这些都是真的。突然,他换了个话题。他停了片刻,稍稍眯着眼睛看着我,就像是在揣摩我到目前为止对他的看法,然后说:"我听说你很厉害。顺便提一下。"我从未想过他听说了这回事。对他的恭维我没有回应,不过我觉得有趣的是他为什么要这么说。这句话的语境,是他正在对自己的事业生涯夸夸其谈,他可能觉得需要借此衬托,以宣告他自己是"最棒的"。这句话是有潜台词的。

从见面开始,他已经说了很多话。我希望他可以讲讲更早时候的事情,哪怕不讲他的幼年时代,也可以讲讲他的学生时代。但他转而讲到现在的事情,想向我发发牢骚。他挨个讲起他所失去的一切,然后讲他所怀念的过去的生活,特别是他的商业帝国,还有他的妻子,他的自由,他的财产……他还提到他的几辆车,说到其中他最喜欢的一辆时,他脸上洋溢起温柔的微笑。那是辆跑车,按他说的,是"一个大美人"。

这时候，我开始感到有点困惑。与我在接到马库斯的转诊时所了解到的相反，此时的他没有表现出一丁点的抑郁或自杀倾向。可能他在为自己建起一圈"言语防护墙"，人们有时候会这么做，以让自己能够扛住内心深处的抑郁，不至于被压垮。毕竟，被判终身监禁的他才刚开始服刑，面对这个事实，类似于接到一纸癌症晚期的通知单。一个人如果失去了按照自己的预想展开未来人生的权利，而要找到一种新的方式活下去，真的很难，就好比在一间黑暗的房间里寻找道路，迷失在完全的黑暗之中。

"你是怎么来到这家医院的？"等他终于停下来，我问道。他转了转眼珠："你都知道的，他们肯定跟你介绍过了。"我说我想听他自己说。他直直地注视着我，眼神中有某种东西，我觉得是一股怒火，就好像又绕回到这次见面一开始他向我说到的那个话题。"因为我想在监狱里自杀。而且我还是会这么做的，只要有机会。"我平静地点了点头。"是什么让你还没有这么做呢？"我想他没有预料到我会这么问，于是不得不想该怎么回答，想了好一会儿。"事实是，"他回答说——我不知道他接下来会怎么回答，心想马库斯要说出的事实可能会与别人说的不同——"到现在为止我还没这么做，唯一的原因就是狱警日日夜夜都在看着我。"他的声音里听不出丝毫的抑郁或妄想，他看起来很骄傲，像一个演员面对着一群忠实的观众。"所以我会在这里动手。只要有机会。我会动手的。"我给了他一个"明白了"之类的回应，而这样的回应一定不是他所期待的。他看起来有些泄气，就好像是期待从我这里得到更多。我想，他的举止中有某种脆弱的容易受伤的特质，尽管他在讲述中表现出的是强有力的男子气概。

我跟在监狱的那几位同行聊过（让马库斯转到医院来就是他们的要求），他们说曾多次阻止了马库斯尝试自杀的举动，但认为他是真的想这么做。他们讲了一次相关事件：马库斯得到一片破损的光盘，当面威胁他们，意图用锋利的一边割喉，被他们拦了下来。他们把他送来这里，我一点也不意外，他一定是把他们逼到没办法了。而且我知道，他们监狱在过去的12 个月里已经发生了 3 起自杀事件。我完全理解他们为什么不想让他继续待在那里。而他自杀的风险现在就转移到医院来了。

我用这次会面剩下的时间，向马库斯说明了我们团队对他的计划。我们的目标是解决他的抑郁问题，以降低他的自杀风险，并让他回到监狱继续服刑。他对此表现出不屑，他说他绝不可能活着离开医院，并宣称，任何想要阻止他自杀的努力都注定会白费。分别之前，他还问我"马库斯团队"有多少人。我能感觉到他的自得，他觉得有一整个训练有素的专业团队（而不只是我一个人，一个女人），将要专注于他的需求。我知道，我没有直接看到他抑郁的迹象，这并不意味着他的抑郁是假的。按照法律，要让他转院，必须有两位精神科医生对他进行当面评估并表示赞同才行，我没理由怀疑他们两位都被他误导了。要骗过心理健康专家，比大家想象的可要难得多。

在第一次会面之后，我给马库斯安排了治疗计划，包括使用抗抑郁药物和做定期的心理治疗。这将能帮助了解他的人格和社会关系，可能帮我们理解他的自杀计划对他而言意味着什么。我告诉团队，我们需要对他保持不间断的监视，不论是他醒着还是睡着的时候。在我还是一个年轻的实习医生时，由我负责评估的两位男病人最终实施了自杀，他们的长相和诸多相关的细节，我至今依然历历在目，并依然为此感到不安，不论怎么说，我当时没有成功阻止他们。那时候，我的同事们都在身边给我支持。督导当时很明确地告诉我，关于其中一个病例，没有人能够察觉到任何异常的迹象，那个男人在任何见到的人面前都看起来很好；而在另一个病例中，病人的愤怒遮蔽住了他深深的绝望。做我这种工作的人都害怕发生这样的不测，而我也不想它再度发生。我们不能够允许人为错误导致马库斯达到他的目的。

"在我看来他没那么想自杀。"在治疗计划开始的几周后，病区的一位资深的医疗健康助理不无抱怨地说。身体和大脑之间常常会出现缺乏联系的情形，这是当然的，不过如果一个人对抗抑郁药物和任何其他相关药物的干预毫无反应，就说明这个人并不需要这些药物。马库斯只是强烈抱怨药物给他带来的副作用。他从一开始就完全不配合任何人，不论是对心理治疗师还是护士都是如此，和在监狱里时的态度一样。"他单纯是想让我们一直都感到紧张。"一位思维敏捷的年轻护士说。我想她是对的。马库斯显然对弄清楚他的自杀倾向背后的事情毫无兴趣，但依然热衷于拿自杀来威胁和炫耀，生怕我们没听到他说要自杀一样。有一次让人印象很深。在病人集体午餐的时候，他当着在场其他病人的面，把食物和餐巾纸使劲往喉咙里塞，严重打扰了在场的病人们。还有一次，他用卷筒卫生纸拧成的绳子在一位护士面前试图勒死自己，以一种令人不安的方式拙劣地模仿他是如何杀害茉莉亚的。

他古怪的行为逐渐让病区的所有人都疏远了他，不过工作人员仍然以力所能及的方式应付。当我们摊上像马库斯这样让人头疼的病人时，我们的专业训练、来自同行的支持以及督导都是有用的，不过在前线的工作人员毕竟还是活生生的人，那些经验尚浅的工作人员更是觉得难于招架。困难的时候很多，跟他交流就经常让人恼火。安排人连续多日负责防自杀观察，会影响病区的流畅运转，因为众多工作人员都忙着做他们的全职护理工作，而观察马库斯的工作会影响他们照顾其他病人和做护理事务。工作人员由于负责防自杀观察而招致其他病人怨恨的情形并不鲜见。而马库斯无休止的消极表现又是雪上加霜。他不停抱怨，抱怨护士、食物和其他病人，还抱怨我们没有做到给他帮助。一位同事告诉我，一天早上他怒气冲冲地出现在病区的办公室，要求见"经理"。他要举报前一天夜里负责观察他的夜班护士打了会儿盹。他说，这个护士完全不称职，必须受到惩罚。"他睡着的时候我要是死了怎么办！"

我亲眼见过他在病区里大步流星地转来转去，旁边跟着无可奈何的看护人员，他几乎凑在每个人的耳朵边，宣称他不习惯跟这些没受过多少教育也没什么文化的人混在一起。他抱怨说，他跟其他那些病人没有任何共同点——他这么说显然有失公允，甚至有点讽刺：他之所以来到这里，唯一的原因就是他跟其他病人一样，曾对他人施加过严重的暴力行为。他的挑衅还有一些其他的方式，比如贸然打扰其他病人的谈话以要求得到关注，这曾不止一次引燃了对方的怒火，以至于对方威胁他甚至试图对他动手。

这种感觉，就像是我们所有人在照看一个充满恶意的巨婴，而他完全察觉不到周围人的需要和感受。我们临床团队内开始怀疑，马库斯自恋的程度会不会比我们之前料想的要更深。精神病学中，"自恋"（narcissism）的概念很复杂，并非直接指称某种疾病，而是一种人格特质，具有这种特质的人会表现出权力感，惯于剥削他人，而且自大。这个词来源于古希腊神话人物纳西索斯（Narcissus）。纳西索斯是位年轻的美男子，他拒绝了所有的追求者，有一次来到湖边，他爱上了自己在湖面映出的倒影。纳西索斯的结局很不幸：因为被自己的倒影所吸引，他靠上前欣赏，没有认出来那倒影就是自己，于是落入水中身亡。在现实生活中，有自恋人格的人很难处理好与他人的关系，更容易早逝。他们偶尔会寻求心理治疗，但极少收效，因为心理治疗要求相互信任，并需要暴露出自己的脆弱之处，而一个自恋的人会用自大和权力感来压制住自己因需要而产生的感受。他们通过控制和贬低他人来获得表面上的宽慰，不可避免的代价则是，那些可能帮助到他们的人选择对其疏远。听起来，马库斯就很像是这样。

如今，自恋型人格障碍（narcissistic personality disorder, NPD）在心理诊断中很常见，尤其是在一些扮演强有力的社会角色的男性身上。我认为，这某种程度上是因为，病态自恋的病例看起来与我们主流文化所赞赏的男子气概有相当大的契合度。关于自恋是不是全都不好，在我所在的专业领域仍存在争论，如果并非全都不好，那就意味着，我们可以在正常与非正常（或者说有害的）自恋之间找到一条分界线。一个很明显的例子是，几乎所有人在青少年时期都经历过一个自恋阶段。我仍记得我在那个时期是怎样的。我写了一些特别差劲的诗来表现世界的阴郁和美，这些诗在说什么，除了我之外，没有任何人能看懂。所幸的是，大多数人都会安然地从这个阶段走出来（可能还会留下一些没发表出来的烂诗）。而有些人的自恋倾向则会持久地延续到成年期，他们会显得充满活力和魅力，这可能让他们善于激励和鼓舞团队。在病区病人的集体讨论会上，我就注意到马库斯具有这样的特质，他在会上引领其他病人讨论以要求改善生活条件，对他来说，这是又一个可以表现的场合。让我意外的是，有几位从其他病区来访的不了解马库斯相关细节的专业人士告诉我说，他们觉得他挺有魅力，说我们对他稍微有点严厉了。需要提到的是，这几位都不是男性。稍后，在我对马库斯真实的过去有了更多的发现之后，这个事实还将体现出更多的含义。

马库斯依旧抗拒我们对他的帮助，依旧在收治病区到处抱怨和闹事，于是工作人员越来越担心他有被其他病人攻击的风险。我们决定将他转移去一个康复病区。那里的病人心理健康问题没那么严重，而且已经取得了一些康复进展，这意味着他们在许多时间里都会离开病房，去参加职业治疗和其他各种活动。他们可能仍会觉得不得不跟马库斯住在一起令人恼火，但是起码不那么容易动手打他。他的心理治疗师一直耐心地试图让他对自己的感受有所思考，而我则去他之前所在的那所监狱，找到那些把他送过来的同行，也联系上了他的律师，看他们是否掌握更多关于他过去的信息，以帮助我们进一步的理解。

事实证明，他对自己的人生没有做诚实的讲述。他上了大学但没有毕业，上了一年就退学了。他是做过生意，但没有一桩是成功的，而且导致债务和官司缠身。他没有因为暴力罪行被判过刑，但他曾因为诈骗罪有过两次短期服刑。我还了解到，很久以前他曾有一次被判骚扰罪（相关的一些犯罪行为在如今会被界定为跟踪），受害者是他20多岁时约会过的一个女孩。

关于他的家庭生活，马库斯也没有说实话。除了跟妻子和茱莉亚之外，他还同时跟至少两位情人维持着长期的关系。他的妻子原本对这些一无所知，直到警察来到家门口通知她，说她的丈夫因为杀人被捕了，她才慢慢知道了这些事。她在庭审现场见到了他的这两位情人，她们都是因为马库斯的案子出庭提供证据的，都感到震惊和痛苦。这两位"情妇"都在证词中提到，她们从来不知道他已婚，也不清楚他真实的财务和职业状况。两个人都相信，马库斯经常不能在自己身边，是因为他有重要的海外生意要处理，他就是跟她们这样解释的——这很能够体现出他否认并操控现实的技巧。

然而我还从监狱的同行口中了解到，在他被判刑之后，他的妻子仍继续来监狱里看他，并定期给他打电话。其他人都离开了他，但他妻子仍忠实地站在他这边。他告诉我们的心理治疗团队，他认为她的忠诚证明他是一个很好的丈夫，尽管他在外面有情妇，尽管他还跟茱莉亚有婚外情，并最终杀害了她。这不禁使我想到罗伯特·勃朗宁（Robert Browning）的诗《我的前公爵夫人》（*My Last Duchess*）[5] 中的独白者。独白者是位公爵，即将迎娶一位新的新娘，他把她称为"我的物件"[i]。诗中，他还平静地讲述了他之所以处死前夫人，是因为她对待其他男人时的微笑和感激同面对他的时候一样，即她没有把他当作"特别"的人。我很容易就能想象到，马库斯说着和这位公爵一样的话的情景。

　　到目前为止，关于杀害茱莉亚这件事他谈得很少。我查阅了法庭文件，以进一步了解她遇害时的情况，我知道，唯一还活着的现场目击者就是马库斯本人。电脑上的记录同他的讲述是一致的：她确实是开始网上约会了，在遇害的那天晚上向他展示了她在网上的个人资料。他说她是在拿她的"情夫们"嘲弄他。我开始想，如果他所说属实，她这么做的原因会是什么。是要伤害他吗？炫耀？或者表明他们现在只是朋友关系？当我在面对伤害或杀害过别人的病人时，我必须想到受害者，想象他们的视角，这些想象几乎与对施害者所想象的一样多。我很看重的是，受害者在面对此刻我所面对的这个人时，对所看到和听到的一切是什么感受和想法。我尽量让自己记住，他们也有故事要讲出来，尽管他们的声音已不可能被听到了。

　　从受害者的视角思考，也能提醒我注意施害者在当时给他们带来的危险性，而这种危险性在后来可能依然存在。我从不觉得此刻身为病人的马库斯会对我有什么暴力举动，因为他所具有的危险性与他对被他吸引的女性的喜爱有关。我与此无关，但我知道这种风险理论可能会适用于他周围的人——

---

i　　诗中原文为"my object"，其中"object"一词双关，意为"目标"和"物件"，既表示即将成为他新任夫人的这位伯爵女儿是他的目标，也表达他对她的物化。这首诗是勃朗宁的名作，以戏剧独白的形式，生动地表现和嘲讽了一位表面高贵优雅实则内心冷酷、毫无人性的文艺复兴时期的公爵。

我想到了那几位前来拜访的女性同事，她们表达了对他有多喜爱。重要的一点是，大多数的杀人案之所以发生，是因为施害者与受害者之间存在着某种特别的关系，而在此关系之外，就极少可能发生这样的危险。与不负责任的媒体报道大不相同，杀过人的人一般来说并不是对谁都有危险的。而在马库斯这个案例里，所存在的风险则是，他一旦对所遇到的某位女性发生了兴趣，觉得她有可能成为他的众多爱慕者之一，他就有可能设法哄骗她喜欢上自己。

我想象他是怎么杀害没有防备的茱莉亚的。我连她的照片都没见过，但不知为何，在我的想象中她是一个苗条的黑发女人。我想象着她在生前最后一个夜晚与马库斯在一起的情景。一定有某一个时刻，她察觉到了某种异样。是他的神情变了吗？还是他的声音？当她的脖子感觉到被他的领带套住时，她会觉得他在开玩笑吗？警方报告上提到，那台笔记本电脑躺在地板上，屏幕碎裂，似乎它也被袭击了。他是用拳头砸在了电脑上，还是把它从桌上扫了下去？

马库斯在谈话治疗中，最接近于谈到这些的一次，是他表达对茱莉亚的愤怒。他愤怒是因为她不停地展示她约会的那个网站。"她一分钟也没考虑过我的感受！"他告诉治疗师，"她这么做让我怎么想？"随后，治疗师向他指出，他当时已婚，并且有其他女朋友，似乎他要求茱莉亚和其他人都对他遵守同样的规则，而他听后，看上去感到相当不解。"是她邀请的我去她的公寓！她让我觉得被侮辱了！"他咆哮着说。治疗师又问他，是否认为这能让他的做法被原谅，而他这次竟然语塞，不像一贯那样能说会道了。他尽管不肯承认说"不能"，但也没有做出肯定的回答，毕竟他没有那么脱离现实。他转而发了一通牢骚，这牢骚并不让人觉得陌生。"我们讨论这些完全没有意义，"他说，"你们这些人什么也没帮到我，我还是可能会自杀的。"但问他要什么样的帮助时，他没有回答。

之后我再次同他见面。关于同茱莉亚在一起的那天晚上，我试图从他口中问出一点什么来。我们谈到他从年轻时开始做的所有的人生计划。同之前一样，他还是长篇累牍地讲他的失去和牺牲，讲他所有的计划都因此泡汤了。我说，感觉计划对他来说很重要。他说没错，计划对他的行业来说是必要的。他喜欢做计划，但现在已经没有意义了，摆在他面前的人生将让他什么都做不了。他真的很想结束这一切……眼看他将要再次滑入绝望的深渊，我打断了他，问他那天晚上去茱莉亚的公寓之前，有没有事先计划好要杀了她。我担心这个问题会不会问得太过了而激怒他，不过他看起来很意外，似乎被这个念头惊到了。他确切地表示，犯罪并非预谋，要不是她像那样惹怒他，就不会有那样的事。在家庭暴力的案子中，这样的残酷说辞并不让人陌生，即直接将责任归于受害者身上（而受害者一般是女性）。逻辑就是，要不是她先做了这或那，一切将会非常愉快。马库斯向我承认，那天晚上，他实际上是希望茱莉亚能够念在旧情的分上跟他上床的，他事先告诉了妻子说今天可能回家很晚，不必等他回来。

她打开笔记本电脑给他看她在约会网站的个人资料时，他是什么感觉？他说，他很愤怒，她在他面前炫耀自己跟各种男人见面，就像是"往伤口上撒盐"。他描述的方式让我猜想，他们短暂的情人关系之所以结束，会不会是茱莉亚提的分手，所以现在这种做法（从马库斯的感受来说）是向他的伤口上撒盐。他还记得她坐在桌子边，在电脑上滑动页面浏览那个约会网站，给他看各种可能的约会对象，问他觉得这个怎么样、那个怎么样，而他的感觉是她在取笑他，羞辱他。这个情形耐人寻味，但我没有想要问什么问题，因为他已经开始讲述他的故事了。他语速变得很快。"我得让她停下来，"他告诉我，"我得让她不要说了。"这时他谋杀的方式就变得有意义起来：扼杀的方式在直观的意义上能够终止她的说话和笑声。我还想起来，他有许多尝试自杀的举动都跟喉咙和嘴巴（比如往里塞东西把自己噎住）有关。如果我们烦透了他没完没了的抱怨，可能他部分的自己也一样觉得烦透了，自杀可能就是唯一可以让自己停止说话的办法。

马库斯调了调坐姿，侧过去看向窗外。我顺着他的视线看去。但没什么可看的，围栏外立着一排光秃秃的树，显得荒凉，黑色的树干伸向暗淡的冬日天空。缓慢地，他告诉我，他使劲绞着茱莉亚脖子上的那条领带，然后"看到她眼睛里的光灭了下去"。他的声音很轻，说这让他想起自己年少时的一幕，他家的狗抓到了一只野鸡，叼着来到他的面前，野鸡还在狗的嘴里垂死挣扎。他说他感到非常惊异，惊异于这两次经验如此相似，是那种生命和光亮熄灭的感觉。

我相信茱莉亚完全没有料到会这样。而此刻我猜想，马库斯一样没有料到，如果他没有撒谎的话，即他没有事先计划杀害茱莉亚，而是受到了骤然生起的怒火的驱使。这样的故事我听过很多很多。脱离现实轨道从而带来致命暴力的悲剧，可能是从一个如此微不足道的举动开始的，就像自行车密码锁的最后一位数字恰好就位了。就这个案例而言，它就可能是任意的某个举动，比如茱莉亚挥了一下手。她只是笑了笑，被马库斯听成了对他的取笑和轻蔑。在我的工作中，我一次又一次地看到，看似微不足道的东西其实举足轻重，一个微小的时刻可能带来可怕的蝴蝶效应，并引发灾难。

这种与现实的解离，可能有助于解释一个事实：跟那些没有犯下暴力罪行的病人比起来，那些犯有暴力罪行的病人的心理治疗过程实在要长得多。马库斯终于开口讲出他犯罪的故事。在抵达这个时刻之前，我的团队和我不得不忍耐漫长的一个又一个月，忍耐他的抱怨、脾气和那些没完没了的自杀威胁，这些我们都无法置身事外。而就在他告诉我他的杀人经过之后不久，他再次尝试夺走自己的生命，这次则是用衣服拧成了一根套索，然后在房间内上吊。是时候尝试新的治疗方案了。我们再次见面时，我请他想想继续待在医院对他来说是否还有意义。我并非吓唬他，如果他依然无法配合，那么回到监狱对他来说就真的是一个不得不做出的选择。毕竟药物治疗对他一直没有效果，而就像他反复多次跟我们讲的，我们没有做到帮助他降低自杀倾向。

我补充道，我担心他让周围的所有人都疏远了他，这让我们之间的治疗关系很难维持下去。就在那天早上，病区一位比较年轻的女助理阿曼达来找我说起他的事，说他的行为惊到了她，让她很烦心。身为责任临床医师，我的部分职责是给工作人员提供支持，对他们的遭遇表示同情，同时说出自己对事情的理性看法——在他们寻求帮助的时候，这也是责任临床医师唯一能做的事情了。我知道阿曼达虽然年轻，但不是那种容易生气的人，她说的时候我认真地听着。她说，她不让"那个混蛋"离开餐厅去参加他的职业治疗，因为他没有按照惯例收拾早餐的餐盘。马库斯的反应特别粗鲁，直呼她的名字，说她不够格、没教养，他一定会让她为她自己的做法付出代价，受到惩罚甚至被解雇。他好像还说了这么一句："你知道我是谁吗？"但她不确定，也可能真这么说了。

我安慰她说，她做得没错，不会被解雇。我向她确认了，她当时并没有真的叫他"混蛋"——这种做法是违规的，如果真的发生我就得上报。我见过也听过比这糟糕得多的情形，这种情形不常发生但的确可能发生，而帮助工作人员做得更好是我工作的一部分。我们坐下来聊了会儿，聊了聊她的担心，还说到，这些对病人的负面感受，对我们自己或病人来说都不是"事实"。它们能向我们揭示有关病人以及我们自己内心的一些什么，如果我们照着这些感受行事的话，只会带来麻烦。我们总是需要考虑到，我们在交流中的反应对病人来说意味着什么。有时候，有的人不讨人喜欢是因为他们不喜欢自己——这是老生常谈了，而且远不限于法医相关的范畴。

我很高兴与阿曼达有这次谈话。之后和马库斯见面时，我同他提到这件事，他的粗鲁反应与阿曼达讲的一模一样。于是我心里涌上一股强烈的轻蔑他的感受，觉得他自私，不关心别人的感受，而且无能，尤其是我想到阿曼达是一个尽责而富有同情心的人。在之后的团队讨论会中，我告诉他的心理治疗师，我此刻有多么想大声斥责他："岂有此理！你也不看看你做了什么，你没有资格批评任何人！"我感觉到一种优越感，觉得自己有权抨击他，让他觉得无地自容，就像他在阿曼达面前所感觉到的那样——还有在茱莉亚面前。我把我的一个猜想向同事分享了出来，即马库斯是否同他们一样感到无助。在我的职业生涯中，我反复学到一点：要跟一个你不喜欢的人保持共情，永远都是相当大的心理挑战。很明显，我的轻蔑感受是马库斯自己轻蔑感受的一种呼应，他面对即将终身服刑的事实感到很脆弱，而且绝望。

不过，我只是告诉他，当时他似乎想要羞辱和惩罚一个年轻女人。我觉得这比较耐人寻味，然后问他，有没有可能这次他同阿曼达的冲突跟他的犯罪存在某种关联。这时，他低下头，双手抓在一起扭动，看上去很泄气。这是一个之前没有过的身体姿态。"你为什么老是要讲这件事？"他声音很小，我不得不往前凑近了才能听到。我提醒他我们前面聊到了哪儿：他承认了对茱莉亚的谋杀，并因此被判刑。他耸耸肩，就好像这根本不重要。我继续说："但这个事实似乎让你很难面对，大家想帮你面对这件事，好像为难大家会让你舒服一些。"他抬起头，愤愤不平地说："他们——你们这些人——你们根本不在乎我会不会自杀。没有人在乎。"我没有接话，让时间安静片刻，然后我看到他哭了。同事们跟我讲过，他之前在大家面前哭过，哭得很大声，带有表演的性质，但这次是无声的哭泣。他的肩膀在发抖，脸上淌下泪水。我并没有试图阻止他，没有说话安慰他，也没有给他递纸巾。

漫长的 10 分钟之后，他停了下来。他抬起头看着我，说："我需要这个，我想。"我迎上他的目光说道："得到你需要的东西确实很重要。在那些你需要的时候。"他回了我一个微笑。这是一个真正的微笑，没有过去我从他脸上一贯看到的那种傲慢和嘲讽。然后他说的话完全让我始料未及："我只是想让自己是好看的。"这句话让我大吃了一惊，我完全不知道该说什么。有一回我的一个病人毫无来由地突然告诉我说，她一直"想着世界好像一颗西柚"。有时，我们得接受一个莫名其妙的词或者想法突然出现，只需要等着它的含义被揭开，当然也可能真的没有任何含义。

马库斯想继续跟我讲，但他不知道该怎么说，一向能说会道的他一下子变了个人。"我很清楚……我必须回去监狱……服我的刑，然后……但我不知道……我没办法去想我出狱之后的生活，你知道吗，我会秃顶，我会变胖，身体不好，没有人愿意看我一眼。这不公平……"他停了下来。"不公平？"我重复他的话。"我只是从来都没想到，这样的事情会发生在我身上。我的意思是……我知道我犯了错误，但我不是一个坏人……而现在我再也不可能洗刷掉这一点了。"我意识到我们已经聊了快一小时了，聊这么久，情感的消耗对马库斯来说是难以承受的。他或许需要休息一会儿，而我则需要想一想他所说的那些话，并与团队的工作人员和他的心理治疗师做一些沟通。分别的时候，他破天荒地对我表达了谢意，而且他走到门口的时候转过身来——我们同行之间喜欢把这称作"门把手时刻"，意味着会有相当令人回味的最后的一句话。他说，他突然有一个想法，关于负责向他提供帮助的那些工作人员，比如阿曼达。"他们不是真的那么坏。只是他们还年轻，而且有他们自己的人生，对吗？"我尽力克制住自己的惊讶，惊讶于他能觉察到他人的经验，我对他表示了赞同，说他说的应该没错。

那之后，我收回了现在把他送回监狱的想法。我需要进一步了解，他那句惊人的关于想要好看的话到底是什么意思。它勾起了我对他在童年期的早期依恋关系的诸多疑问，而我知道，我们还不了解他在这方面的个人史。

接下来的很长时间里，我们团队向各方打了许多电话，一无所获，也做了许多其他徒劳的尝试，最后总算拿到了他早年的医疗记录。我饶有兴趣地查阅了这些记录。记录表明，他曾在很小的时候被诊断患有抑郁症，以至于有不止一次中断了学业。他和他的家人曾接受了一家心理服务机构的介入，当时叫"儿童辅导"，也就是现在的"儿童与青少年心理健康服务"（Child and Adolescent Mental Health Services, CAMHS）。他当时所接受的少得可怜的几次心理治疗档案记录表明，他所处的家庭氛围相当灰暗。他的父亲沉默寡言，几乎是缺席的存在；母亲则把心力全部花在养育他的三个弟妹身上。特别引起我注意的是，他是在 1 岁的时候被领养的，而且在领养的几年之后，他的养母因为接受的生育治疗取得了成效，而获得了生育能力，于是一连生下三个孩子，一对双胞胎儿子和一个女儿。

在生命的早期与双亲分离或遭遇双亲离世，是不安全依恋的一个常见原因，而被收养则是其中的一种情形。这并不少见，至少有 1/3 的人，曾在童年早期遭遇了某种情形的不安全依恋，不论是与双亲还是与养育者之间。我们对马库斯被领养的细节无从了解，不过我必须考虑到一种可能的情况，即他从生身父母身边离开，是因为遭到虐待或忽视。如果真是如此，我的依恋关系研究已经表明，这将对他的成长造成重大的影响，尤其是在他的养父母也没能为他提供所需的抚育的情况下。他们也许不见得是坏人，也许是家里新增加的几个孩子压得他们不堪重负，或者马库斯小时候太让人头疼，就跟他成年之后所表现出来的那样，仿佛是个一直长不大的小婴儿。"儿童辅导"的记录表明，他的父母长期拒绝参加家庭治疗。在参加了极少数几次治疗之后就没有了后续，据说他母亲表示她没有时间再参加下去了；而他父亲则一直不配合，甚至在治疗过程中全程表现出不屑一顾的态度。于是在情感的意义上，马库斯仿佛被抛弃在了原地。

我也注意到，从很小的时候开始，他就多次看病吃药，都是各种小病小痛。看上去，在他身体有病痛的时候，母亲还是会照料他的。在他第一次有记录在案的抑郁发作期间，她曾多次带马库斯去社区医生那里看病，原因是他经常说自己背痛、胃痛还有脖子痛。这种不明原因的身体疼痛现象，常见于那些情感表达存在困难的人，而且符合医学上的认知——所有的情感都是从身体开始表达的。在我的经验中，有些存在着由来已久的潜在暴力风险的病人，其痛苦感受会通过身体表现出来，然而他们也可能给他人带来痛苦，因为他们无法清楚地表达出自己的痛苦感受，而唯一可能的表达方式就是行动。

并不是说，我们认为导致了马库斯后来暴力行为的，是他被收养及他与父母之间的关系问题。这些当然不是"自行车密码锁"那样的风险因素，因为我们知道，有类似童年经验的人成千上万，但其中只有极少数会在后来伤害他人，更不用说杀人了。但在他早年的生命经验中，很可能有什么东西，可以让我们理解他的暴力倾向对他而言究竟意味着什么。而我们所有人都感到有些挫败，因为仍有许多空白无法填上。这主要还是因为没有一个中央档案系统，可以把警察、医疗、社会工作等各方的档案记录集中在一起。我可以做一些"侦查"般的工作，但我也知道自己终究不是小说里的私家侦探，最终也无法调查出我所需要的全部信息。我最想要调查的，是马库斯曾在怎样的背景中，第一次有了那个关于"好看"的想法，并将其与爱和期许之间建立了联系。有可能我永远也找不到答案。

我们团队内讨论了一个问题：他杀害茱莉亚，是否与他内心某种未曾和解的愤怒有关，这种愤怒来自他遭到两位母亲的双重抛弃——她们是其生命中最先出现的两个女人。关于被抛弃与敌意之间的关系，以及这种关系如何从童年期延伸至成年期，已经有大量的研究。[6] 马库斯的愤怒像俗话所说的"沉睡的火山"，这座火山直到遇到茱莉亚才终于喷发。她很可能并非他愤怒的目标，而只是不巧在错误的时间出现在他面前的一个不幸的女人。她向他展示她在网上的那些潜在的情人，这一举动在马库斯的角度看来成了她对他的嘲弄，相当于抛弃了他。但这仍然不能解释清楚他那句伤感的话是什么意思：他只是想让自己"好看"。

2014 年，也就是 10 年后，新闻报道上的另一个备受瞩目的案件让我再次想起马库斯和他那个愿望，并以一种新的方式启发了我对他的案子的看法。那是一个来自大西洋彼岸的连环枪击案，我和所有其他人一样，对这个案子感到震惊和悲痛。案子发生在美国南加州宁静的伊斯拉维斯塔（Isla Vista）大学城。一名有抑郁病史的 22 岁大学生埃利奥特·罗杰（Elliot Rodger），在杀害了他的几名室友后，带了一些他事先备好的枪支弹药，开着自己的车来到阳光明媚的大街上，从车窗向外进行无差别的扫射，致使多名陌生路人死亡或受伤。在杀戮的整个过程中，罗杰将自己的行为录了下来，对着镜头说了一些话。后来警察包围了他，而在被捕之前，他将拍下来的视频传到了网上，然后把枪口对准自己，扣动了扳机。事后，人们在网上还找到了一篇自述性的长文，还有许多其他的视频，都是他在这场计划好的杀戮之前发布到网上的。[7] 他的自述和诸多视频都表达了同一个中心主题：他展开报复是理所应当的，因为这个世界放任女人们拒绝他对亲密关系和性的欲求。马库斯不认为自己应该对茱莉亚的死承担责任，因为她让他嫉妒了；而罗杰同马库斯的情况类似，他也不认为应该为自己的行动负责，并且声称他的单身状况和暴力行动都不是他自己想这样，而是"她们"逼迫的。

能够直接了解到连环杀人犯本人的想法，还是通过他自己写下来的文字，这是极为难得的，因此我花时间把罗杰那篇长达150页的自述文从头到尾看了一遍。阅读的过程极其痛苦，文中充斥着烦冗的细节和翻来覆去的表达，弥漫着无望的情绪，读下来让人头脑发木，不过它倒是让我想起马库斯没完没了的牢骚。牢骚已经充斥在他与照护他的工作人员之间，让大家无力帮助到他，而他则陷入因为愤愤不平而产生的痛苦之中无法自拔。对这两个男人来说，女人们本身不是真实的人，而仿佛是一出沉闷的戏中的配角。在罗杰的文字中（以及许多视频中——视频还展示了他各式各样的形象，包括各种不同的发色），我看到一种反复流露出来的渴望，就是想变得受欢迎。我想到这一点正呼应了马库斯的愿望——"好看"。

在那次马库斯终于讲出他犯罪那一夜的故事之后，事情开始慢慢发生变化。他开始变得没那么自大了，不论是对待工作人员还是病友。他也没那么爱发牢骚了，他那些威胁要自杀的举动也没那么频繁了。适时地，他在谈话治疗中能够谈回到他那个关于"好看"的话题上来，并且对其做更深入的探讨。他讲到，在开始上学后他变胖了，因此遭到弟妹和同学们的取笑。他对自己的外表越来越感到沮丧，觉得自己讨人嫌、没人爱，而且他想，他的生母之所以不要他而让人收养，一定是在他还是个小宝宝的时候，她看到他就不喜欢，也不期待他以后长大了会变成什么样。这听来既荒唐又心酸。我只好跟他说，我理解那种感觉，那一定让他感到非常痛苦。成年之后，马库斯说他改善了自己的形象，坚持健身，调整饮食，终于觉得自己变得招女人喜欢了。关于自己的经历，他编了一套话术来骗过她们。他还说到，同时交往几个女人是很重要的，因为要是谁不喜欢他了的话，他还可以去找另一个。这是他让自己觉得有掌控感的方式，这样他就永远不会被抛弃了。

讽刺的是，在马库斯开始能够接受并且讲述他真实的过去之后，他在我们这里第一次表现出明显的临床抑郁的症状，比如容易哭泣，情绪低落，失眠，还有体重减轻。他开始不参加各种活动，很少跟别人说话，别人问他状况时，他则只是回答说"没事"。他不再像之前一贯的那样向周围表演他想自杀。但我想起自己实习时期遇到的那个最后自杀的男病人，他也是总说"没事"，但最终还是结束了自己的生命。我认为，马库斯的沉默，反倒比所有那些招摇的威胁举动更加令人感到不安，这让我们都更加担心他的自杀风险。又过了 6 个月的时间，在药物治疗与继续进行的谈话治疗的帮助下，他从抑郁状态中缓慢地走了出来。

我们通过对他的关心，让他有机会平复内心的冲突，能讲出他的需要，也讲出他对早年辜负了他的人们的愤怒。我们鼓励他不断成长，以完全的诚实面对现实的真实，不仅仅是他过去人生的真实，还有他人想法和感受的真实。这让他能够为自己所做出的选择负起责任，而且认识到他有义务活下去并服完刑期，或者就像他所说的那样，为夺走茱莉亚的生命而"还债"。

最后他告诉我，他觉得有望以一种新的方式面对人生。我们聊到打碎是为了重建，同意这个有时候是必要的。离院后，他被一家离他妻子的住处不远的监狱接收。那时我得知，她已经决定同他离婚，但希望继续为他提供支持，并定期探视。这份宽厚与情意让马库斯特别感动。这次，他对她的"忠诚"表达了真正的感激，将其视为一份礼物接纳，而不是视为应得的资格。他回到了监狱。据我所知，此后他再也没有被转移到任何精神病护理机构。他终于如他本应做到的那样，开始勇敢地面对自己的刑期并将其服完。我希望，茱莉亚的家人如果得知，能够稍感宽慰。

我的一位很有思想的同行沙德·马鲁纳（Shadd Maruna）教授，曾将这一在悲剧事件后所发生的创造性变化过程称为"浪子回头"（making good）[8]。我知道，像马库斯这样的人，很难有机会寻求得到这样的心理援助，往往得到的时候为时已晚，但我仍希望，那个肥胖、伤心又孤独的少年关于想要变好看的想法，能够在他人生的更早些时候被听到。我还想到埃利奥特·罗杰。在年纪还小的时候，他曾接受过多位心理治疗师的帮助和各种心理干预，但这些都没能阻拦他最终做出灾难性的暴力行为。

当一个人的内心陷入混乱时，解决问题绝非易事，也没有什么确切无疑的方案。有可能，马库斯在年少时尚不能对自己的内心世界产生兴趣，而且可能无法信任他人，因而不愿意接受心理治疗的帮助。我很高兴能够有机会与成年的他一起做治疗，见证了他逐渐变得愿意打开自己的内心，从而得以疗愈过去的伤痛。每一个人都可以做出这样的选择，不论是在法医系统之内还是之外，然而许多人不会接受。确实，马库斯挑战了我容忍度的极限，甚至激怒了我，让我内心生起同他一样的敌意。他一次又一次地在我们面前浮夸地表演他的绝望以示威胁，这让我们团队的每一个人都感到筋疲力尽。但我们熬了过来，取得了成效，并且看到——这不是第一次，也将不是最后一次——虽然有时彷徨，甚至有时摔倒，但只有坚定地相信每一颗心灵的可能性，我们才能往前进。

夏洛特｜CHARLOTTE

　　监狱都是嘈杂的。不过当我走进一所女子监狱时，扑面而来的仿佛一组丰富的音响，全不同于往常我走进监狱时的印象。往常每走进一所监狱，听到的是一扇扇大门咣地关上，总有钥匙在叮叮当当地开着无尽的锁，还有就是背景中传来的无休止的低沉杂音，是来来往往的脚步踏踩过金属楼梯和水泥地板。而这里的气氛像是女子学校和大型鸟舍的混合，充满了热带鸟类相互间的刺耳鸣叫，她们独自盘旋在空中，或成群出现在这个由几何单元所组成的空间的公共区域。当我走过她们身边时，其中一些会叽叽喳喳地说："女士！女士！"

　　2010 年的英国，在全球经济危机发生之后，一个新政府上台执政，相应在 NHS 乃至所有的公共服务领域都发生了巨大的变革，这里面就包括心理健康医疗的大规模削减。一场艰难的外部评审在布罗德莫尔医院开始了，这最终让我的工作岗位发生了变化。我依然在 NHS 内从事法医方面的工作，但我离开了医院，而开始在社区协同"缓刑服务署"ⁱ一起工作，同时也在监狱工作。为了帮助女性囚犯，我还加入了一个提供医疗健康服务的监狱内配团队，我们的工作包括对囚犯做评估，以确保那些患有心理疾病而需要治疗的人尽早获得诊断，以及让那些有心理风险的囚犯适时地得到某种帮助。认识夏洛特的时候，我正参与发起一项倡议，尝试帮助监狱里

---

i　缓刑服务署（Probation Service）是英国一个刑事司法部门，核心的工作就是评估和监管回到社区的罪犯，确保社区安全，同时帮助罪犯进行有效的康复，以使其能够重新开始社会生活。

那些因为心理健康问题而耽误了出狱的女犯人。

那时，英格兰和威尔士的监狱中女犯人的总数达到了 4320 人，而监狱中犯人的总数约是 84 000 人。到了 2019 年，根据监狱改革基金会（Prison Reform Trust）的一份报告 [1]，女犯人的数量几乎翻了番，达到约 8000 人（而男犯人的数量仍是差不多 80 000 人），但这一性别比例依然严重失衡，而且这个现象在全世界范围内有广泛的相似性。英国女子监狱的囚犯人口规模一般在数百而不是数千，其中超过 80% 都是刑期不超过 12 个月的囚犯，罪行属于非暴力犯罪，主要是盗窃。评估表明，女子监狱的犯人整体上风险性较低，这一事实意味着，英国的女子监狱在限制严格程度上远不如男子监狱。男子监狱往往人满为患，也往往是维多利亚时代的大石柱模样的老式建筑，设施老旧；而我所工作过的那些女子监狱则与之对比鲜明，设施的便利性有时让我惊讶。那天我到这所监狱后，前去见约好的第一个人，路过员工咖啡厅时，耳边传来的是杯子清脆的叮当声，还有在咖啡厅工作的囚犯之间声调各异的热闹交谈声。穿过走廊，又听到美发厅传来欢笑声和讨论声，伴随着吹风机的嗡嗡声。每次我都会为这所监狱里的人们精心打理的发式和指甲感到惊奇，相比之下，倒觉得自己简直粗糙得相形见绌。

我左拐右拐穿过大楼，掏出笔记本，确认我要去的是哪座和哪号房间。经过一些门的时候，有时刚好碰到有人在我前面过去，我就喊"门别关！"或者"等等我！"这样可以省一些事，因为穿过监狱的时候，往往一路上有许多门，都要开锁和关锁。如果去给某个犯人提供帮助，我一般不会去牢房与其见面，不过那天没有空着的会议室了。在跟工作人员确认了安全性之后，我还是决定去牢房跟犯人见面，总不至于白跑一趟。当时是早上，这个区域的大多数牢房都开了锁，许多都没有人，里面的犯人吃饭、工作或者锻炼去了。但我要去的那间牢房门紧闭着。我敲了门，在门外等着，看了看表，确认并不是因为我来得太早——刚好是约定的时间。于是我希望她也在等着我的到来。

打开门的女人看起来有些阴沉。她皱着眉头，迎面就不客气地来了一句："你是谁？"她的头发褪了色，看出来之前是明亮的棕色，凌乱地卷曲着，上面绑着一些白色的发带。她的眼睛是水蓝色的，皮肤有些蜡黄。她的脸能看出来长时间待在室内的样子，没有照过太阳，也没吹过风。她的裤子和长袖运动衫都是暗淡的土灰色，相比之下我的衣服都显得有些珠光宝气了。在工作的日子，我都尽量穿得平常，以避免引起可能的不快，不过我想可能也并非总能不犯错，主要是因为我不可能了解要见的人会有怎样的主观视角。"夏丽？"有人曾告诉我她更喜欢这个称呼，"我是阿谢德医生。我给你发过消息说我会来的，记得吗？"

"你要什么？"她的声音就像她的形象那样冷淡和缺乏生气。我解释说，我是给那些超期没有出狱的人提供帮助的，希望我们能够聊一聊。夏丽在19岁的时候因杀人罪被判终身监禁，量刑标准是10年，也就是最低服刑年限为10年——要是放到现在可能会是15年，因为法官的量刑标准越来越严。然而在我见她的这个时候，她已经在监狱里度过30年了。一个人在监狱里待的时间超过刑期，这听上去可能有点怪。但就像我在其他案例中提到的，一项终身监禁并不一定意味着要在牢里待一辈子，当服刑时间达到法官的量刑标准之后，犯人可以申请假释出狱，条件是他们被判定对公众不再存在危险性。不过如果需要的话，也随时可以让他们再次回到监狱。夏丽就是如此。获得假释期间，她在社区环境中仍表现出反社会行为，这导致她被送回监狱多达3次。将犯人关在监狱的成本是很高的。在此前的10来年里，政府做了许多的努力试图打破这个困局，包括分拨额外的资金用来支持心理健康团队，我当时所加入的那个团队就在其中。

我不知道她会说什么。到监狱里给犯人提供心理治疗时，曾碰到过各式各样充满敌意的回答，比如"我不想跟该死的心理医生讲话"，或者"那你打算怎么做来搞定我呢"。像这样的回答我都可以招架，而最糟糕的情况就是沉默。于是我问她，我们可不可以聊几句。她耸了耸肩，就转身进去了，让门半开着。这样的欢迎很难算得上热情，不过我接受了。我走了进去。

房间很小，就跟大多数牢房一样，大概 2.5 米见方。床固定在一侧墙边，对侧墙边是一块当桌子用的搁板。有一扇窗户，能看到一小块阴沉的天空。还有一个半掩着的厕所区域，是"室内卫生间"，这是新式女子监狱的标配。我注意到整个空间看上去很整洁，因为房间里几乎没有包括照片在内的任何物件，这些是与人格、家庭关系或其他兴趣直接相关的东西。桌上有一摞书。我斜着眼睛看过去试图分辨是哪些书名，没有看清。许多女犯人的房间里是没什么东西的，一本书都不会有，因此我很好奇她在看些什么书。

　　夏丽蜷坐在床边，一言不发，这让我一个人面对着房间里仅有的一把椅子，有些难办。我带着试图活泼气氛的语气开始自言自语，这是我们心理治疗师在面对沉默时常常会用的一种说话方式："好吧，那，我坐在哪里好呢……就在这儿？对你来说可以吗？这就可以开始了，好的……"我可以看到，夏丽整个人完全不在状态，仿佛不在场一般。接下来，我一边试图跟她做眼神交流，一边向她解释我们的这个援助计划，目的是帮助像她这样在监狱中的女性改善困境，因为似乎有某种原因总会让她们重新回到监狱。"那么，"我说道，向她问了一个我最喜欢的、几乎不需要思考就可以轻松回答的问题，"你觉得这个主意怎么样？"

　　"什么主意？"她的声音听起来疲倦中带着厌烦。我感觉到自己有些不耐烦了。同时我意识到，我的情绪反应很可能镜像地反映了她对我这个不速之客来到这里的不耐烦。我们都是中年的年纪，但忽然间，她让我想起 14 岁左右的我。当被要求做某件自己不想做的事情时，我也像她那样的姿势坐着，蜷着身体坐在床上，抱着双臂，低埋着脑袋，满心的厌倦和不耐烦。男孩也会有类似的反应，但青春期的女孩能够演绎出某种特别的轻蔑姿态。我们就那么沉默地坐着，挨得那么近，沉默的气氛变得更加尴尬。这时我注意到，她两只不一样的袜子中的一只在脚指头处有个破洞。这个细节触动了我，虽然微小，但仿佛是关于她傲慢姿态的一个写照：拒绝修补。

那天，我本打算让她跟我讲讲她自己，但还是决定先不这么做。经验告诉我，最好先建立起好的关系，尤其是在病人还不愿意配合我治疗的情况下。监狱的心理健康部门给我的转诊单上，给了我一份关于她最初犯罪行为的概要记录：她曾是 20 世纪 80 年代末一桩团伙谋杀案的犯罪成员之一。听上去相当可怕。我前面谈到过，我们的社会中发生谋杀案是非常少见的，而"团伙杀人"则尤为罕见，也就是几个人相互合作杀害一个人，更奇特的是，犯罪团伙完全不认识这名受害者。还有一个事实，进一步让这桩谋杀案显得极为特殊：这个团伙年纪非常小，所有成员都不超过 20 岁，成员中包含不止一位女性。

埃迪是一位风餐露宿的流浪汉，60 多岁，出没在夏丽家附近的街头。喝多了的时候，他总会向人们乞讨食物和香烟。有时候警察会赶他走，不过他就像一只流浪猫，总能够找回到当地公园里他最喜欢的地点。我可以肯定，我们都许多次见过埃迪这样的人：他们坐在一条长椅上，骂骂咧咧地说着些什么，或者傻笑，身上是尿和啤酒的味道。他们并不伤害任何人，不过带着孩子的母亲们都会绕开他们走，人们匆忙路过时也会避开他们注视的目光。一个夏日，夏丽一伙人在那个公园里，他们是逃课或者逃班出来的，来这里躺在草地上晒太阳，喝着酒嗑着药。到黄昏的时候，他们起身离开去找吃的，在公园边上遇到了埃迪。他正在远离主干道的一片阴凉处享受清净。他们靠近时，几个男孩和女孩嘲弄了他几句，并开始骚扰，叫着他的名字，往他身上扔啤酒罐。他想跑开，但绊了一跤摔倒在了地上。这时，他们一伙人一窝蜂冲了上去。警方报告上面记录了当时群殴的场景，他们用破的玻璃瓶砸他，捡石头砸他，也上去对他拳打脚踢。读着警方报告时，我脑海中想到的是九头蛇海德拉[i]张牙舞爪的样子，它的许多颗头轮番攻击，释放着恶毒的力量。埃迪并不是赫拉克勒斯，他完全没有还手之力。

之后，夏丽掐灭了埃迪逃走的可能。一位路过的慢跑者在庭审时做证

---

i   海德拉（Hydra）是希腊神话中的九头蛇怪物，最后被大力神赫拉克勒斯（Hercules）击败。

说，当时埃迪挣扎着站了起来向大家求饶，头上流着血，这时夏丽和另一个女孩在这位老人的背部推了一把，他被推倒在地，头砸在了沥青路面上，砸出咣的一声可怕的脆响。尸检报告对死因的描述是"头部、腹部多部位挫伤导致内伤，大脑额叶大出血"。团伙四散跑开，消失在夜里。所有人的证词都说，他们跑开的时候在大笑、欢呼。但很快，他们悉数被警方逮捕。目击者证词和法医方面的证据都表明，这是桩证据确凿的刑事案件。

他们一伙被判处团伙杀人罪。共同被告中的许多人被送去不同的少年监狱，其中一些甚至才 15 岁，等满 18 岁后，再被转到成人监狱。团伙全员被判终身监禁，量刑标准平均是 10 到 15 年。我得知，除了夏丽至今仍在监狱里之外，团伙的其他人早就回到社会了。我想我要从这里问起，问她是否知道这个情况，以及觉得为什么会这样。她只是微微耸了耸肩，表示"完全不关心"。我还可以试试别的话题。"夏丽，我知道杀害一个陌生人是相当少见的。我跟其他很多犯过这种罪行的人打过交道。"这吸引了她的注意。她抬起眼睛，从她那卷曲的刘海下看向我："为什么？"不错，我们这就算在交谈了，我想这是一个开始。

"任何夺去另一个人生命的人，自己的人生也随之永远地改变了。"我说。我听许多这样的犯人在治疗中说过，他们从来没有想过自己能或者会杀害任何一个人，说这样的事情会让你感觉不认识自己。我又补充说了一些。我见过许多杀过人的人，他们需要帮助才能够开始去想那些不可想的事情，对他们而言，说出那些感受是非常重要的。杀了人与遇到其他的人生大事件不一样，不会有什么说明书告诉自己之后该怎么做，没有任何信息资料和指导可以参考。所以一点也不奇怪的是，一些犯人觉得太艰难了，完全不知道该怎么做，怎么取得进展，或者说作为一个被判了刑的杀人犯，怎么去面对这样一个新的、陌生的身份。心理治疗给了他们一些工具，帮助他们去做到这些。

夏丽听进去了我说的每一个词。不过当我话音刚落，她突然开口说道："我不想再经历所有那些该死的东西了。它们让我很不爽，你知道吗？"她换了个姿势，背靠着床头那面灰色的墙，双腿伸出来，脏袜子上的破洞正对着我。我闪过一个念头。在一些文化中，把脚底板对着别人被视为极其无礼的行为，不过眼前的情形并非如此，我猜她只是需要在我们之间腾出更多的空间。"外面对我来说无所谓，你知道吗，"她嘟哝道，"我夺走了一条人命，那我还有什么资格活我的命呢？"

这是一句古怪又令人感兴趣的回答，其中暗含了一个比喻，将生命比作一件有价值的物品。此前我并没有向她提过这个想法，她自己主动提及，这让我受到了鼓舞。这是一个潜在的迹象，表明她对她的经历有话想说，而这是心理治疗中谈话展开的第一步。夏丽尽管在表面上看起来很不情愿，但其实她可能是想聊的。在我同她分别之前，她向我明确表示会再跟我见面，而在我回答说"太好了！"的时候，她甚至稍微微笑了一下，就好像我们刚一起做了件了不起的事。我猜想，她可能觉得我是个性格太好的傻子，她方才和我度过的时间竟不像她想象的那么糟糕。走到她牢房门口时我停了下来，转身对她说："我注意到你爱看书。"我指了指她的藏书中一本厚厚的硬壳书，问她是本什么书。她转过书脊，自己看了看说："《如意郎君》（*A Suitable Boy*）[i]，一个印度的家伙写的。""啊。"我回答。她的选择引起了我的兴趣。我从门口离开，眼角的余光瞥见她把那本书迅速翻了翻，似乎好奇我对书里讲的东西是怎么看的。

我没有对那本书做任何具体的猜想。但每一样东西都是有其意义的，比如我们选择摆放在个人空间中的每样物件一定是某种表达，它们并非完全属于内心世界。小说家喜欢用比喻，在我还是实习生的时候，我的导师默里·考克斯就经常提醒我们，比喻是"移情"[ii]的一种文学表达形式，在心理

---

i　这部小说讲了一个适婚女孩在母亲的参谋下寻找一个如意郎君的故事，设定于 20 世纪 50 年代初的印度，近 1400 页，被英国广播公司（BBC）拍成同名剧集，于 2020 年上映。作者是印度作家维克拉姆·塞特（Vikram Seth）。

ii　移情（transference）是精神分析心理学的一个名词，也是一种文学修辞手法。心理治疗中，移情指病人将自己早年经历中对与自己相关的重要人物（如父母亲）的无意识情感和愿望投射／转移到治疗师身上。移情现象也可以发生在任何人际关系当中。作为修辞手法，移情指将人的情感寄托于事物之中，借物抒情，同心理学的移情一样，都有情感发生转移的特征。

治疗的过程中，病人使用比喻一定是非常重要的。而儿童文学作家 E. B. 怀特（E. B. White）说过，爱阅读意味着有颗觉察的心，而这在心理治疗中是至关重要的。

我去了监狱存有犯人档案的缓刑部门申请查阅夏丽的档案，包括庭审报告。我对这个女人的好奇心越来越强，因此想要了解更多。但在看完档案记录之后，我的心沉了下去。她不幸的人生故事对我来说并不陌生，让我感到无助和愤怒。夏丽很小的时候，母亲吸毒成瘾，对她不仅疏于照顾，还有身体上的虐待行为。夏丽 7 岁时，社会服务机构让她离开了母亲，她从此就开始断断续续地接受地方政府安排的寄养。在寄养生活中，她也没有得到更好的成长。一对养父母对她有言语上的虐待，这之后她又被另一对父母拒绝。大概是因为再没有人愿意收养，夏丽 10 岁时又回到了生母的身边，同一个新的继父和两个比她大的没有血缘关系的哥哥一起生活。2.0 版本的家并没有变得更好。两个大人经常打架，互相打来打去，也打几个孩子；而两个哥哥则欺凌和骚扰弱小的妹妹。等她到了青春期，他们的欺凌则包含了性方面的内容。一位社工的记录中说，夏丽曾抱怨她的两个哥哥"总是把她强夺过去"，摸她的胸部和生殖器。

相较之下，学校则可能成了她的避难所。虽然在课堂上或是在课外活动中，她有时会吵闹，显得好斗，但她在英文和艺术方面表现不错。她曾跟一位老师说，希望长大以后能做帮助残疾儿童的工作。到了 10 多岁以后，考试和作业对她来说开始变得很困难，她也开始常跟其他同学打架。最终，她在 15 岁时被学校停学，随后离家出走，开始与那些跟她境况相似的孩子一起混迹于街头。从刑法的意义上讲，他们算不上真正的"团伙"，只是一个联合起来的组织，有相同的目标——主要是逃离管束。那时候曾跟她谈话的一位心理治疗师的记录中写道，她似乎对某种矛盾的双重状态非常享受，一方面她从团体中获得认同和归属感，另一方面则是隐匿于集体中统一行动，"她说作为团体的一部分让她感觉更勇敢"。

归属感是很宝贵的东西，尤其是如果你从未在家庭里体会过的话。而相对来说，加入一个团伙的代价并不算高，即需要保持忠诚并参与犯罪活动，这意味着有时候不得不让自己跟着做些伤害他人的事。而问题在于，在这么小的年纪，独立自我的意识尚在形成之中，而自我认同和团体认同之间的界限会有些模糊。如果不清楚自我的边界到哪里结束，团体的边界又从哪里开始，那么你就可能很难准确地分辨现实的边界。在之后的生活中，或者如果真的进了监狱，这种自我意识和独立思考能力的缺乏可能会导致严重的后果。毒品和酒精的滥用会放大这些感受，这就好比在一些团伙的违法活动中肾上腺素的影响一样。我注意到，夏丽还曾跟以前的心理治疗师说到，他们团伙集体出去成功偷了一家商店或偷到一辆车一起兜风时，她会"有一股兴奋感"。

她还曾跟社工们说，有更小的女孩加入团伙时，她感觉自己对她们有很强的保护欲。她会像个大姐姐一样对她们，教她们在街头如何避免性侵，不幸的是，她却没能保护好自己。满 16 岁之后不久，她代表团伙去找一位当地的毒贩买些毒品，而这位男子（年纪是她的两倍）强行压倒并强奸了她。夏丽极为愤怒，随后采取了一种不同寻常的做法：直接去当地的警察局报了警。长久以来，强奸罪很不幸地是报警率最低的罪行之一，而夏丽的报警行为则显得更加令人惊讶，因为她自己长期处于法律的对立面。

夏丽的报警没有后续。她遭遇的这起强奸案发生在约 30 年前，我相信在经过强奸罪调查和指控方面的改革之后，如今这样没有后续的情况少一些了。夏丽报警的唯一成果，就是让她被一家收容所接收，她在那里待到了 18 岁。她在收容所融入得不错，甚至表现出一些积极的态度，她曾向照顾她的工作人员说到自己的理想：她以后想做些帮助残疾人的工作，或者也可以做些事情帮助动物。不过在这期间，她也因为小的违法行为被警方警告了几次，比如刑事损害[i]和小偷小摸，另外她也吸毒和酗酒。

---

i　　刑事损害（criminal damage）是英国一项刑事罪名，指无合理理由损毁或意图损毁他人财产，或对损毁后果疏于注意。刑事损害行为也可能危及他人生命安全，如纵火则可以纵火罪对其提出指控。

不难看出，她的人生就像是在玩蛇梯棋[i]，却总是输——在很长的时期里，她曾取得一些小小的进步，但总是有没完没了的失望和阻碍，又把她挡回去。当18岁的生日来临，就意味着她将失去收容所的庇护，这意味着她在尚脆弱而尚未做好面对成人世界的准备时，就要从安全的环境中离开了。尽管夏丽知道这一天会到来，但在必须走的那一天，她不肯与任何人道别。她在走出收容所前门的时候，打碎了门外所有的玻璃窗，从此离开了这个对她来说迄今为止最稳定的家。

这不是她第一次爆发破坏性的行为。她在监狱的整个服刑期间一直都有类似的行为，而这些行为则又被大家视为她"没能取得进步"的新证据。我听说，在我们第二次的会面之前，她又爆发了一次。这次是砸了自己的牢房，她在那个小小的几乎空无一物的空间里尽己所能地造成破坏。在突如其来的怒火中，她扔掉了房间里她所拥有的为数不多的几样物品，撕掉了一些书页，砸了一些东西。当监狱工作人员冲进来控制住她时，她尖叫着奋力反抗，说她要是死了就好了。爆发的原因很明确，是一件小事让她感到挫败——这小小的挫败对她来说并不陌生，若是放在以前，哪怕遇到许多次，她也都能轻易承受住——她想去趟监狱图书馆，一个工作人员则告诉她，必须在申请得到批准之后才能去。

我不得不想一想，夏丽同我的初次见面是否在她心里激起了什么，从而导致了这次发作。那天跟我分别的时候，她的状况还相当稳定，不过我知道，人与人的任何交流，都可能需要一些时间才显现出对内心情感世界的影响。这对所有人来说都不例外，不过对夏丽这样的人来说则更是如此，因为他们长久以来都抗拒或回避自己的内心情感。人的内心有如此多的功能层次，我们不可能知道是哪句话在什么时候像一颗深水炸弹一样爆炸开来。可能是我离开之前关于她的书的话引发了某种偏执，又或者，我在没有充分准

---

i　蛇梯棋（Snakes and Ladders）是一款棋牌类游戏，梯子能让玩家前进，更快靠近终点，蛇则相反，让玩家后退，更慢靠近终点。

备的情况下谈起了她的犯罪，这让她的内心发生了波动。我也考虑到，"必须等待才能满足"（去图书馆的意愿）这一事实，会不会是她的暴力行为的原因之一。我给她的罪犯管理人[i]打了电话，以了解有关她最近一次假释失败的更多信息，结果发现，情况几乎就是当前这次事件的翻版。很明确的是，当时她被监狱再次召回，是一连串几乎同样的挫败事件所致——她在假释期间的住处的工作人员阻拦她不让外出，因为她没有获得相应的书面许可。听起来，其中存在某种模式。

我听说，在夏丽这次情绪爆发之后，监狱按照常规处理，并没有把她换到别的牢房。她恳求继续住在原处，考虑到她并没有造成太大的损坏，监狱同意了，不过给了她警告处分，而且因为威胁自杀的行为，她必须被暂时列入 ACCT 名册——这是一份针对存在自杀风险的犯人的医疗计划名册，监狱要对他们做进一步的评估、照护、监管和治疗（Assessment, Care, Custody and Treatment）。这意味着，夏丽必须时刻随身携带一份亮橙色的文件夹，里面是关于她的记录，这样所有的工作人员和犯人一看到她便知道，她曾试图或威胁要自杀。的确，这在某种层面上或许是个好主意，这也是监狱系统为确保安全而设计的所谓"万无一失"方案的一部分，但我也感觉到，夏丽一定是讨厌这种做法的。不仅"上了名册"有种被奚落和羞辱的感觉，而且那抹橙色像移动的信号灯一般，让她在人群中格外显眼。我很确定，夏丽只想做一个无名者，像一抹灰色隐没于背景之中。

我的判断是对的。ACCT 名册让她感到极为愤怒，她不止一次将它"不小心"遗落在餐厅和监狱的其他各处，并反复请求将她的名字"从名册上拿掉"。她申辩说，她过去从来没有过自杀的念头，只是在一时的盛怒之下才说到想要自杀。

---

i　罪犯管理人（offender manager）是英国司法系统中的一个角色，通常为政府性质的国家缓刑服务署（The National Probation Service, NPS）或私人性质的社区康复公司（Community Rehabilitation Company, CRC）工作，职责是对服刑的犯人（无论是在监狱关押期间还是假释期间回到社区康复期间）的风险和需求进行评估以做出服刑安排相关决策，必要时需提供帮助或干预。英国政府于 2021 年 6 月终止了与全部 CRC 的合作合同，相关工作全部移交给政府新成立并运作的缓刑服务署。

监狱和心理健康医疗机构一直都将自杀的悲剧严肃看待，对威胁自杀的行为不敢掉以轻心，就像我在马库斯的案例里所描述的那样。就夏丽的情形而言，工作人员会尤其敏感，因为就在一个月之前，附近一所监狱的一位犯人发生了与此类似的威胁自杀事件，但没有被列入 ACCT 名册，后来这位犯人上吊自杀，引发了一阵新闻媒体的抨击热潮。在一些心理健康服务机构中，自杀被列为"不可能事件"，意即绝不可能发生，这个死命令意味着，如果有一位病人或犯人真的结束了自己的生命，就当归咎于医生们。这不现实。尽管如果护工做了错误的事情，予以适当批评也无可厚非，但一些在照护中发生的问题是系统性质的而非个人性质的，比如，一位医生在遇到某种状况时，如果没有所需的设备，或专业上不对口，就可能无法很好地处理。犯人自主的暴力自伤倾向和内心的绝望会导致自杀，这与脑中出现一个血块或一块心肌失效是同样危险的，当情况太过严重时，专业的医学人员也没有办法起死回生。我们都知道，心脏外科医生不可能在所有心脏外科手术中都把病人救活，同样地，也不是所有想自杀的人都能被精神科医生救下来。

这个问题，是我们社会中大家对心理和身体健康医疗在基础认知上仍旧存在差异的又一个例子。而讽刺的是，要维系心理健康医疗服务（不论是在社区还是监狱）的可持续运行，而且不必承担上述的各种风险，唯一的办法就是停止为心境抑郁和存在风险的犯人提供帮助。一些 NHS 旗下的受托机构已经决定这么做了，目的就是避免处理犯人自杀事件所导致的法律和社会层面的难题。这意味着，当一个人最需要治疗或最需要倾听的时候，可能无法得到这样的帮助。结果是可以预见的，令人痛心。

几周后，夏丽和我迎来了第一次像样的谈话治疗，地点是在侧楼的一间小办公室。这里一般是供"倾听者"使用。"倾听者"是一个囚犯义工团体，他们像撒玛利亚会 i 所做的那样，向有抑郁问题的狱友提供支持。这个房间的环境算不上舒适愉快，昏暗、狭窄，而且没有窗户。门上有一块小小的玻璃板，漏进一点光，路过门口的人也可以看进来。房间的形状很怪，差不多是一个窄的五边形，所以很难按我喜欢的方式布置座椅，也就是让两个座椅间留有宽敞的空间。还是跟上次在她牢房里那样，我们俩距离很近，面对面局促地坐着。夏丽一坐下来，就把那个让她讨厌的橙色文件夹塞到座椅下面的地上，在我眼里，这个举动表明她不想谈到这个痛处。我在头脑里记下来，要提醒她走的时候别忘了带上。

夏丽这次穿着一身不合身的运动服，裤子左腿上闪亮的商标，像是在无情地讽刺这个多年来不曾闪亮过的女人。因为在监狱常年光吃不动，她的身体已经变得沉重而迟缓。在同她的第一次见面后，我查阅了更多的资料，看到过她还是一个瘦削的女孩时的照片，而现在的她看起来，已然几乎毫无那个女孩的痕迹。照片里的女孩眼睛睁得很大，下巴抬起，给人一种混合了反叛与脆弱的感觉，这让我想到英国臭名昭著的女犯迈拉·欣德利（Myra Hindley）的大头照。迈拉·欣德利在 20 世纪 60 年代参与了一系列谋杀儿童的恐怖犯罪。欣德利被捕时，她的一张照片铺天盖地出现在各大媒体的报道中，照片中是青少年的欣德利，一头蓬乱的已经漂白的金发，一双化着浓厚眼妆的眼睛不自信地盯着镜头。我从未见过她，不过见过她后来在监狱里年老时的一些照片，跟夏丽很像。她那时候看起来很普通，在所有的方面都显得普通，不过她的公众印象已经留在了那张大头照上，仿佛被封存在琥珀里。

我很快明白过来，夏丽心情不好。她开始愤愤不平地抨击那份橙色的文件，说简直是"他妈的荒唐"。然后她喋喋不休地说起来，说她怎么跟一位监狱工作人员起争执，简直想告诉我关于那个人的一切。她的举止和措辞似

---

i　撒玛利亚会（Samaritans）是英国一个慈善团体，为那些抑郁甚至想要自杀的人提供援助，方式主要是提供热线电话，让他们可以有人谈心。

乎在说，我要是遭遇这些也一定跟她一样。"不让我看书。简直是天才的主意，是吧？他跟狗屎一样，不是吗？他非要管住所有人，这样觉得自己是个大人物。真是去他妈的，是吧？"

我让自己不表现出任何情绪，我的感觉也确实如此。媒体会对监狱工作人员有一些刻板化的描述，不过像监狱这样关押犯人的机构，也确实更容易吸引来一些喜欢欺凌别人的人。抛开这些不谈，在我自己的经验里，多数的监狱工作人员都是善良的，他们想把自己的工作做好，要是没有做好的话会感到挫败。监狱都是一小撮人管理一大群人，这意味着有时候监狱会是一个可怕的地方，工作人员的工作很难。这种情况在近年来变得更难——监狱系统内员工数量遭到削减，据估计，监狱员工的数量过去 10 年里被砍了约有 3 成，这还没算上监狱囚犯人数的增长。在过去 5 年里，工作人员遭袭事件的数量翻了 3 倍。[2] 多数监狱的建筑结构是分块的，每块建筑有侧楼，侧楼又分为小的单元，每个小单元最多住 25 名犯人，而一个小单元通常只有一名工作人员负责管理。犯人里面可能有的有心理疾病，有的脾气差，有的爱撒谎，有的惊恐，有的抑郁，有的有自毁倾向……有时候所有这些集中在一个人身上，所有这些，监狱工作人员都得面对。我想，这需要他们的坚忍和信念。近期认识一位监狱工作人员，他说的一句话让我很感动，他觉得"每个有暴力倾向的犯人心中，都住着一个渴望从中挣脱出来的好人"。

在监狱的工作中，不论是在女子监狱还是在男子监狱，我不得不同许多监狱工作人员并肩作战。多年来，我发现他们与任何存在等级结构的机构内的人们，甚至与人生中所遇到的所有人都没什么不同，也不过是好人和糟糕的人的混合。一般来说，他们是需要在当地找份工作的本地人，很多都很年轻，没有接受过什么专业的训练。我也听犯人们讲过他们和监狱工作人员之间各式各样的关系，有的很糟糕，跟那些极差的亲子相互关系差不多；有的也很好，相互尊重、配合。监狱的员工留存率是个问题。一份近期的报告显示，监狱工作人员中，工作年限不到两年的有 1/3。我试着提醒夏丽，那个跟她发生争执的工作人员会不会觉得他只是在遵守监狱的规章制度——是否存在这样的可能性？我试着这么问，是想看她有没有心智化的能力，即能不能理解并认可，他人内心可能和她一样也存在某些想法，或者说能不能"对思考进行思考"。大多数人都理所当然地拥有这种能力，但有些人觉得很难，并可能由此做出一些不恰当的行为。

关于那个工作人员的一番提问，可能会让夏丽做出攻击性的回应，对此我已经做好了准备。但她的回应让我感到惊喜。"我知道。"她叹了口气，松弛了一些，往后靠在了椅子上。这让我感到鼓舞，我帮那个让她反感的人说了句话，却让她的怒气得到了平息，房间内的紧张气氛明显有所缓和。"我在他面前脾气失控了。不知道自己当时怎么了。"夏丽说。这样的说法不陌生，每次我从病人口中听到这样的话，我想都是一样的情况：不管是怎么回事，很可能是有什么东西卡在那儿了。希望在后续治疗的过程中，我们可以进一步探讨这个问题。

在这次谈话中，大部分的时间里她都在抱怨，抱怨那个"混蛋"工作人员，还有图书馆选书的"狗屎"品位，而我则一直在点头。到时间快结束的时候，我说，目前为止好像我们聊的都是她的外部事件，而没有聊到她头脑或者说内心里的想法。她吃了一惊，不得不想了一小会儿，不过马上对我的看法表示赞同，说她知道得想办法控制自己的许多愤怒想法。"愤怒对你来说是什么感觉？"我问。不带任何停顿，她说："热。愤怒来的时候，感觉像恶龙的吐息。"她这个表达与之前大不一样，这勾起了我的好奇。我立即觉得应该把这个转变默记下来，稍后再仔细琢磨琢磨。她说的恶龙是谁？是在她心里的什么东西，还是在她周围的某些人？

接下来的一周，夏丽准时来到我们的会面室，但她再次退回封闭的状态，看起来情绪低迷、沉默寡言，眼睛只是看着她穿拖鞋的双脚。她坐下来后，是漫长的沉默。终于我先开口说了话。我问她，这次不跟我说话，是不是因为感觉不舒服。她瞟了我一眼，说："这样很蠢。心理医生（shrinks）完全没有什么用。"我想她这是在试探我。shrink绝对不是什么好词，据我所知，任何一个精神科医生听到别人这么称呼自己，都会感到不被尊重或者被瞧不起。我不清楚这个词是怎么来的，但它会让人联想到把干缩的人类头颅当成战利品，这可不会让人觉得舒服。[i] 夏丽的用词让我猜想，她会不会把精神科医生视为敌人。我把这个疑问同恶龙一起暂且存在心里。我的工作实在不是替我的职业尊严辩护，而且毕竟我也得承认，此前她曾跟多位精神科医生打过交道，这些经验的确让她觉得他们"对她完全没什么用"。于是我试着问她，她这么说精神科医生是不是因为觉得没有希望。她把眼睛眯了起来："我为什么要有什么狗屁希望？这就是你对我的指望吗？"此刻她对我在想什么做何想法？我对这个比较感兴趣。"我知道你想要什么，你们这些人……我应该悔过，是吧？不好意思，我不会。那会儿我还很小……事情发生的时候。现在我已经不是当时的我了，我也不为那件事情觉得有什么难过。不好意思。滚开吧。我不会装模作样配合的。"

这就难办了。她足够聪明，在监狱系统里也待了足够久，因此知道，许多法医和监狱的专业人员，的确是将犯人表现出悔过，视为其未来犯罪风险有所降低的一个信号。甚至，"犯人表现出悔过"作为风险降低的一个指标，被写在了假释评估的表格上。这个想法似乎不错，如果这个假设成立的话。问题是，几乎没有证据可以证明它是成立的。或者更准确地讲，已有的数据表明，与成功降低犯人犯罪风险相关的诸多因素中，悔过表现算是最不重要的那些之一。这一开始让我感到意外，不过随着时间的推移，我的确目睹了许许多多相关度更强的积极因素，如亲社会的态度，寻求关心和帮助的积极意图或行动，以及犯人真实地理解到，要让未来的生活有所改变，想法的改

---

i　"shrink"一词本义是缩小、缩水，俚语中用来指心理医生，带调侃和贬义。这个词来源于北美，全称是 headshrinker，意为"干缩头颅的人"，即如作者所联想的，是把战胜的敌人头颅砍下做干缩处理后当作战利品保存起来的人。据韦氏词典，"headshrinker"这个词最早使用是在 1950 年，最后经延伸、演变，被用来指心理或精神病相关领域的医生。推测其流行与外行大众对心理学和精神病学肤浅而偏颇的认知有关。顺便一提，中文语境中，"心理医生"是个不正式的说法，正式的说法只有"心理治疗师"和"精神科医生"。

变是必要的。在我的经验里,相较悔过而言,后悔是犯人更可能产生的感受。比起"悔过","后悔"不那么针对个人,情感上的强度也要更小。它也可能更实用,因为可能成为犯人做出新选择的一种动力,作为一个动词,它也暗含着"改变"之意,而为了形成一种思考和行为的新方式,采取行动以有所改变是必要的。

我从未向她提到过"悔过"这个词,有趣的是,她把她自己的想法安到我的身上。有可能在某种层面上,她想要感到悔过,因为她知道她应当如此。有可能她因为某种焦虑而感到愤怒。这个焦虑就是,我此前一直将她看作过去的那个夏丽,那个在褪了色的大头照片中的年轻女孩,而不是如今这个成熟的女人。另外,她认为悔过是有期限的,这个想法也让我觉得有意思,我想可以等后面再回过头来谈这个话题。此刻,我先确认接收到了她的这些想法:"好的,我明白了。你并不真的感觉到悔过,你想诚实地表达自己的想法。后悔呢?你后悔吗?"

"当然!"她仍然是愤怒的,不过我想不是针对我的。"我不知道事情都是怎么发生的。"然后突然间,她接下来把我带到了杀人案发生的那一夜。夜色降临,我跟着她进入那个公园。她跟在其他同伴后面跑着,光着脚你追我赶地跑过草地,她跑得晕晕乎乎,肚里饥饿。她用生动的语言向我描述,当时团伙的所有人都默契地一拥而上,向那位年老的流浪汉倾泻着愤怒和厌恶,而她则仿佛被"席卷"一般加入其中。有人夺走他的酒瓶,有人从他紧攥着的手里拽走睡袋,而他向大家求饶——这时,她与另一个大些的女孩,一个她尊敬的女孩,一起把他推倒在地。他的头磕在了石子路面上。她听到一声可怕的响声,随即看到有血从他耳朵里流出来。不过她跟我说,她感觉所有这些都好像跟她没有关系,"像是在看一张照片或者别的什么东西"。回忆起这一段时,她注视着我的方向,但视线又越过了我,目光没有焦点,脸上没有表情。"他就躺在那儿,你知道吗……好像有点抽搐,然后……他死了。你永远回不去了。永远不可能了,永远不能。"她重复的话语让我想起李尔王。他怀里抱着可怜的考狄利娅,轻轻摇着,悲痛地念叨着:"永不,永不，永不，永不，永不……"[i] 这些词语仿佛是以极其简洁的方式展现了心脏跳动的节奏。老王李尔所面临的毁灭性的事实，也正是夏丽此刻所讲述的：人死不能复生。

我感觉到，将要进入并探索夏丽的内心世界了。我注意到，她在两个极端之间来回摇摆，一边是她认为自己不得不使用暴力，以应对生活事件，并获得好的感受，另一边则是她感到无法摆脱的无助与绝望。这种游移，我在那些童年期遭受了严重创伤和不幸的病人身上经常看到。我将暴力倾向和被动性这两个极端，理解为两副不同又有用的人格面具。"人格面具"（persona）一词起源于古希腊语，本义是"舞台面具"，这个把人格比作面具的比喻非常有效，描述了人心在不同的社会情境中的运作方式：我们会武装上或卸下不同的心理特质，以灵活应对具体出现的情感刺激。因此，莎士比亚会在戏剧中直白地把人生比作舞台就一点也不奇怪了，所有"卖弄又不安"的男人和女人们"不过是些演员"。[ii]

我想，她"暴力的夏丽"这一假面反映了她其实信奉所谓的"公正世界理论"（Just World Hypothesis），这是美国心理学家梅尔文·勒纳（Melvin Lerner）在 20 世纪 60 年代提出来的一个概念。在大量研究的基础上，他发现人们太容易相信一种逻辑，即有福的人配得上他们的福气，而受害者也活该受害，或者简而言之，好事发生在好人身上，坏事发生在坏人身上。[iii] 这种"罪有应得"式的想法如今依然盛行。这甚至可以用来解释，为什么一些受害者会变成犯罪者——这种转变在法医领域是反复出现的情形。夏丽，或

---

i 这一场景出现在《李尔王》结尾，李尔王怀抱着已经死去的三女儿考狄利娅，绝望地呼号，说完便也死去。完整台词是："你永不能回来了，永不，永不，永不，永不，永不！"

ii 《麦克白》第五幕第五场，在听闻王后死了之后，麦克白有一段独白，其中把人生比作舞台："人生不过是一道行走中的影子，一个可怜的演员登上舞台，卖弄又不安地度过片刻时光，在悄无声息中黯然退场。"

iii 这种说法接近民间"善有善报，恶有恶报"之类的朴素善恶观逻辑，但大有不同，因为在因果逻辑上是相反的。善恶观逻辑更多是从善恶的举动出发表达一种与之相匹配的公正期待，而公正世界理论则是反过来，从结果粗暴地推断出原因，实际上就是受害者有罪论，主张一个人在世界上所遭遇的一切好坏都是公正的、应得的。这个说法有显著的逻辑漏洞与虚无主义倾向。

是其他一些像她这样的犯人，将他们所遭受的虐待和创伤内化，从而建立起一种信念：自己既然已经被排除在一个发生美好事情的世界之外，那么就创造更多的"坏"好了，而与此相关联的丧失、被抛弃和嫉妒的感觉，则不幸地成了驱使他们这么做的动力之源。他们可能还感觉到，需要对他人施加更强的控制，以保护他们免受生活中的"坏"的伤害，以及那些"好人"会加诸他们的惩罚。

她的另一个假面"被动的夏丽"，则相信身边的每一个人都比她有更大的权力和主动能力。在这种想法下，她会觉得自己不需要对任何事情负责。"我不知道事情都是怎么发生的。"在具体讲述埃迪被害的整个过程之前，她是这么跟我说的。如果真像她所说的那样，她只是被"席卷"其中，所做的一切都不是自己的选择，那么她就可以免于面对不好的感受。都是团伙干的，是那个姐姐干的，对她来说，这一切都不真实，"像一张照片"。我理解这样的自我叙述让她免于感到羞愧，也可能是她得以继续活下去的唯一办法。我开始想到，她那次在监狱工作人员面前的自杀威胁其实并非没有意义。之所以突然做出这样的举动，是因为她长久以来都靠着相信这样一个故事才得以压抑住那些不好的感受，从而维持住心理平衡，直到这一平衡最近被打破。

接下来的几个月，我们继续定期见面，她能够越来越积极地谈她的感受，还有谈她过去的人生。从一次次的会面来看，她的情绪状态仍不稳定，不过我已经能越来越好地评估她戴上的是哪副面具，并在她每次一走进会面室时，就先跟她讨论这个话题。我们聊到了她的一些别的生活故事，我也饶有兴趣地听她讲了许多从书中读到并且喜欢上的虚构故事。一次会面，我向她提起，我跟她在牢房里初次见面时，曾问起那本维克拉姆·塞特的小说。她知道自己为什么会选择那本书来读吗？不过那天她是"被动的夏丽"，她耸了耸肩，甚至都不情愿为她读书的选择负起责任。这时，我向她推荐了威廉·戈尔丁（William Golding）的《蝇王》（*Lord of the Flies*），表示她可能想读一读。我知道，这部小说将会让她有非常强烈的共鸣，可能会让她感到不快，因为小说讲述了一伙男孩共同犯下了一桩谋杀。[i] 不过我有一种感觉，这部小说将有助于我们的治疗进展。

夏丽没有对我的推荐做回应，我也没有多问。又到了下一次的谈话治疗。见面一开始，她就处于活力模式，兴致勃勃地跟我讲起那天早上在侧楼发生的一件事：一个犯人跟一位工作人员吵了起来，最后大喊大叫，导致自己被取消了所有特权福利。她边讲边轻轻地笑，滑稽地模仿了那个女人在意识到自己陷入的麻烦之后无可奈何的狂怒，夸张地哭喊道："你不能这样对我！"我没有笑也没有说话，于是我们俩之间是一阵尴尬的冷场。"怎么了？"夏丽问道。"你在笑，"我说，"但你讲的可能是一件让人难过或者觉得可怕的事，不是吗？"夏丽的脸一下子涨红了，她把看着我的目光挪开："我知道。""今天早上你在一旁看着的时候有什么想法，夏丽？"她深深地呼出一口气，然后把目光又挪了回来："其他人就是这么看这件事情的，不是吗？他们就是这么看我的，难道不是吗？我在跟工作人员大吵大闹的时候，这并不好笑，对吗？"她决心把这个新的想法理清楚，我等她继续说下去，她的头脑处理这个想法的方式让我觉得很有意思，"我当时看着她，你知道吗，她扔东西，冲着那个工作人员咆哮，想上去踢他，然后我在想：'你这像什么回事？你是一个成年的女人了，却在任性地发脾气！'然后我又想：'你这么发脾气……你肯定是个小孩子。一个淘气的熊孩子。'然后……"她的话音变弱，停顿了会儿。"然后？"我推了她一把。

"然后我就想，我脑子里冒出一个想法……我也不是一个小孩子。我是说，你看看我。我现在都快50岁了，对吧？"她站起来，把椅子往后一推，整个人不安分地站着，就好像她是一个成年人是件令人振奋的事。"我的真名叫夏洛特，你知道吧，但从小时候起一直被人叫夏丽。那不是一个成人的名字，对吗？然后我砸了牢房的那天，跟我吵架的那个工作人员，他也

---

i 《蝇王》是 20 世纪英国著名作家、1983 年诺贝尔文学奖得主威廉·戈尔丁的长篇小说代表作，讲述了困于一座荒岛的一群 6 到 12 岁的男孩所发生的悲剧故事，从儿童的视角探讨了人性之恶。

叫我夏丽。还不止，他当时叫的是'夏丽女孩儿'，比如他会说'放轻松一点，夏丽女孩儿'。我想是这个点让我一下子气不打一处来。"

"然后就让恶龙跑出来了吗？"她之前讲到的那个关于恶龙的比喻，已经成了我们谈话中的一个代码，表示某种重要的东西。"你知道吗，你推荐我看的那本书，讲那些在岛上的孩子的那本书？那些男孩子，身边没有成年人可以控制住他们，问题就在这里。它让我在想，也许，如果我是一个成年人的话……我是说，我就是一个成年人！那么如果发火的时候我能控制住自己，你知道吧，而不是失控，就跟今天早上那个没脑子的泼妇那样……那就像一个该死的小屁孩。"

这个进展有点大，然后我想看她还能不能做到更多。我问她，有没有什么可以帮她控制自己的，这样她可以觉得自己更像个成年人，我问她有没有任何想法。她不带一点迟疑地回答道："我可以叫自己真名，不是吗？夏洛特，不是夏丽。而且跟每个人说都这么叫我。这样会有用的，对吗？"我倒是没有想到这一点，但确实很有道理。我给她一个大大的微笑，说我也可以这么叫她。她坚决地摇了摇头，这明确的态度竟让人感觉有些可爱："不，不，你不一样。在这儿我想既当夏丽又当夏洛特。可以吗？""当然，"我内心非常感动，说，"那自然很好。"

在之后的几次谈话治疗中，我们又谈回到了《蝇王》。她主动告诉我说，读这本书感觉很痛苦。当我们聊到故事里的男孩们杀人的那种兴奋感时，她哭了。这让她讲起当时她和团伙一起对埃迪施暴时所体验到的那种"兴奋"。这部小说在情感层面的真实，帮助她更清晰地谈到诸如后悔之类的感受，同时也让她表达出当时的某种无奈，即她感觉到自己当时不可能违抗她的同伴们的意志，否则自己就崩溃了。

在跟夏丽——或者说夏洛特——第一次会面时，我发现她喜欢看书的时候，我就想到了《蝇王》，觉得跟她有关系。在决定向她推荐之前，我的内心斗争了一阵子，想着要不要冒这个险，因为这本书可能会让她感到沮丧。现在我感到很高兴。伟大的波兰诗人维斯瓦娃·辛波斯卡（Wisława Szymborska）曾在诗中将诗比作"救命的栏杆"（a redemptive handrail）[i]，这个比喻很棒，对我来说，甚至也适用于所有伟大的文字和故事。很明显可以看到，夏洛特也体会到了同样的东西。

她说起小说里面一个主要角色的绰号"小猪"（Piggy），很显然这让她觉得很讨厌。"作者为什么要这么做，"她问我，"为什么他不能有一个真正的名字？那个名字真他妈蠢，他是怎么想的？"一开始我感到有点困惑，这看起来是一个过分的批评，但听着她继续讲，我突然捕捉到她愤怒中流露出某种伤痛。我当即问她："你是怎么被人叫夏丽的？什么时候开始的？"泪水顿时涌上了她的眼眶，她一时不能说话，需要先稍微让自己平静下来。随后她告诉我，小时候她也一直被人叫夏洛特，等到发育期的时候，她的两个继兄就给她取了个绰号"夏丽"。他们开始取笑她，说她不是一个真正的女孩，因为没有胸，说她看起来像个男孩，应该有一个男孩的名字……[ii]"然后他们开始对我动手动脚……"说到这里她变得结巴，然后不再往下说了，很明显她感到不舒服。我很强烈地感觉到，她正在我面前切换为"被动的夏丽"，当我问她想不想再说点什么的时候，她只是生硬地回答说"就是这样，从那以后我就是夏丽了"，然后就像她经常做的那样，轻轻耸了耸肩。"但你现在可以做出选择了。"我跟她说。我想让她明白，没有人可以替她做决定，除了她自己。她抬起头看着我，眼神中有些吃惊，承认我说的是对的。她此前已经做出选择了，决定夺回自己本来的名字。

"一个名字里有什么？"确实非同小可。它是我们用来描述自己的语言，意味着我们希望自己给他人留下怎样的印象，永远都是重要的；而在我的工作中，名字也是我会反复谈到的话题。与"夏丽"相关联的童年经验，让她处于一个精神遭受创伤的境地中，以致她任由他人支配，要么服从，要么做

---

i　出自她的诗作《有些人喜欢诗》（*Some People Like Poetry*）。

ii　夏丽的英文是 Charlie，是英语中一个相当常见的男孩名字，即"查理"。也被用作女名，但更常见是作为男名。

无谓的挣扎，再没有别的选择。随着时间的推移，她的讲述又有了一个语言上的变化：她话里带的脏字逐渐变少了。脏字对她来说仿佛是种万金油的表达感受的方式，而她开始越来越谨慎地选择措辞，在说话之前会先试着想一想怎么说比较合适。一天，我们再次谈到埃迪的死。我鼓励她试着向我表达出她的感受，说她怎么说都无妨，没有所谓对的或错的回答。她想了会儿，然后主动告诉我，她觉得他的死让"她的心黑化了"。这个想法自然流露出某种可怖的气息，不过她这么表达让我觉得是个好兆头。她并没有说"它让我心碎"，这是一种更常见的说法，多少属于不那么诚实的套话；她想到了这样一个比喻来表达她的感受，是种内部发生腐烂的感觉，这也初步证明了她开始走心了，也开始表现出创造力和发生转变。我们的治疗目标，一直都是看能不能帮助她从监狱系统中"脱离"出来，而此时我们明白，这可能需要将她的某个部分剥离掉，即剥离那个不再有用的人格面具。那天同她分别的时候，我颇感到一些乐观，我相信她未来能够重整她的内心世界，抛开那些在她的成年生活中已经不再适用的属于旧的自己的诸多方面。

很快，她就具备条件提出新一轮的假释了。在最后的几次谈话治疗中，我们开始谈到她在假释听证会上会说些什么，以及她将向别人怎么说跟我进行的这些治疗，因为我有职责向假释裁决委员会提供一些反馈。她说，她觉得最合适的说法是，她在心理治疗中"长大"了。我表示同意。她还希望，如果被允许离开监狱回到社区环境当中的话，她能够继续做心理治疗，以帮助她"更好地面对外面的生活"。说到这里，我们互相示以微笑，我知道这意味着她认为我们之间的关系是积极的，而更重要的一点是，这也是她的安全感有所增强的信号——她不再认为寻求帮助是一种表明自己软弱的事情了。这时我想到，她过去迟迟不能取得进步，不能"脱离"监狱，可能是因为她除了监狱之外再没有别的庇护所了。我想到小时候的她，每一次以为自己找到了一个安全的港湾时，都发现迎接她的全是危险，因此她会摧毁或者干扰自己在一个地方安顿下来的能力。她几次三番在考察期被召回监狱，在我们第一次见面之后，她在自己的牢房里闹脾气——此前我说过，这是因为她在面对管控时的挫败感——也可能属于这一模式。她那次闹脾气，可能是因为感到了恐慌，因为跟我做心理治疗以"脱离"监狱，这可能真的会让她变得自由，这个想法让她感到害怕。

夏洛特告诉我，她以后可能会试着实现她曾经对工作的展望，即照顾残疾人，或者照顾老人也行。她还小心地表示，这可能也是对"我过去杀害了埃迪"的一种补偿方式。她能够用这么主动的话来为自己的罪行担起责任，这同她那个"黑化的心"的比喻一样令人鼓舞。能有赎罪的意识并表达出这样的意愿是很重要的，而未来能够兑现诺言并坚持下去也同样重要。而我希望她未来能够做到。最后分别的时候，我向她表达了最好的祝愿，郑重地说："再见，夏洛特。"我至今仍记得她那张绽开笑容的脸。

扎赫拉 | ZAHRA

　　过完新年，节后复工的第一天，我带着新的一年的新鲜感，来到一所女子监狱，同心理健康内配团队一起开始了工作。腰间皮带上挂着的大串钥匙丁零当啷响，我穿过安检，穿过那些熟悉的气闸室和长长的走廊，不时停下来跟来到办公室的同事们问好。到了办公室，看到四处仍装饰着许多亮片和贺卡。日程表上，我这天第一个要去见的是一个叫扎赫拉的女犯人，她在监狱主楼的健康护理病区（Health Care Unit, HCU）。

　　到了病区双开门的门口，扑面而来的是里面聒噪的人声。近处有人在怒骂着脏话，更远处有人在尖声哀号，听上去像是一个寡妇在守灵时哭丧。还有急匆匆的脚步声和叫喊声，大概是工作人员彼此招呼着去安抚和控制病人，仔细听，还能听到有个人在断断续续地抽泣，声音很绝望。我想到但丁写的他来到地狱时的场景（地狱之门上写着"进入此门者，抛弃一切希望"），想到迎接他的那些刺耳的"陌生的言语"和"狂怒中的哭喊"[i]。我想，要是一位别的什么访客来到这里，该觉得多么难以承受啊。我虽然已经做这份工作许多年了，在这样的环境中仍然不觉得习惯，仍会被其中传递出来的监狱工作人员和犯人们的痛苦震动。而我希望自己永远也不要习惯。不过，虽然但丁在进入地狱世界时一边捂住耳朵一边哭，但我知道自己要是进去病区的时候哭起来的话，对任何人都没有好处。

　　健康护理病区的职责，是为那些因病情过重而无法待在牢房里的犯人，

---

i　　出自但丁名作《神曲》三部曲中的"地狱篇"。

提供基本的医疗干预。这些病人中有些是患有身体疾病，不过由于监狱中精神疾病的患病率很高，病区也不得不照顾那些精神状况严重不佳的犯人，他们中许多人都会在这里等上几周甚至几个月，再被转去一家有安全级别的精神病院。HCU 所承担的工作压力往往是巨大的，以至于这里的员工常常有一种疲惫不堪的神情，就是一位有太多孩子要同时照顾的母亲的那种神情。不过那天，接待我的那位长官很是热情，而且能干。他介绍自己叫特里，把我从接待区带到一间他为我腾出来的会面室。

他一边收拾会面室，把一堆纸和箱子挪开给我腾出点空间来，一边跟我聊天。他说我能过来大家都很高兴，因为大家都为我要见的这个病人存在自杀风险而感到担心。跟夏洛特一样，她也"上了名册"，监狱判定名册上面的犯人存在自杀风险，要对他们进行持续的观察。他递给我一个橙色的硬纸板文件夹，扎赫拉的名字就在其中。我每次跟她见面之后，都要把我的意见写在上面，而她必须按照监狱的规定带着这个文件夹回去她所在的地方，这样所有人都能知道她是一个风险人物。"我希望她能跟你开口说说话，她基本上不跟我们任何人说一句话。"特里说。

几分钟之后，这个女人来到了会面室。她看上去并不痛苦，对我的招呼轻声地做了回应。我伸出手臂跟她握手，她也回应了，不过态度有些冷，有些无精打采。她在我对面那张给她准备好的椅子上坐下，扫了一眼那份写着她名字的橙色文件夹。从她的眼神就能看出，她很清楚这个文件夹是什么，不过与夏洛特不同，她似乎没有什么反感。她的模样普普通通，个子小且瘦削，黑色的头发扎起一条长辫。我注意到她的一条胳膊上新包扎了一条绷带，从松垮的羊毛衫的袖子底下透出来。她下身穿了件裙子，裙摆长及小腿肚，脚上是一双芭蕾舞鞋。她身上流露出一种任人摆布的无所谓的态度，看起来就好像，如果她在银行排队，一个人在她面前插队，这个人也能确信她不会有什么意见。我们刚坐下时，她就跟我保持眼神交流，但她的眼神是呆滞的，有种空洞感，看得我有些不安。严重抑郁和有高自杀风险的人，在表达自己感觉的时候，是不会说自己感觉悲伤的，而更可能会说自己感觉麻木、没有感情。我想大家对这个女人有警惕是合理的。我还注意到一点：虽然我们才刚刚极简单地打了照面，我却有一种被评判或者说被默默地批评的感觉。

一如往常，我给她一个友善的微笑，然后解释我们的谈话内容将会保密，并说明我在心理健康团队里的角色。她几乎没有回应。她看不到我是来帮助她的吗？我感觉到一股小火冒了出来。对我来说，这是极少见的，尤其是在面对这么一个表面上如此平静的人的时候。当年实习时，我就常常要处理这样的负面感受，终于在犯了许多错误，并把这些感受与督导分享之后，我才慢慢地学会如何同它们相处，也学会同我的病人们相处。这是一项后天习得的技能，需要仔细倾听，很像给一件乐器调音。对我们心理治疗师来说，"调音"的能力，是在实习期间所做的那些必要的心理治疗工作中成长起来的，它帮助我们能够觉察到自己的情绪包袱闯入了治疗室，从而让我们与其保持距离。扎赫拉看起来什么反应都没有，但她的举止态度中有某种东西引起了我的反感。或者，我的这种情感是不是正镜像地反映了她隐藏起来的某种敌意？

我决定开门见山。"我比较好奇，你是不是对这次会面感觉有点烦？"她什么也没说，眼睛往地上看去，双唇紧抿着，就好像生怕里面跑出来一句"是"或"不是"一样。我恼火的感受更强了，然后意识到自己想要提高声调，以让她有点反应。"那可能不是有点烦。那是非常烦吗，觉得非常恼火？"她猛地摇了摇头，这比什么反应都没有要强，起码表现出了一些情绪。我向她确认，她并不是非见我不可，如果不见的话，也不会有什么糟糕的后果，我在这儿并不是要逼她做点什么。她没有反应，就好像是没听到我说话一样。我想，如果我像她这样处于不断的防自杀观察之下，我很可能也会变得不愿意配合。"扎赫拉？"她抬头瞄了我一眼，又低头看了下去。我跟她说，像这样跟一个陌生人聊天，我知道这并不容易。她含糊地说了点什么，我没听清。"对不起，可以再说一遍吗？"她提高了音量："我就是想死。"

新年假期开始的几周前，扎赫拉在她的牢房里放了一把火。庆幸的是，烟雾诱发了警报，她被救了下来。有意思的是，我从她的罪犯管理人那里听说，这个事件几乎是让她入狱的那起犯罪的翻版：两年前的圣诞节前不久，她在自己的公寓放了一把火，然后也被救了下来。这两次她都写好了字条，向她母亲声明了自己想要自杀的意图；而且两次她都比较幸运，因为救护及时，她没有发生严重的后果，只是受到轻微的烧伤，然后吸了一些烟雾。不过，她公寓的火灾导致了严重的财产损失，并且那位救她的消防员在营救和撤离现场的过程中受了重伤。在英国，对蓄意放火（纵火罪）的最高刑罚是终身监禁（就算没有导致人员死亡），而扎赫拉被判处 15 年监禁，量刑标准是 10 年，即 10 年内不得申请假释。入狱后，她一直都表现良好，直到最近才出了这样的事情。

除了可能会有的一些物质或政治性动机的情形之外，纵火罪是一种人们不太了解的罪行，尤其是女性纵火罪，不过它也越来越多地得到研究。[1] 记录显示，扎赫拉放火的历史可以追溯到她 17 岁时，她在家里卧室放了一把火，想把她的床烧了。这次放火没有造成太大的损坏，不过她母亲报了警，而且把她赶出了家。她被送进了收容所，在那里待到满 18 岁，这之后她就得自己照顾自己了。一位社工的记录显示，在收容所的那段时间里，她曾试着联系她的父母亲，不过她父亲患有癌症，她母亲则不愿意见她。她的几个哥哥给她寄了些钱，但忙于照顾自己的生活和年轻的家庭，跟她比较疏远。听起来她只能靠自己，漂泊无依。

她离开了莱斯特（Leicester）的家乡，南下来到伦敦找工作。她开始放一些小火，通常是在公园，或在医院和警察局附近，就好像是为了方便政府相关部门善后似的。她完全没有想要隐瞒自己的违法行为，反复被抓现行。不过，多数放火也没有被判刑，因为放火不等于纵火罪，除非被警方提出指控。最后，她有两次被指控纵火，刑期都很短，她很快就又回到社会上。她的缓刑期考察档案表明，她在那两次犯法之后表现良好，找到了一间中意的公寓，也在一家园艺品店找到了一份工作。她跟店老板相处不错，店老板对她挺好。有差不多两年的时间，扎赫拉都没有放火。这样的消停期在纵火犯当中并非鲜见，事实上在其他类型的犯罪者当中也是如此，而且，这同样与我们在成瘾者身上看到的一种模式存在关联。如果犯人处于犯罪的早期阶段，而且假如他们不反社会的话，那么因为各种原因，他们有可能会度过一段比较平和的时期。在这段时期，他们会觉得没那么痛苦，生活显得比较容易面对，犯罪倾向会暂时比较节制，直到某一天，有什么东西促使他们再次做出犯罪行为。我猜想，那两年对扎赫拉来说很重要，而一个比较积极的迹象是，她可能是亲社会的。

她的罪犯管理人曾告诉我，扎赫拉有自我伤害史，且入狱后依然有这样的倾向，她会割自己的胳膊和大腿。这种情形并非少见。英国的监狱中自我伤害行为的发生率很高，根据相关报告的数据，女犯人中的比例高达1/4~1/3（大约是男犯人中比例的 5 倍）。而且最近的一份来自英国司法部的数据表明，这个数字还在逐渐走高，在过去的 10 年来翻了 3 倍。[2] 自伤行为也许可以解释她胳膊上的绷带，不过，这个伤也可能是她牢房的火灾导致的烧伤。关于这个问题我不会急着问她，就治疗阶段来说为时尚早，不过我想，她过去的人生中可能有些什么"不可言说"的苦楚。对一些无法承受内心痛苦情感的人来说，痛苦会发生内化，他们会感受到身体上的疼痛，或者变得抑郁；而还有一些人，痛苦则会外化，自伤行为或放火行为都属于相应的表现。这两种行为都是在释放危险的信号，表明他们急需帮助。这些行为可能成为一种习惯，很难戒断，而且存在风险。有些人不把病人的自伤行为当回事，只觉得是病人求关注的表现，就好像寻求关注是件坏事一样。这是一种严重的误解。[3]

那天上午我坐在她面前，听到她如此明确表达了想死的愿望。我被她冷酷的表达方式和平静的语调震撼到了。很显然，待在健康护理病区的这段时间里，她的自杀倾向并没有减轻。我将不得不为此更细致地安排工作人员随时留意她的状况，布置好各种安全和警报机制，并确保每一项安全措施都到位。我需要在她的 ACCT 名册上填一些表格，做一些备注，即创建一份书面记录。这是为了保护扎赫拉的安全，也作为一份证据存档，表明她已经接受了谈话治疗，我们也相应对她做了恰当的照护和回应，"有备无患"。这些事情可能看起来有点像流程烦冗的官僚作风，但确实是重要的。这就好比，我对扎赫拉的情况有同情心，但依然会在自己的工作身份内保持一种有距离的客观姿态；同样，监狱的工作人员也必须做好平衡，他们担心犯人，同时也有职责维持秩序，并谨慎跟进责任和监督相关的事务。

我本以为，如果我不马上对扎赫拉那句关于想死的话做回应，她可能会接着说下去。但并没有。她只是静静地坐着，眼睛朝下盯着地板。于是我盘算着该跟她说点什么。新手治疗师会犯的一种错误，是表达悲伤或担忧，把谈话变成了表达自己的感受。我想我得给她留出空间，以让她可以不被打扰地体会自己的内心感受。几分钟过后，她抬起头看我，大概是对我的沉默感觉有点困惑。于是我把目光迎了上去："你觉得你有这样的感觉多久了，扎赫拉？"她毫不迟疑地说："一辈子。"她的回答凄凉、无力，仿佛每个字都挂上了冷霜一般。我想到了济慈（Keats）的一句诗"我几乎爱上了宁静安逸的死亡"[i]，不过自焚很难谈得上是"宁静安逸的"。我接着问她，她是如何有这个感觉的？并且既然如此，她又是怎么活这么久的？她耸耸肩。

我判断，是时候换个话题了，于是想到我事先打算跟她聊聊她那份工作。我跟她说，我知道她的前任老板一直都支持她、帮助她，我问她可不可以讲一讲他和当时那份工作的情况。她立刻回答了我，而且短暂地有了些活力。她先介绍了下那家园艺品店，然后说她如何陈列花卉和帮助顾客，她为此感到自豪。她说她想念那个时候。"我是一个好员工。说不定等我出去了，还能在那里找份工作。"听到她提到将来的生活，并且表示出活着离开监狱的意愿，我感觉到一点宽慰。

我想，扎赫拉最大的风险因素，是她不能去做自己喜欢做的工作，这种痛苦会让她设法做些什么出来。每一个体会过工作的乐趣的人都会明白，一

---

i 《夜莺颂》（*Ode to a Nightingale*）中的一句诗。

且离开这份工作，生活可能就空了下来。比如你可能会因此待在家里，会有很多空闲时间。而如果家里有很多麻烦，或者生活就此变得空洞，抑郁就可能乘虚而入。扎赫拉最近的这次自杀未遂，还有她的指标犯罪，可能就与此有关，就好比每到放假，从规律的工作中暂时脱离出来时，我们可能会有一种空窗感。众所周知，圣诞节一到，监狱外面满世界都是过节的气氛，一个个幸福美满的家庭都在欢庆节日（而且庆祝似乎越来越提前了）。监狱里的犯人们也无法躲开这些。电视上播着欢乐的圣诞节目特辑，广播里唱着圣诞颂歌和流行歌（如《我希望每天都是圣诞节》[i]），报纸、杂志还有网上（对那些能够上网的犯人来说），也满版满页的是庆祝圣诞节的各种画面。所有这些都让犯人们感到刺痛，仿佛在告诉他们，只有他们还被关在监狱里服刑，他们被社会抛弃了。有安全防护的精神病院和监狱被要求实行所谓的（不经意间有着某种讽刺意味的）"节日关怀计划"，专门设计来安抚一些在圣诞节之际心情不好的因犯，他们想到过去有关圣诞节的美好回忆会伤感，或者想到未来的生活觉得高兴不起来。不仅新年前后的这两个节日，生日和周年日同样可能带来麻烦，尤其是对那些服刑时间很长的犯人来说——这些日子意味着他们又度过了漫长、单调的 12 个月，以及未来仍有一道孤独和无聊的深渊等着他们。对有心理健康问题的犯人来说，这种感觉可能会更强烈，因而引发更严重的一些负面感受，诸如恐惧、妄想、焦虑等，以及他们可能会做噩梦，会回忆起过去那些有关丧失的经验，或者很可能还有那些快乐的时光。中世纪的意大利哲学家波爱修斯（Boethius）说得好："在不幸的命运中，最大的痛苦是曾经快乐过。"

我想进一步了解，这样的节日对扎赫拉来说具体意味着什么，从而弄清楚她为什么会选择用放火的方式自杀。但这次会面的时间快结束了，我只能下次再来寻找问题的答案。当下要紧的问题是，她依然表达出想要自杀的倾

---

i　英国著名歌手莎拉·布莱曼（Sarah Brightman）唱的一首歌，英文名为 *I Wish It Could Be Christmas Every Day*。

向，我需要跟她谈谈我们该怎么办。我说，监狱的工作人员都很担心，"我们都想在你待在这里的时候保证你的安全"。我有意这么说，是想暗示她待在这里只是暂时的。"他们都知道了。"她说，目光则移向了橙色文件的方向。她的口气听起来就像是，她几乎不会因为大家对她的担心而受到什么影响。或许，她对自己的死活其实是有一些担心的，但似乎她自己并没有觉察到这些担心的存在。

与此相关地，监狱为了让她活下来，将必须对她做一些情感层面的工作。如果她将来要成功地活下来，我想她自己必须为自己的生命多做一点努力。而她如果不能戒掉放火的行为倾向，她将可能在监狱里待很长时间，可能会超过她本来已经很长的刑期。我问她下周要不要继续来见我。"有什么意义吗？"她问。这是好问题，我也已经准备好了答案。我告诉她，我听到她有表达出对未来的希望，而我想保护好她内心的这个部分，相应地，我会跟她谈谈那份工作，并建议她可以把做心理治疗也当作某种工作。我说我愿意试一试，如果她愿意的话。让我惊讶的是，她同意了。

等到下次来见扎赫拉的时候，我不知道上哪里去找她。我本以为她很可能还在健康护理病区，但到了之后被告知，她已经被送回牢房了。这意味着，工作人员认为她的自杀风险有所减轻。我猜想，他们这么做也可能有病区床位压力大的缘故，他们可能不得不为另一个精神状况明显比她更糟糕的女犯人腾出床位。在一个资源紧缺的系统里，这是种资源有效利用的做法，每个人都竭尽所能做到最好，然后祈祷每一位病人都得到了必要的治疗。至于扎赫拉的状况，我完全没有抱有任何天真的幻想，比如以为她奇迹般地不再想死了。但或许，她开始愿意赌一个更好的未来。

我还发现了另一个好的迹象。我去找她时，她没有在牢房里待着，而是在工作。她已经决定回去做之前在宗教辅导处的一份工作，具体负责打扫礼拜室和为工作人员提供协助。我们的谈话可以在这里进行。

英国的监狱有一个宗教辅导处，为所有派别的宗教信仰犯人提供服务和帮助，也包括无宗教信仰的犯人，因此也包括非基督徒、不可知论者[i]和无神论者。监狱里的犯人中，声称自己是无神论者的占大多数，不过仍然有相当大比例的人信仰某种宗教。外面来访的牧师、拉比和伊玛目[ii]，也为监狱牧师岗的宗教辅导工作提供了补充。在这样的活动中，监狱有机会将犯人作为个体而非群体对待，体现出对人格尊严的尊重，同时鼓励他们与监狱工作人员保持更好的关系。还有一点需要承认的是，宗教辅导工作扮演了一个对犯人来说有益的角色，帮助犯人变得更加亲社会，使他们出狱后再犯罪的可能性降低。

为了让犯人们有尊严地服刑，监狱还提供了一些其他的活动，比如工作机会、教育机会、各种治疗项目、严格规定饮食和关注身体健康等。但这些举措有其难处，比如常年缺乏经费支持，但除此之外，还存在着一个深刻的难点。举措想要看起来公平公正，监狱就必须对所有犯人一视同仁，这样的后果就是，面向某个特定群体开展的活动就可能被指责为偏袒。在有安全防护的精神病院同样存在这样的问题。自现代监狱存在以来，就一直伴随着刑罚改革，其重点就一直且越来越聚焦于试图让犯人改过自新，并且是以一种让他们有人格尊严的方式实现，但过程中也产生了许多失败的经验。对此，我并不天真地抱有过于乐观的看法，同时也很清楚，不公和虐待一定多有发生，只是可能我所处的工作岗位让我没有看到最糟糕的部分。

在监狱系统中，每一个宗教辅导处都是独特的存在，但它们似乎都有一种宁静的气氛，给人一种相对的安全感。我到门口时，能听到交谈中的低语，还有钟鸣声——不是教堂里的钟，是佛教僧人手上的西藏小响钹（tingsha），钹的响声意味着打坐的开始或者结束。这种感觉，与到健康护理病区门口时的感觉截然相反。门里，有一位监狱长官正与两个等着见牧师的女人交谈。墙上挂着一幅幅风景画，上面都印有名言警句，其中一幅是两排

---

i 不可知论者（agnosticism）指介于教徒和无神论之间的人，他们认为上帝存不存在是不可知的。

ii 牧师（priest）、拉比（rabbi）和伊玛目（imam）分别是基督教、犹太教和伊斯兰教的宗教领袖，他们具体负责带领教徒们参与宗教活动。

榕树架成的林荫道，上面叠印了罗伯特·弗罗斯特[i]一句很棒的诗："最好的出路从来都是勇往直前。"[4]我深深地感到，这样一个色彩中立、满怀希望的空间，对那些犯人来说是多么重要啊。他们在法庭接受判决，被押送来监狱，而在这一方空间之内，悲伤、痛苦和宽恕都可以很好地得到理解。

我跟教士聊了几句，她好像挺喜欢也挺尊重扎赫拉。她告诉我，扎赫拉的精神状况比较好，早上跟来访的伊玛目见过面。这也令人鼓舞，说明她可能勤于思考，也能主动寻求帮助。不过同时我也知道存在一个风险。随着治疗往下进行，扎赫拉的一些痛苦情感会冒出来，而此前，放火可能帮助她规避这些痛苦。我想到一个网上的视频段子，恰如其分地表现了处于内心情感困境中的人所面临的真正危险。一个男人打开他家正门，外面迎接他的是一大群欢快的怪物，他推推搡搡地挤进怪物群中，边挤边解释说："哎呀，要不是为了躲那些情绪，我才不会……"当我和扎赫拉一起打开那扇正门的时候，她必须信任我，但我知道这对她来说没那么容易。

过了一会儿，她到了，在我的对面坐下，向我点头示意。她看起来活泛了些，不像上次那么冷淡，不过在我们聊天的时候，她手上不停拨弄着那道依然绑在胳膊上的绷带，不时拽一拽，捋一捋。我跟她说，很高兴再见到她，说刚才还听教士亲切地谈起了她。她回应了我一抹最简省的微笑，她的脸上只是稍动了动，仿佛是把一只电灯开关迅速按了两下。我再次提醒她，心理治疗对她来说也算是某种工作，也就是认真对待自己内心的工作，这可能意味着要谈到她过去经历的一些事和做的一些选择。她眉头一皱，说她不确定她能不能做到去谈这些。她感到紧张是因为，她不想去回想"过去那些痛苦的事"。

痛苦的事情可以先放一放，我说，我们可以从一些简单的东西开始。"比如什么？"我说可以先跟我讲一讲家里人。她呼了一口气，就好像是我的建

i　罗伯特·弗罗斯特（Robert Frost），20世纪最受人喜爱的美国诗人之一，曾4次获得普利策奖。弗罗斯特一生艰辛，诗作经常有种昂扬向上的精神。

议超出了她的能力范围，不过她还是决定试一试。然后我猜想，她会小心地不去说他们的坏话，她真实的感受会随着时间的推移逐渐冒出来。她跟我说，她父亲已经死了，在她第一次服刑的时候死于癌症。"他是个正派的好人。"扎赫拉说，听上去像是在念哪首挽歌，或者念哪篇讣告上的一句话。"那你母亲呢？"我问。"她还活着。"这个回答语气利落，没什么感情。"她是个很忙的女人。孙子孙女一共有7个，你知道吗？"同样，听起来还是像在念词，我猛然猜想，她会不会是在模仿她母亲说话？我问，母亲来监狱看过她没有。"没，没有，有点太远了。"扎赫拉的语气表明，她不希望我继续顺着问下去，我也很强烈地感觉到，这一番询问已经宣告结束。

行业内有一个老生常谈的观点，这个观点可以追溯到弗洛伊德，即心理治疗师总是会向病人问起他的父母，然后不可避免地，会将病人所陷入的麻烦归咎于他的父母。我之前提到过学界近几十年来关于童年期依恋的研究工作。这些研究基于弗洛伊德及众多后继者的工作而展开，在实证的层面上证明了，一个人在童年早期与父母亲之间的关系，同他心理发展的方式之间存在着某种关联。而这相应地也会影响他成年后人格的功能，包括他谈起自己和那些最亲近的人的方式。一些研究表明，童年时期反复遭受虐待或忽视，可能会影响到那些管理情感和自省能力的脑区之间神经连接的发育。在我见扎赫拉的这段时间之前，我和一些法医同行发表了一些研究，研究的是，童年期依恋的不安全感所带来的痛苦，如何导致个体暴力风险的增加。[5] 我有一种感觉，这项研究跟扎赫拉有关。正如事实情况所呈现的，她的自述看起来聚焦于那些在她人生中几乎缺席的家人。我想到了"account"（含义有"描述"和"认为"等）这个词的双重含义，既是讲述故事，也是诚实地表达态度。

好的心理治疗师不会去追着问病人被虐待和遭受创伤的具体经验，而是仔细倾听，留心病人的父母当表达而没有表达的是什么，而不是表面上对他做了什么。在听病人讲述的过程中，我们要注意言语之间那些有着极重要意义的空白之处。大多数治疗师也会试着引导病人，让他们说出与父母亲或者照护者之间的那些积极经验，尤其是在记忆中觉得被照顾、被放在心上，以及被当作个体尊重的那些时刻。这样的倾听和引导，对经历不幸的病人来说有一种调和的效果，能帮助他们建立起韧性，让治疗更可能成功。在与扎赫拉谈话之前，我没有做任何先入为主的推想，不过仍然被惊到：她是那么不想去谈她与家人之间真实的情感关系。她的讲述是没有感情的，只是在罗列一些事情。

我能看出来，扎赫拉不习惯谈起她自己和过去的经历。治疗早期，病人沉默寡言的情况并非少见，但我想这个情况在她身上表现得更为突出。她受过良好的教育，而且言语表达清晰，这跟许多我打过交道的病人比起来都要好得多，然而她在讲述自己的经历和内心感受时，却好像不知道该说些什么。经过好几次谈话治疗，我才总算听到那么一点她的过去，她跟我讲了一点她在英格兰中部家乡的成长经历。就像我在其他案例的故事中提到的，听病人亲口讲出他们的过去，一定比看报告或者档案要好得多，因为讲述的具体方式会帮助我们了解他们的内心情感经验。比如，我此前就已经知道，在扎赫拉出生时，她父母生养的两个男孩已经十几岁了，而她把自己称为"a late child"（一个迟到的孩子）。Late 有两种意思，"迟到的"或"已故的"，不论是哪种，听上去都不是什么好的意思。她说这句话时，我有一种感觉，她可能早就这么说自己了，也就是说，她觉得自己总归不该出生，就好像她的人生就是一个错误。

每次见面，我们都会谈到那份橙色的 ACCT 名册。她仍需要随身带着它，上面有一些关于她的自杀风险的笔记。我提议，我们俩可以一起想想该往上面写些什么，就像讨论工作的分工。这样一来，她开始慢慢将想要自杀的感受，视为对她内心没有自杀倾向的那部分来说的一个问题。这个话题我们可以一起探讨，她不需要回避我。用这个方法，我们开始在彼此之间建立起某种纽带。在共同协作的工作中，我们认真对待了她想自杀的内心感受，这让她逐渐将那天牢房里发生的事件与她放火烧自己公寓的事件联系在了一起。她的讲述一点一点地进步。一开始她还说得磕磕绊绊，之后越来越流畅，最终，她向我讲起了犯下纵火罪的那天的故事，而且她的言语方式能体现出某种能动性和对事情的接纳度。听她讲完，关于决定她命运的那一天，我已能够拼凑起来详细的印象。在我心里，这一天的印象许多年都不曾淡去。这种感觉，就仿佛在看完一部动人或痛苦的电影后，那些影像画面便留在记忆中挥之不去，在日常的许多时刻，突然在脑海中不经意地冒出来。

她是从那年 11 月的一份购物清单说起的。清单不长，但必须去几个不同的地方才能买齐。她说那天特别冷。随着她的讲述，我脑海中浮现出她的画面。

她买完东西，走在回家的大街上，感觉空气很冷，于是把脖子上的围巾往上紧了紧。大街上满是购物和上下班的人群。她从人群中穿过，路过了"可汗"蛋糕店，几乎就要走远，她转过身来溜进了这家蛋糕店。我对这样的亚洲甜品店很熟悉。我想象，她抬脚迈进店门时，门口上方的铜铃丁零零响了几响，里面空气温润，弥漫着豆蔻的香味。

她得排很久的队。队伍旁边也都挤着人，几乎都是女性，她们尖细的交谈声冲击着她的耳膜。透过陈列柜台的玻璃，她看着自己最爱吃的甜品——玫瑰果（gulab jamun）。玫瑰果是一种松软的金黄色甜球，中间是油酥面皮，外面撒上细细的开心果碎。[i] 这个女孩终于来到了柜台前取她买的甜食。她打了一个哈欠。"把嘴巴闭上，蠢货，不然有东西就会飞进去的。"这时，她脑子里冒出这么一句话，就好像她母亲突然站在了自己旁边。但妈妈在很远的地方，在莱斯特的一栋房子里，扎赫拉就是在那栋房子里出生的，但不受欢迎。离开蛋糕店回家，她手上又多了一个袋子。或许，她一只手小心地拎着好几个购物袋，里面装着刚买的一大堆物品，一边腾出一只手伸进那只甜点袋子里，捏出一颗玫瑰果，吃了起来。这个时候，我很确定她是完全没有想要伤害任何人的。在十字路口等绿灯的时候，她旁边的任何一个人如果看

---

i　玫瑰果是印度和中东一些国家的传统甜食，外表看起来像油炸汤圆。

她一眼，都会觉得再正常不过：一个年龄在 30 到 40 岁之间的印度裔女人，打扮体面不张扬，身上穿着一件朴素的冬外套。

回到家，扎赫拉做的第一件事就是给她妈妈发消息。然后没有回音，消息软件里只有"已送达"的提示。又是这样。此前几天，她已经给妈妈发过几条消息。在排灯节（Diwali）[i] 的第一天晚上，她向妈妈送去排灯节快乐的祝福，并请求妈妈有时间了给她打个电话。妈妈可能在忙着给大家做饭，过会儿就会看到消息的，扎赫拉这么想。桌子上放着一盏带灯嘴的陶灯，这盏陶灯是上午她从床底下一个满是灰尘的纸箱里拖出来的。她花了一点工夫，用刚买的一大桶油把陶灯灌满。然后她走过去把外套挂起来，没等挂上，她转念一把将它扔在了单人沙发旁的地板上。她心想，有什么意义呢？这时手机响了。来了一条消息！扎赫拉赶紧打开看。"领取你的 10 英镑优惠券，如果不想继续收到推送，回复'退订'。"外面又是烟花。我想象扎赫拉站在那里，听到烟花引线点燃的哔哔声，然后是蹿天的哨声……夜里热闹的烟花，她透过厨房的窗玻璃可以隐约看到。穿过玻璃，还依稀可以听到隔壁孩子们的欢呼声。我问她，计划的时候，有想到他们吗？她不想连累他们，她说。她觉得他们不会有事，这栋楼基本上都是砖头做的，不是吗？

这是排灯节的第三天。她说，外面的街上到处都是欢庆的人，他们在跳舞、欢笑、开心地玩。公寓楼里也到处张灯结彩，各家各户的窗户上挂满了各式各样的小彩灯，摆满了节日蜡烛。我不打算打断她的讲述，不过我心里在想："她来自一个穆斯林家庭，而排灯节是一个印度教节日，不是吗？"仿佛读懂了我的困惑，她说："每个人都会过排灯节，你知道吗。过节有个由头就行。"排灯节一共 5 天，那年比平常来得稍晚一些，跟圣诞节几乎刚好前后脚接上。"这些节日没有那么不一样，对吗？"扎赫拉想了想说道。我问她这句话怎么理解。她说，从小到大，她这两个节都过，然后简单说了

---

i　　排灯节是印度人的大节日，地位相当于中国人的春节和西方人的圣诞节。每年于 10 月或 11 月举行，会点蜡烛、点陶灯、放烟花等，立意在于正义战胜邪恶，光明战胜黑暗。

说它们都意味着又一个新的开始，都寓意着善良战胜邪恶，光明驱散黑暗。我听她说着，头脑中则想象着，排灯节的灯景跟圣诞节一条条五颜六色的小彩灯叠在了一起，还想到了圣约翰在福音书[i]里的那句话："光照在黑暗里，黑暗却没有胜过光。"

扎赫拉说，到了排灯节的第三天，大家会去趟庙里，但她还没有去。大家也会在这天与亲朋好友一起过，她也没有这么过。像往常一样，她去了园艺品店上班，为马上要到来的圣诞节旺季做准备。几周之前，她曾向老板请示在店里做一些排灯节的布置，然后她把一切都打理得井井有条，摆上一排排的茶蜡[ii]，整齐地挂上一圈圈的花环。她说，店里过道的一边是盘坐在莲花上的拉克希米女神[iii]，对面则是牵着驯鹿的圣诞老人，两个人隔着条过道，大眼瞪小眼。她的描述很有趣，我笑了。离店之前，她给自己留出一箱茶蜡——她是用她的员工折扣卡买的，不像她的一些同事，她从来不会偷摸拿店里的东西。

她说，这是她做过的唯一一份喜欢的工作。店里能闻到姜和咖啡的迷人香味，是从后面新开的那家咖啡馆飘过来的。咖啡馆里有许多刚在园艺店买了东西的顾客，他们的手推车里堆满了东西，比如一品红[iv]和缀着小亮片的绳子。他们相互拥抱、欢笑，表达问候，几个家人和朋友舒服地坐在一起，吃着肉馅饼，面前的几只马克杯往上腾着热气。她跟我说，看到他们让她心里感到难过，但她说不清楚为什么。我推想说，可能是因为她没有跟她的家人在一起。她摇了摇头，说她的两个哥哥在那个星期都邀请了她去家里一起过节，之前每年也都会这样，但她对他们感到既羞愧又生气，而说不清楚是

---

i　即《约翰福音》(*The Gospel of John*)，是《新约圣经》的"四福音书"之一。"四福音书"均由耶稣或耶稣弟子的门徒所写，介绍耶稣的生平和事迹。

ii　茶蜡（tea light）是西方常见的一种小蜡烛，扁扁的圆形蜡烛装在小金属盒里面，可以有各种颜色。

iii　拉克希米（Lakshmi）是印度教中的幸福与财富女神，在中文世界也叫吉祥天女。形象是盘坐于一朵莲花之上，一手撒下金币，一旁常有大象护卫。传说中她诞生于一片乳海。

iv　一品红（poinsettia）也叫圣诞花，花附近的叶子是大红色，下面的叶子则是绿色，恰好是圣诞节的配色，经常用在圣诞期间作为装饰。

什么原因。而且那时候，这些事情她没有任何人可以倾诉。我点了点头，鼓励她继续说下去，说她已经讲了这么多。

她说，她不去跟哥哥和他们的家人一起过节，事实上是害怕见到她的母亲。而她对母亲有多害怕，就有多想念。她想听到母亲的声音，想确信——哪怕只有一点点确信也好——那个女人起码知道这个女儿还活着。她们上次交流已经是在 3 年以前了，而那也只是一次简短的电话，妈妈很仓促地就把电话挂掉了。她最后一次见到妈妈本人，则又要从这通电话往前数上 5 年时间，感觉像是已经有永远那么久。那些糟糕的念头又冒了出来，她已经有很久没有感觉这么低落了。不过即便如此，她还是像往常的工作日那样，看起来正常地工作。没有人知道她的心事。节前最后一天上班的晚上，所有人都下班了，她的经理祝她节日快乐，问道："你会去看家里人吗？""去我妈妈那儿！"她爽利地答道，配上一个大大的笑脸。讲到这里时，她也向我表演了她在说出这句谎话时装出来的这个笑脸。不过，想到经理应该是信了她的话，她还是稍微高兴了一点。

但一回到那间令人悲伤的公寓，她又被那种糟糕的感觉缠上了。她不得不把自己缩成一团，蜷在电暖气旁边的那把椅子上。她必须让自己振作起来。于是她再次看了看手机，以防漏掉妈妈的消息。依然没有任何回复。她打开了电脑上的浏览器，把昨天夜里搜索的内容又浏览了一遍，确保自己已经看过了所有的操作流程和注意事项。她准备好了。她向我描述，她如何拉了一把凳子到厨房的烟雾报警器下面，爬上去，踮起脚尖，有点费力地把报警器关掉。

她跟我讲，她当时想过第二天可能会发生什么。她想象母亲会接到一个陌生人的来电，想象如果妈妈会接的话，会是什么反应。讲到这里她停了下来，陷入一小段悲伤的沉默。我等了一会儿，然后引导她继续往下说，问她当时是怎么想的，觉得妈妈接到电话时可能是什么反应。"可能……我不知道。我当时想她可能会伤心透顶，不过主要是因为想到人们会觉得她不是一个好母亲，会怪她之类。"她母亲除了关心别人的看法之外，什么都不关心。

扎赫拉告诉我，她心里想的最主要的一点是，假如她死了没有人会关心。她没有亲密的朋友。她的家人甚至可能好多年都不会知道她的死讯。她的两个哥哥原则上不会接未知号码的来电，而如果真的哪天知道她死了，他们可能会想没了她更好，从此不用承担那些令人厌烦的责任了，比如，再也不用每年都例行请她到家里做客，也不用每次生一个胖宝宝之后都要给她发张照片。"妈妈，请回消息。"她给妈妈写了最后一条消息，趁还来不及后悔，按下了"发送"键。片刻，她看到消息提示"已送达"。她想，或许母亲以后会看到她死前最后这条消息，意识到她此时已经万分焦急了。讲起这里，她的声音平淡，语气也讲求实际，只是字里行间能听出来暗藏着绝望。这种不一致听着让我痛苦又动容，要做到这样保持克制，把眼泪忍住，需要的力气一定比我能想象的还要多。

她盯着手机，希望来一条消息让它响起来。这样过去了约莫半小时后，扎赫拉突然清醒地意识到，不会有消息来了。是时候了。她草草手写了一张给母亲的字条，向她道歉和告别。她把字条从前门下边塞出去，希望不会被火烧到。她从厨房拿出一张托盘，把今天带回家的那些小茶蜡在上面摆上四五行，然后在旁边摆上一盒火柴。她家里并不经常有火柴，因为厨房的灶也是电的，而且毕竟，火柴对她来说也不是什么好东西——她自己清楚这一点。不过今天她特意买了。然后她开了一瓶甜葡萄酒，这也是她很少买的东西。一般来说，喝酒会让她不舒服，她向我解释说，但那天晚上……她感觉很糟糕。我点点头。她并不需要做解释的。

她匆匆地吃掉带回家的那些玫瑰果，就着葡萄酒咽了下去。她还记得，当她突然站起来的时候，她感觉自己可能会吐。接着，她拿起那盏陶灯开始浇油。这是预先计划的仪式的一部分。她浇得有条不紊，把两个房间的四面墙脚都浇上了油，确定没有漏掉一寸。陶灯里的油浇空了，于是她去取来买的那瓶油续上，把剩下的也全部浇掉。地毯上浇出一条明亮的分界线，床上也到处都是。我想象，她仿佛爬上了一座悲伤的孤岛，独自坐在那里，没有人会来救她。没有人知道。

她捡起那盒火柴，摇了摇，心跳开始加速。她回忆，曾经第一次听到这诱人的声音时，就是这样的感觉。那些小木棍里藏着一种能量。她小心地把一托盘的茶蜡点着，"像是给一块生日蛋糕点蜡烛"。外面传来的嘈杂声更大了，隔墙能听到宝莱坞的音乐。她回想起许多年前，在一些排灯节的夜晚看到茶蜡的情景。那时候，她家里满是人，有朋友，有亲戚，还有朋友的亲戚们。她跟我讲了这样的一幕：10岁还是11岁的时候，年少的她从房间里偷偷往外看，看到有人在楼梯上摆灯，大家都围在旁边看。那些小火苗星星点点，摇曳着，仿佛在随着客厅传来的音乐一起舞动。但她必须待在楼上学习，她说。她的任务是做一个乖乖女，在学校取得好的表现，将来长大了可以挣钱，为家里做贡献。然而她的两个大哥哥被允许参加节日聚会，他们从小被父母喜欢，被宠坏了。

我问，她是不是一直都是乖女孩。她摇头，说到了十几岁的时候，她开始不愿意做作业，时常从卧室的窗户爬出去，跟外面一些在公园闲晃的当地小孩一起喝酒抽烟。这些是违抗父母意志的。每次被抓到，她都可能会被父亲打一顿。她还说，16岁时，她开始悄悄自残，往胳膊和腿上划口子。不管怎么说，这让她感觉好一些，"或者说至少没什么感觉"。她只穿长袖长裤，这样就可以把这些充满愤怒的红肿伤口遮起来。没有人知道。

她接着讲那场火灾的故事。她承认自己控制不住看手机——在划着火柴之前，她最后看了一眼手机。屏幕上有一条消息，不过是提示她"低电量"。谁在乎呢？没人在乎。之后，她从托盘里捡起一只茶蜡，朝房间另一边的窗帘扔过去。然后是第二只，第三只，茶蜡飞向四面八方……直到托盘变空。她看着四周，脑子晕晕的，感觉里面装的全是葡萄酒。眼睛被烟熏得掉泪。火势呼地一下腾了上来，火苗往上吞着窗帘，火舌燎着破败的墙纸。直到这时，她才感觉到有些慌了：我干了什么？她告诉我，这之后她就什么都不记得了，直到在医院的病床上醒来。

我已看过庭审档案，得知扎赫拉和她的邻居都极为幸运：外面走廊的火灾报警器很快就响了起来，而消防服务队就在附近，因为排灯节期间需要维持高级戒备状态。隔壁的孩子们被迅速撤离。扎赫拉吸进了一些烟尘，但奇迹般地得以逃生，只受了几处轻度烧伤。不幸的是，破门而入把她从烟雾中拖出来的那位消防员受伤很严重。第二天，扎赫拉在医院被逮捕，被送到女子监狱，而两年之后，她在这里的健康护理病区见到了我。

在听她讲述那天夜晚的记忆时，我再次想到，对那些孤独的不被关爱的人来说，对那些想要被接纳却无处可去的人来说，节日是多么难度过的时间啊。一些人可以靠工作扛过去，这样可以免受社交场合中节庆气氛的强行冲击。在这个时期，业务繁忙的不只是商业街上或者网上像亚马逊那样的商店，还有撒玛利亚会的热线电话。在一年四个季度中，他们在第四季度接到的求助电话量是最大的。我的思绪反复回溯，回到扎赫拉给母亲发消息得不到回复的事情上来。我想到，这个女人的渴望是如此强烈而辛酸。她渴望母亲能联系她，哪怕只是说上几句话，让她可以稍微相信，她母亲心里还是有她的。如果许多人都能理解扎赫拉在节日里有多么痛苦，那么，也应该能理解她那种被拒绝和感到恐惧的体会——我们向爱的某个人发出信号，却得不到回应。为什么在遭受这么多次的拒绝后，她仍然觉得可能会得到回应？我发现自己想到了一个可能的原因，即她会不会是部分受到了身边那些充满希望的母亲符号的影响：圣母玛利亚温柔地抱着她怀里的男婴，圣家族[i]洋溢着爱与光明；或是一群小孩围坐在一棵树周围，身边是爱他们的父母亲。这次谈话结束后，我在网上搜索了"排灯节图片"，看到了幸福与财富女神拉克希米的图片，她从一片乳海中出现，胸部饱满，臀部很宽。

扎赫拉讲完，双手交叠，抬头看向我，眼神中带着期待，仿佛等我说出什么高见。我还在消化她说的话。就好比在影院刚看完一部震撼的电影，坐在位子上动弹不得，银幕上演职员表还在滚动，观众鱼贯离场走向影厅出口，我却对这些都视而不见。我脑海里仍在浮现出各种画面：园艺品店的陈

---

i　圣家族（Holy Family）指婴儿的耶稣、圣母玛利亚和耶稣的养父圣约瑟。

列中，拉克希米女神和圣诞老人面对面看着；她愉快地品尝着那些印度甜品的甜腻滋味；她听着烟火在外面的街上怒放，也在她心里怒放；她等着迟迟不到的消息，心中感到剧烈的痛。我不自禁地同情她，同情她人生中深入骨髓的孤独。不过，大多数孤独的人并不会放致命的火。这些念头我大都没有跟扎赫拉讲。不过我告诉她，听到她的故事我感到悲痛，我强烈地意识到，她在火灾中距离死亡是如此近。"为什么你会在乎呢？"她问。这个问题不是挑衅的反话，她真的看起来有些困惑。我需要小心地回答她。同样，这个回答也不是关于我，而是关于她想死的愿望："唔，我很高兴你能在这儿跟我讲到这些。我意识到，你说真的想死，这可能并不是真的。我还意识到，不久前你在牢房里放那把火的时候，你依然有那种想死的感觉。"她微微点了点头，几乎不可觉察。"我想，两次你都是想得到母亲的回应。对吗？"

扎赫拉没有回答，这让我担心，自己是不是终结了谈话。但过了会儿她开口说话了，几乎是悄悄话："那就是我唯一想要的……听到她跟我说话，觉得她还在乎我。"说完她便很久不再说话。这段沉默让人觉得很漫长，我等着她继续说，这段时间我简直忘记了呼气。"我想，"她再次开了口，话中带有一种我此前没有听到过的坚定，"我母亲真的不喜欢我。而且我觉得她从来没有喜欢过。"她坦陈，说出这样一件事，她感到羞愧。我问她可不可以解释一下为什么。她说，尊敬父母在她的家庭和文化中是很重要的，而她一直以为，母亲那么对待她，一定是因为她有过错。这让我想到她之前说到的那个"late child"的标签，其中蕴含的想法，就是认为自己是个错误的存在，或者对这个家庭来说是某种不好的多余人。在下次见面时，我们再次谈到了这个话题。而她还讲到了另一个标签，是她家人在她青少年时给她贴上的：她是一个"坏女孩"。这让她跟我讲了她在17岁那年第一次放火自杀未遂的事。

就跟后面的两次一样，那次也是因为被妈妈冷酷地拒绝了。同样地，那次也是发生在年底，在节日前后。周围全是节庆的气氛，她感到孤独，她的痛苦没有任何人可以诉说。孤零零地待在卧室，她感到难以忍受，感觉不被需要，似乎从中解脱的最好方式就是死。我想象着当时的她。那么年轻，那么敏感脆弱，两条前臂上还能看到许多疤痕。她把手伸进双肩书包里摸索，摸到了那盒火柴。嚓嚓，嚓嚓。她摇了摇火柴盒，里面那些小木棍发出响声，它们拥有对她来说过于巨大的能量。随后，房间里腾起了烟雾，床垫在缓缓燃烧。她开始感到恐慌，烟雾越来越大，呛得她直咳嗽。接着，她听到了母亲的尖叫："你这个蠢货，蠢货！你干了什么？"

这段回忆让她内心颇受震动，我也一样。谈话结束时，我努力安抚她，确保她在回去牢房之前心里能够平静一些，而不至于在痛苦中回去。在她回去之前，我请她和我坐下来想想，在她的橙色文件上，关于她的想法和回忆我们能够写点什么。我们共同决定，给一位工作人员写上一些备注，提醒说她感到情绪低落，这样他就可以在她需要帮助的时候及时伸出援手。我还安抚她说，向我讲出自己同母亲之间这么糟糕的关系的，她并不是第一个。

之后一周的会面中，我们进一步谈了她和母亲之间不幸的关系。我告诉她，她并不孤单，她这样的经历并不是某种文化或民族所独有的。这让她感到意外，并有所宽慰。我说，由于各种各样的原因，许多女性都很难与母亲相处。而且，许多女性很难担当母亲这个身份。不是所有的女人都必须生养孩子的。如果一个女人很难担当这个身份，可能是因为她小时候没有得到很好的关心，或者遭受了某些无法修复的创伤，从而将这些痛苦又传给她自己的孩子。随着治疗的进行，我鼓励扎赫拉去想，母亲在小时候和在年轻的时候可能经历了什么。她从印度来到英国，跟一个她不认识而且年纪大她许多的男人结了婚。他不是一个爱她的伴侣，对待她和孩子们常常施加暴力。这些并不能为她对待女儿的方式开脱罪责，但可以解释她身上的那些缺陷。扎赫拉能够宽恕她母亲的无情吗？她能宽恕想伤害她自己的自己吗？我还想知道，她如果不能从母亲那里得到爱，那么可不可以让自己接受两位哥哥的一些爱？当说到这么深入的内容时，她的眼泪冒了出来。

在我跟扎赫拉的谈话中，还有至关重要的一个话题：被父母亲忽视，甚至遭受敌意的对待，这对任何一个小孩来说都是相当可怕的，就算父母没有对他们动过一根手指头也是如此。性情暴躁的父母会在孩子内心种下恐惧的种子，在很长的时间之后，这种慢性的恐惧，会损害孩子的自尊心、价值感还有管理自己情绪的能力。扎赫拉的父母满足了她所有的外在物质需求，比如住的、吃的和穿的，但在扎赫拉的记忆中，一直充满了被拒绝、被评判和被嫌弃的感觉。她感觉自己永远不值得关心，而自我伤害行为是对这种痛苦的一种回应方式。最终，这种行为升级为纵火。在她看来，她充满歉疚的自我可以在一团火焰中消失掉。我认为，扎赫拉是了不起的，她有着非凡的韧性，在经历这么多来自父母亲的拒绝和嫌弃之后，她依然活了下来。许多有类似经历的人，结局都比她要糟糕得多。

我还明白有一点很重要，即让扎赫拉意识到，作为一个成年人，她可以做出选择，同时也要承担责任。有一次，她再次说到家人对待她有多么糟糕。这时，我认为是时候问她一个问题了。我问她，当初跟家人一起生活时，她所做的那些事情，是否给他们造成了任何可能的伤害。扎赫拉愤怒了，可以说是义愤填膺。她从椅子上弹了起来，冲着我大吼。她说我不在乎她，说我是个该死的婊子，什么都不懂，还补充说，她知道我"是为了钱才来这儿的"。这暴怒的气场来得突然，和她的性格如此不相称，以至于把我吓了一跳。我感觉像是踩到了一颗看不见的地雷。随后她从房间里猛冲出去，出门时把门一摔，太用力以至于门框被震得嘎吱响。我被惊得愣住了，片刻之后我赶紧追了上去：她忘了拿她的ACCT名册了。

我追上扎赫拉时，她看都不看我。我为让她生气向她道歉。我在名册上为这次冲突做了记录，她则在一旁冷冰冰地看着，一言不发。我跟她说，我们下周见面时，可以一起想想刚才发生了什么。不过老实说，我不确定她到时候会不会来。过去多年来的经验，好比和加布里埃尔和托尼那样的病人交流的经验让我知道，心理治疗中虽然可能出现这样的"不愉快"，但也是可以恢复正常进展的，不过我想更仔细地检视一下我这方面可能存在的问题。

我花了一些时间同一位前辈同行进行讨论，好帮自己把这件事情想清楚。我告诉他，我感觉自己忽略了什么东西，不应该对这样的"弱者的愤怒"感到大惊小怪。当我把自己的这个想法表达出来时,我立刻意识到,我此前不自觉间过度强调了扎赫拉的顺从态度,或者说她"软弱"的行为。我还得承认,我想我对她存在某种先入为主的看法,认为她是被动的,是一个"乖乖女",或许,我不自觉地认为她符合了我头脑中的一种刻板印象,即一个恪守本分的,对父母兄长尊敬有加的亚裔女孩。对我来说,这自然不是什么光荣的事。我多么希望这是我最后一次从表面(face value)去看一个人,但事实上,这是一门长久的修行,我不得不让自己反复从类似的情形中吸取教训。"face value"这个跟看人有关的习语来自金融界[i],这种缺点对人来说大有来头,以色列经济学家和心理学家丹尼尔·卡尼曼(Daniel Kahneman)就对此做过深入的研究,他表示,头脑很容易只从表面去做判断,而更难深入意义的更深层面。[6]

我的这位前辈还指出,扎赫拉很可能认为,我提的关于是否伤害到她家人的问题,是对她的一种批评。这可能让她觉得我变得像她母亲那样,对她内心的痛苦毫不关心,也不管她当下是什么感受。我意识到,在那"盛怒的片刻",她内心被压抑起来的对母亲的暴怒,矛头全都转向了我。这种病人把情感"转向"治疗师的情形对我来说并不陌生,这是精神分析理论中的基础观点,而且同等地适用于积极和消极的情感,如爱、依赖、愤怒和不信任等。

我知道,我把这一点解释给扎赫拉听可能会有帮助。而且,我把她的这次反应看作一个积极的信号,起码她用了一种新的方式处置她的愤怒了。她不是将其外化,比如把怒火发泄到自己的身体上,或者发泄到可以燃烧的无生命物件上,而是对她感受到的痛苦做出了反抗,向那个伤害了她的人采取言语上的攻击,就跟我们每一个人可能做的那样。尽管骂人或摔门不是最好的交流方式,不过我想,扎赫拉这么做多少是真实而且有益的,因为她诚实地面对了自己的愤怒。因此,心理治疗绝不能在这个时候中断。庆幸的是,

---

i   face value 本义是面值,即如货币、邮票上标示的价值,引申义为事物的表面价值。

我说服了工作人员，也说服了扎赫拉，将心理治疗继续下去。

我去扎赫拉的牢房门口请她回来继续做心理治疗时，她看起来很不自在。我跟她说话的时候，她不愿意看我。我跟她表达了歉意，问她我们可不可以聊一聊上次的事情。面对我真诚的歉意和继续做治疗的邀请，她所显出的尴尬清楚地表明，她对如何处理和修复冲突非常陌生。要在亲近的关系中建立起信任，这是一个极为必要的工具。我很感谢她同意接着跟我做心理治疗。

于是我们谈起上次她冲出房间的事情。谈话中，扎赫拉能够向我承认，当时她心里混淆了过去和当下。我们能够再次坐到一起，这一事实向她证明了，亲近的关系中发生的愤怒并不是致命的。我们得以再次回到我的那个问题，即她的一些做法是否给家人造成了某种程度上的担忧和痛苦。扎赫拉承认，确实造成了麻烦。我们还谈到，她如果不放火、不进行自我伤害的话，有什么方式可以面对内心的痛苦。我想，扎赫拉与漫威漫画（Marvel Comics）中的绿巨人浩克（Hulk）有许多共同之处（尽管看上去不像），他们都是遭受创伤的小孩，愤怒让他们变得危险。甚至她不经意间说了一句话，正是浩克在电影中的经典台词："别惹我生气，我要是生气了，你不会喜欢我的。"面前这个看起来温顺、和善的女人，说不定会突然变身成一个满身都是大肌肉块的怪物，在女子监狱里面引起一场骚乱……那个时候，我恐怕只好努力挤出一个僵硬的笑脸了。

在跟我相处了9个月后，扎赫拉不再被视为一个自杀危险分子，她再也不用带着她那本 ACCT 名册了。她被告知，她将会转去另一家女子监狱服完刑期。在她转狱之前，我们做了最后几次的谈话治疗。我们谈了谈她未来是否还有伤害自己和他人的风险。她说，她觉得自己不会再放火了，不过要是有人惹她生气，她不能保证自己再也不会像上次那样大吼大叫、骂人或者摔门。我向她的缓刑监督官 i 建议，扎赫拉在去了下一所监狱后，最好能够

---

i　缓刑监督官（probation officer）是监督和帮助缓刑期犯人的官员。

继续得到心理健康团队的帮助，如果可能的话，最好继续接受一对一的心理治疗。我很清楚，如果还能参加一些愤怒管理团体治疗[i]的话，也会对她有所帮助。不过，女子监狱中提供的团体治疗项目很少有这种，更多是针对创伤和丧失的，这是 10 多年以前的情况，但至今依然如此。一些女犯人之所以入狱，正是因为她们用暴力的方式来处理愤怒和绝望的感受，即便如此，面向女犯人的诸多心理干预措施，仍然默认将女性暴力行为能力忽略并排除在干预的目标之外。不论是对女性犯罪者还是对公众来说，这种忽略都是不诚实的。不论扎赫拉能得到怎样的心理治疗，在她的下一次病例讨论会上，需要强调的重点是，继续做她的心理工作是很重要的，这将最终帮助她出狱并回归社会。

看完扎赫拉的故事，一些读者可能会觉得，她主要是一个受害者，与杀人犯或性暴力犯罪者几乎不能相提并论。这种说法有对的地方，但仍需重申的是，如果是面对与扎赫拉的经历和犯罪行为相似的男犯人，我们就一定不这么想了。我们一向重视男性的愤怒情绪和暴力行为能力，但很难意识到女性也可能对他人具有同样的危险性，因为女性极少会将那些情绪用实施暴力行为的方式来表达。女性做出的伤害行为大多是针对自己的，但扎赫拉的行为也一次次地给他人带来危险。我们对她的同情相较（对男犯人）而言有所不同，而这些不同正表明了我们对恶有着某种相似的看法，这让我们认为，男性的暴力在根本上就不同于女性的暴力。这种偏见没有任何好处。相反，这助长了另一种更糟糕的看法，认为男性有破坏和暴力倾向多少是"正常"的，而受害者属性则是女性本质特征的一部分。

尽管，在实习和后来的正式职业生涯中，我有大量与女性暴力罪犯打交道的经验，但我也意识到，在给扎赫拉做心理治疗的过程中，我同样犯了偏见的错误。不止一次地，她几乎夺走了自己和他人的性命。跟这样一个人相

---

i 　愤怒管理团体治疗（group anger management therapy）是团体心理治疗的一种。愤怒管理治疗帮助病人管理愤怒的情绪，学会将其以建设性的方式表达出来，降低愤怒对生活所产生的负面影响。

处时，要让自己保持在一个客观的状态，我发现并不容易。如果她是个男人，做的事情跟她都一样，那么我可能就不会像前面讲到的那样，不自觉地把她看作一个"弱者"了。最后，最重要的并不是我或者其他的谁怎么看她，而是她能够摆脱那些被贴在身上的标签，像"迟到的小孩"或者"坏女孩"。对我们而言，一个迫切的难题，则是认真检视我们的司法系统和社会当中存在的诸多偏颇举措和偏见。像扎赫拉这样的女犯人，很少得到需要的帮助，而之所以能得到帮助，则是因为她们已经到了放火烧自己，或用其他的可怕方式伤害自己的地步。

伊恩｜IAN

"您已经到达目的地。"车上的语音播报道。这里是城郊的一条普通街道。我把车缓缓停在街边，边停车，边往外看街边的房子。我在找我要去的那间房子，房子上面的号码一个个都褪了色。找到了——街道尽头那间二层的砖瓦房就是。安排给缓刑期犯人住的地方必须不起眼，既没有标牌，也没有别的什么记号。我来到门口。住处有简单的安保措施，一位安保人员查验了我的身份证。一个男人从楼梯走了下来，我今天要见的人就是他。他看上去相当平常，跟随便一个街坊邻里没有什么不同，不过，像许多在监狱里待了很长时间的人那样，他身上有某种谨慎和悲伤的气息。

伊恩于一周前出狱。他因为对两个年轻的儿子有性侵行为，服了很长的刑期。中年，窄肩，骨架苗条，一头沙红色短发，尖尖的鼻子，鼻梁上有几颗雀斑，下身穿着牛仔裤，上身是件有衣领的衬衫，外面套了一件纯色的长袖运动衫。我想起多年前，我在监狱里给一位对儿童犯有性罪行的男犯人做心理治疗，一位监狱长官曾跟我说，他"看起来就是一个典型的亵童犯"。我完全不能理解这个说法。很重要的一点是，所有人都应当清楚，性罪犯看上去并没有什么跟普通人不同之处，恐怖分子也一样。"整洁而无趣"是我对伊恩的第一印象。像他这样的男犯人大都有这样的特点，不论是在监狱里还是出狱后，因为他们一般不愿意让自己被注意到。

他斜眼看了看我出示的身份证。他跟一些人一样，念错了我的姓——Adshead 中的"sh"本应该是连在一起，发成一个辅音。他问我喝不喝茶，我答应了。于是他领我离开门厅，去了一个我们方便谈话的房间。房间里有一些不搭调的家具，松散地朝着一台小小的电视机。我挑了门边的一只单人沙发坐下。沙发挨着一个书架，上面摆着一些破旧的平装书。我用眼睛扫了扫书脊，不禁觉得有趣，好多都是犯罪纪实类的书和侦探小说。"你要加糖吗？"伊恩回来了，手上端了两只冒着热气的马克杯。我们见面显然不是为了日常的寒暄，但见面一开始，跟大家平时的交谈也没什么两样。"如果不是聊天气，那就是聊吃的。"我想着。果不其然，伊恩接着说："不好意思，我这儿没有饼干了。"

那时候，我仍会去监狱做一些工作，但我也加入了一个跟缓刑服务署合作的心理健康团队。这个团队的工作，就是为伊恩这种新出狱的犯人提供帮助。缓刑期男性罪犯的自杀风险越来越多地被大家关注，而我被请来见伊恩，部分也是这个原因。他在监狱里曾因患有抑郁症接受治疗，服刑10年后假释出狱，来到这里，为将来彻底回归社会做准备。对他来说，那10年过得一定不容易。我听说，他毫不犹豫就接受了我来见他的提议。这可能说明他的接纳度比较高，但我想，也有可能意味着他只是习惯性地服从制度，习惯于遵照要求行事。

我们相对而坐。中间是一张木质咖啡桌，桌面上有许多烫痕，有的是香烟烫的，有的则是些杯子之类物件烫出来的深色圈圈。房间里很安静。我想这房子大概已经被塞得满满当当，毕竟这样的安置住房有大量的需求，一直都供不应求。不过住在这里的犯人通常白天也不在家，因为需要出去找工作，或者需要去见跟缓刑服务或者住房服务相关的人。谈话一开始，我先问了几个无关痛痒的一般问题。喜欢这个房子吗？（喜欢，房子挺好的。）出门多吗？（多，马路走到头可以坐去市区的公交。）想找什么样的工作？（可能是建筑方面，但现在是冬天，所以……）说到这儿，他的声量小了下来。他只是坐在那儿，盯着面前的马克杯，就像从杯子里的茶叶能看出生活的前景似的。在谈话治疗中，这样毫无营养的交谈可以一直进行下去。我知道我得问得深一些了，尽管我也意识到，我们俩可能都不是很情愿开启这样的交流。我有一种感觉，伊恩仿佛现在站在了悬崖边，等着我说出什么要紧的话把他推下悬崖，让他掉进痛苦和羞耻感受的深渊。

我让交流平缓地往前推进。我问他，跟以前他住在这里的时候相比，这里的变化大不大。大多数的犯人在出狱后，都会被安排回到他们以前的家所在的辖区，除非遇到什么异议或者限制条件。伊恩被安排到这里，跟他以前所在社区相距仅几公里远。并不需要给他划定"禁区"，因为他的家人很久以前就搬走了。听到这个问题，他的脖子和蜡黄色的脸一下子涨红了，他的手抓住了沙发的扶手。"这一片没什么太多变化，"他耸了耸肩，"这里的人我都不认识了，家里人很久以前就走了……我是说……我不知道他们在哪儿。"他用力咽了口唾沫，又补了一句，"上面没有寄件人地址……你知道的，那封信。"

这封信是我被请来见伊恩的另一个原因。信是伊恩的一个儿子写的，他现在19岁。他最近联系到缓刑服务署，问可不可以见他父亲一面，信简短而有礼貌，看不出来他有什么感受或者意图。像伊恩这样的案子，家里人主动跟犯人取得联系的情形是不常见的，他儿子的这番请求，让缓刑服务团队的人感到忧虑。那个年轻人现在已经成年，是一个普通的公民了，因此他们无权质疑或支配他的行动，不过也没有保护他的义务了。但他们的确有责任帮助和支持伊恩，因为伊恩现在的状况很脆弱，容易受伤。团队内对此做了讨论，讨论要不要跟伊恩讲他儿子的这番意愿，比如先等几个月，等到他的状况稳定下来再说。但团队终究还是认为，这种不诚实的做法会对他们给他做的工作造成损害。几天前，伊恩按照每周常例跟缓刑监督官见面时，监督官给他看了这封信。监督官后来告诉我，当时伊恩的反应是震惊又不安。因此，听到他提到这封信，我安抚他说，我来不是想让他感觉更糟糕的："我们今天不一定要谈那封信，如果你不想谈的话。"

"我觉得我可以谈，"伊恩说，却显得很疲惫，"我是说，没有人喜欢这样。""谁不喜欢哪样？"我问。"就是见面的主意，你懂的。"我问他，为什么觉得大家不喜欢他去见……说到这里我顿了顿，因为我想提到他儿子的名字，但不确定此时这么做是不是个好主意，但我还是提了："……他是叫哈米什吗？"伊恩的身体立即往后缩了缩。这是一种不由自主的反应，让我和他自己都清醒地意识到，事实上那些过去依然没有过去，依然能勾起痛苦。此刻，我明白察觉出这样的信号是多么重要。要做更深入的交流，需要等到我们之间建立起某种信任关系之后。我很清楚这不容易。

我让伊恩知道，我的确需要知道一些过去的事情以做评估，但我们今天不用去讲那些。似乎这让他安心了许多。我问他，可不可以跟我讲讲，他对儿子的来信是什么想法。他往前坐了坐，变得稍活泛了一些："他们不想我去见他，我知道。要是见了的话，本地的新闻会怎么报道？"这个回答很有意思，因为不是在说他怎么想，而是在说缓刑服务团队会怎么想。这让我感觉受到一点鼓舞，因为可能表明他具有心智化的能力，也就是能够理解他的受害者的情感。但同时，这也可能表明他有某种自私的动机，而把这个动机在表面上伪装成了对他人的关心：担心被曝光于公众会对他造成什么影响。伊恩的语调开始变得有些不忿，甚至仿佛是在低吼："'本地的一位恋童癖拜访儿子'，对吗？我打赌，新闻上会这么写。"

从他的缓刑服务团队那里，我已经得知了一些背景信息。伊恩被判处20年监禁，在服刑10年后，经假释裁决委员会许可，他暂时从监狱里被放出来。虽然这确实意味着不用接受监禁了，但出狱服缓刑并不等同于恢复自由。缓刑是监狱制度的一部分，针对缓刑期间的犯人，会安排严格的管控并配置相应的信息系统，以观察犯罪者的状况，一旦发现其仍存在再犯罪的风险，就会立即将其送回监狱继续接受监禁。伊恩的罪行是对两个儿子实施性侵，两个儿子分别是时年9岁的哈米什和时年11岁的安德鲁。向警方报警的是他的妻子希拉。还押候审期间，他否认了指控，但最终他表示认罪。据我所知，伊恩在被捕的那天晚上之后，就再也没有跟家人有过任何联系，而在他入狱期间，希拉跟他离了婚。

他说得没错，当地的记者很可能会一眼盯上这样一个刺眼的罪行，把报道登在头版，再配上一张罪犯的大头照。恋童癖一定会抓住读者的眼球，因为所有人都会毫不克制地对其嗤之以鼻。我注意到，每当有这样的案子发生时，尤其是当受害者是一个年轻女孩时，媒体报道中就一定会出现纳博科夫（Nabokov）的名作《洛丽塔》（*Lolita*）中的一些内容。这部当代颇负盛名的小说中的亨伯特先生，就是恋童癖的象征。不过对我来说，像伊恩这样的犯人的讲述，更让我想到陀思妥耶夫斯基（Dostoevsky）的小说《罪与罚》（*Crime and Punishment*）。小说中描写了犯罪者无法自拔地陷落的心路历程，这在伊恩的讲述中很能够体现出来：做一件坏事的念头冒出来，逐渐成形，直到慢慢地付诸行动，后来则是恶果慢慢降临，令人饱受折磨。

今天，如果我们在一群最具典型性的公众中做一项调查，让他们对人类恶行的恶劣程度做排序，很有可能"恋童癖"会高居首位。这样的罪犯，在专业术语中叫作"儿童性犯罪者"（child sex offenders, CSOs）。我不认为恶行能够排什么等级顺序，但我知道，儿童性犯罪者在公众内心所激起的情感反应是极为强烈的。回想我职业生涯的早期，当时情况并非如此；而且我想，这种情况也不能用近年来儿童性犯罪有所增多来解释——事实上，相关的数据在 30 年里都比较平稳。即便考虑进漏报的数据，在以儿童为对象的犯罪中，性犯罪比起其他类型的侵害仍要更为少见。

之所以当代的公众对儿童性犯罪者有着如此强烈的关注，有一个原因一定是成立的，即网络和社交媒体。网络和社交媒体让大家更容易关注到各种各样的事件，不论近的还是远的，也助长了儿童色情作品在制作和使用上的激增。儿童色情作品中的内容无疑涉及儿童性犯罪。我们还知道，近年来，所有形式的暴力受害案例都有所增长——半个世纪以来，这是第一次增长。吉姆·吉利根（Jim Gilligan）教授等一些美国同行做了一项有趣的研究[1]，他们发现了一种相关性（尤其是在男性当中）：在社会不稳定性和贫富差距都日益加剧的时代中，社会羞耻感越强，暴力犯罪的可能性就越高。

对大恶魔"恋童癖"，不同的国家和社会在社会和司法层面都有不同的应对方式。在英国，和美国的情况大体相似，将一个犯有儿童性犯罪的人安排到某个区域时，需要让相关社区都知悉。这一做法会引起社区和媒体采取某些举措，很像民众组织起来自发维护社区的治安。在一些辖区，一个儿童性犯罪者在服完刑期并完成缓刑期考察后回到社区，需要做登记备案，具体来说，就是要到当地政府部门签字报到，以及承诺不得与年轻人一起工作，等等。有时，这种情况是终身的，而许多犯了其他重罪甚至杀人罪的犯人都不会面临这样的情况。通过这样的方式，社会再一次强化了人们认为儿童性犯罪是"最严重"恶行的观念。我想，儿童性犯罪极引人注目，同时又极令人憎恶，这种混合了两种极端感受的特性，很难用言语准确地表述。著名作家 C. S. 刘易斯（C. S. Lewis）曾说，我们会对一些事情有一种"感觉上的恶"，仿佛它们身上有种让人兴奋的"刺鼻的味道"，就是因为它们是被禁止的。

　　所有那些关注并严厉谴责儿童性犯罪者的社会活动者似乎都表示，我们很清楚敌人是谁。但这个问题其实不像看起来那么简单。首先，"paedophile"（恋童癖）一词源于希腊语，指对儿童有性偏好的人，在使用上却常被错误地用来表示对儿童造成性侵害的人。它在概念上主要指对儿童的性偏好，而有着这种偏好和欲望的人并非都会付诸行动，事实上，许多这样的人都明确表示自己是积极的"anti-contact"，即反对成年人与未成年人之间发生性接触的人 [2]。让情况变得更为复杂的一点是，被判处犯有儿童性犯罪的人中，大多数不只是恋童癖。虽然他们对儿子或女儿有性侵害行为，但许多都是已婚人士，或者有成年的性伴侣，有着平常的对成年人的性取向。对儿童的性犯罪自古以来就有，但一直很少被关注或讨论，到了 20 世纪依旧如此。直到 20 世纪 60 年代，民权运动和社会革命才给情况带来了些微的改观，如在一些地方，开始有针对儿童性犯罪受害者的立法保护。今天，在大多数国家的相关法律中，儿童性犯罪受害者的年龄范围都被定为 18 岁以下。

　　不过，这样的法律保护忽略了另一个世界范围内普遍存在的社会状况：有如此多的 18 岁以下的"儿童"与人发生了性关系。在法定的同意年龄 i 低于 18 岁的许多国家和地区（在英国是 16 岁，美国大多数州也是如此），这

---

i　同意年龄（age of consent）即性同意年龄（age of sexual consent），指法律认定的个人可以自主决定跟别人发生性行为的最低年龄，低于这个年龄的性行为，不论个人是否自愿，均视为犯罪。在我国现行法律中是 14 岁。

些高于同意年龄的未成年群体，很少能够得到法律的保护。而一旦发生性行为，就有可能存在性侵害，我们知道，绝大多数的性侵都发生在恋爱关系中。要获得精确数据是很难的，主要是一些受害者因为害怕或其他原因不愿意报警，从而导致数字低于实际，不过依然有统计数据能够说明问题。一项针对儿童性侵害的规模和特征的研究，采集了伦敦市 2017 年和 2018 年的相关数据，数据显示，15~17 岁的女孩中遭受性侵的比例最高。[3] 苏格兰慈善组织"打破沉默"（Break the Silence）的一项调查显示，有恋爱关系的未成年女孩中，约 1/3 曾遭受过违背其意愿的性举动。[4]

该领域的一位重要研究者，美国社会学家大卫·芬克霍（David Finkelhor）近期做了一项研究，结果显示，在 14~17 岁这一受害者年龄区间，"性侵害的犯罪者大多也是未成年人（男性中未成年占 76.7%，女性中占 70.1%），且主要为熟人"，而在受害者中，女孩的数字约是男孩的 4 倍。[5] 看起来，媒体和公众倾向于将"典型的"儿童性犯罪者想象为一个陌生的怪叔叔，而他的猎物则是一个青春期前的小女孩。[6] 不过，最常见的儿童性侵害受害者是一个未成年女孩，而侵害者则是一个她认识的未成年男孩。

还有一个问题，就是这种性欲望到底包含什么成分。生物科学在谈到性欲时，通常强调观看即视觉层面的重要性，认为这是淫欲的基础要素，而且如果得不到这个对象，就会更加渴望。不过评估了众多性犯罪者的经验告诉我，这种看法不免流于简单。性犯罪者在谈到自己的性欲时，并不是都会描绘起某个视觉的欲望对象。一个异性恋的已婚男性，有可能因为其他一些动机，如愤怒或嫉妒，而对自己的儿子实施性侵。我发现一个有效的做法，是把性欲的概念分为三个不同的范畴：兽欲的（carnal）、肉欲的（sensual）和情欲的（erotic）。这三种可能存在于同一个人身上，在不同的情形有不同的表现，而它们传达的内涵是不同的。

"情欲的"很好理解：用性来表达亲密或爱恋。总体来说，形式上有善意的挑逗性，感受上是深刻而强烈的，传达出来的意思是"我喜欢你，想要你，要你和我在一起"。"肉欲的"则要浅层一些，可能会有一点亲密性质或情感关系，但是，这种欲望所带来的抚慰感比较有限，肉体上的接触所传达的意思是"我在陪着你"。监狱里异性恋取向的犯人可能发生同性关系，他们描述这种关系时，就会说是这种感觉。"兽欲的"性欲则不是什么善意的挑逗，其对合作或者相互交流不感兴趣，而只是个人单方面的纯粹欲望。这种情况下，欲望的对象对他来说是某种所有物，所传达的意思简单直白，如"干你"或"你是我的"。而儿童性犯罪（跟其他所有类型的性犯罪一样）是暴力行为，就是兽欲性质的。儿童性犯罪的受害者没有情欲或肉欲的体验，大多数都表示，感觉自己被利用、被控制、被消耗了。我想，伊恩也许还不具备把这样一些东西想明白的能力，所以他如果见到儿子的话，更不可能向儿子说清楚。[7] [8]

在服刑数年后，伊恩同意参加了一个性犯罪者心理治疗项目（Sexual Offenders Treatment Programme, SOTP）。这一项目是英国在过去 20 年里发展起来的，旨在帮助性犯罪者了解性犯罪造成的伤害，建立自我意识，以降低他们未来的风险。在美国，联邦监狱局（Federal Bureau of Prisons, FBP）也为服刑的性犯罪者提供了类似的项目，不过并未在全美广泛普及，各州的情形参差不齐。而不论是在英国还是美国，这类项目的重点都放在了风险控制上，而非犯罪者的恢复和治疗上。不同的是，欧洲议会（European Parliament）ⁱ于 2011 年通过了一项旨在减少儿童性侵害事件的新指令，强调了预防和治疗类项目对儿童性犯罪者的价值。斯堪的纳维亚ⁱⁱ和德国的同行们，已经开始积极尝试帮助一些存在性犯罪风险的人防患于未然。他们的工作聚焦于青少年群体，尝试干预并化解一些侵害行为模式，避免其发展到失控的地步，尤其是针对存在其他犯罪风险因素，如药物滥用或社交孤立问题的青少年。

英国监狱里的性犯罪者治疗项目，会请来不幸遭受过性侵害的人分享自己的受害经历。这些交流能帮助犯罪者正视他们给别人造成的伤害。我

听说，伊恩在听了一位年轻男性受害者讲述被一位亲戚性侵的经历之后，深感触动。他在监狱里跟他的罪犯管理人说，他对两个儿子所体会到的痛苦有了新的理解，并对自己需要为侵害行为承担的责任充分接受。那之后，他陷入了长期的抑郁，不时表现出自杀倾向。这种情况，在犯人清醒地意识到自己所犯下罪行的真实分量时，是可能发生的。伊恩在同我的第一次见面中告诉我，他愿意继续服用当时医生开给他的那些抗抑郁药物，因为他知道有用。而我将此视为一个积极的信号，因为关心自己的积极意愿，是关心他人的第一步。

我会来见他 6 次。任务明确且有限，即针对要不要让他跟儿子见面这个迫在眉睫的问题做风险评估，以帮助缓刑服务团队做决定。要不要让他们见面，绝不只是涉及像他说的担心媒体会做怎样的报道，而是关乎伦理和现实层面的诸多考量。我们在团队会议上对这些问题做了讨论。有人提问说，要是哈米什想对父亲实施报复的话怎么办，或者伊恩想再次"诱骗"（groom）他儿子呢？我不喜欢"groom"这个词i，因为人们经常过度使用，而忽略了犯罪者让受害者就范所可能采取的方式的复杂性。"诱骗"的说法也没有传达出受害者的两难处境，即侵害者是他信任和爱的对象，这层关系导致他们很难对侵害说"不"。我在会上说，我认为现在的伊恩不愿意去见儿子，即便是真的见了，也不大可能会对他已经成年的儿子有任何这样的意图。伊恩的缓刑高级监督官彼得提议，我们先跟哈米什见个面，而我可以一起在场观察观察。我不跟哈米什特意谈伊恩，在场的身份也不是哈米什的心理治疗师，而是回答一些关于儿童性犯罪者及其治疗的一般问题。与我的病人的受害者见面不属于我工作的常规内容，不过也不算多么少见，如果对所有人来说有帮助，我自然愿意去见。出于信息公开透明的考虑，我会让伊恩事先对此知情。

在接下来跟伊恩的那次见面中，我跟他说到了这件事。对此他感到很

---

i　"groom"一词本义是给动物梳洗毛发，有一个延伸义，专指恋童癖为了实施性侵而诱骗儿童（尤其是在网上），令其做好见面的准备。

愤怒。他说，我是一起过去让哈米什小心防范他之类的吗，是去"把我跟你讲的那些告诉他吗"。我向他保证，他跟我讲的东西，我一个字都不会跟他儿子讲的。于是他的语气软了下来："那你过去是要看他是不是……比方说……是不是足够健康？"我说不，我过去不是给哈米什当心理治疗师的。我首要考虑的是伊恩。我补充说，听起来他对儿子的现况比较感兴趣，想知道如今已成年的儿子现在怎么样了，我问他是不是这样。伊恩双手捧住脑袋，话音有些听不清："我不知道……我什么都不知道。"我能感觉到他的绝望感和丧失感。在我们之间，顿时仿佛填满了他的悲伤。

写到这里，我意识到作为读者的你，在想象这样的场景时，可能会有很强的负面感受。对一个伤害过孩子的人，一个利用了无辜者对他的信任的人，有这样的义愤是可理解的，也符合人性——一个恋童癖怎么有脸觉得悲伤或者脆弱呢？那么多性侵受害者得不到这样的支持，而我又怎么可能去同情这样一个人，还要听他说话、理解他呢？还有就是，这样做有任何好处吗？我经常被问到这样一些问题。而我的一个看法是，让伊恩这样的人消失，也并不会让受害者所得到的帮助变得更好。事实上，如果犯罪者得不到支持以改过自新，或者说得不到这样的机会，将来的情形会更糟糕，可能会有更多的受害者。而且作为一位医生，跟儿童性犯罪者坐在一起工作时，我知道面对的是什么，这就好比一个肺病专家走进一间呼吸科诊室时，一定知道他的犯人会咳嗽一样。

人们还会问我，作为一位母亲，我是怎么能够去做这样的工作的。事实上，我最早跟儿童性犯罪者打交道是在 20 世纪 90 年代中期，那时候我还没有结婚生孩子。那时候，我是一名资深实习医生，正在为成为一名心理治疗师而积累实践经验。当时，缓刑服务署在面向性犯罪者做团体治疗的测试，而我得到一个机会，参与到了一个面向男性性犯罪者的团体治疗项目。参与这个项目的犯罪者中，一些已经出了监狱，项目的结果将决定他们是否可以继续待在监狱外面；另一些仍在监狱服刑，项目的结果将决定他们是否可以被许可出狱。在法医界，团体治疗的方式当时越来越盛行。

因为对犯罪者来说，团体治疗要求他们与其他人一起，这意味着他们在听的时候需要更尊重人，说的时候则要轮流说。还有一个原因是，许多犯过罪的人不愿意跟一名专家或者照顾者单独在一起，而需要在一个团体里才感到比较安全。

在这个团体中，我们注意到存在某种反复出现的模式，用犯罪学家的说法来说，叫"免责话术"（neutralization discourse）。也就是，他们在言语中会抹掉自己作为犯罪主体的罪责，就像我们每个人在年少时犯错后可能会为自己辩解的那样，说一些如"不是我的错"或者"是他们先挑起的"之类的话术。在这个团体中，我还听到一些比较精心的说辞，试图把侵害说成某种得到双方同意的行为，比如，会说"她引诱了我"，或"她从来没有说'不'"，或者甚至"我爱她……这是我们相互表达爱的方式"。除此之外，他们还会说到一些在侵害时用到的话术，如打亲情牌，说"你不爱爸爸吗？"或者隐晦地表示威胁，说"妈妈会生我们气的（所以你不要告诉她）"。

几乎在每一个案件中，受害者都是侵害者认识的孩子，并且是他们关怀的对象，比如，侵害者是受害者的父亲、爷爷、姥爷、继父、表兄表姐、老师和家里人的某个朋友等。数据毫无疑问地表明，在儿童性犯罪者中，这样的身份是占绝大多数的典型，而侵害则是在已有的亲近关系中发生的。[9]如我们所见，新闻媒体只会关注儿童性犯罪中的特例情形，这与其他类型的暴力犯罪所面临的情况一样。一个孩子被陌生人暴力绑架，这样的事件当然值得上新闻，但事件被报道的方式可能带有误导性质，以至于大家以为，那些可怕的绑架和侵害案件是儿童性犯罪的常态，如美国的杰茜·杜加德（Jaycee Dugard）一案和奥地利的娜塔莎·坎普施（Natascha Kampusch）一案[i]。这样的陌生人侵害事件确实存在，也极为不幸，不过从发生的概率上讲，差不多相当于空难一样的存在。因此，新闻媒体可能会错误地让我们相

---

i　杰茜·杜加德，女，被绑架时 11 岁，被绑匪囚禁了 18 年后才重获自由。杰茜被绑匪多次强奸，在 14 岁和 17 岁时分别生下一个女儿。娜塔莎·坎普施，女，被绑架时 10 岁，被绑匪囚在一间小屋内，曾遭受各种控制和侵害，到 18 岁时，她从绑匪手里成功逃脱。

信，在"外面"似乎威胁无处不在，就好像危险通常来自某个不认识的邪恶怪物。这样的想法之所以盛行，或许是因为这类威胁竟常常来自我们的家人朋友，这个认识让人们太难以接受。

与八卦新闻上那些奇怪的想象大不相同的是，我在那个团体中所接触的儿童性犯罪者，大多并不冷酷或精神失常，甚至其中的大多数似乎有很好的共情能力。在治疗项目中，他们每一个人都被要求将自己的犯罪行为写下来，然后坐到那个聚集了所有人目光的座位上，面向其他犯人把写的东西念出来。这并非易事。而其他犯人听到有歪曲了事实的地方时则会指出来，这对听者来说并不难，毕竟"旁观者清"。如果组织和进行得当，这一方法的效果是显著的。那时候的我学到了非常多，尤其是学到了谨慎和精确对组织和领导团体的重要性。在医生们专业和细心的支持下，过程或许会看起来有些惊险，但团体治疗中的性犯罪者能够做到不被羞耻感吞没，而完成诚实的自我表达。

在去了布罗德莫尔医院后，我跟儿童性犯罪者打交道的机会极少，因为那里收治的儿童性犯罪者不多。而且跟团体中的那些缓刑犯不一样的是，那里的儿童性犯罪者几乎都把受害者杀害了，这在儿童性犯罪者中是极少见的。数十年后，我才与缓刑服务部门合作，再次跟典型的儿童性犯罪者打上交道。而到这时，作为一名心理治疗师，我已经比过去要有丰富得多的经验了。此外，我也有幸跟一些优秀的同行学习，如德里克·珀金斯（Derek Perkins），他在针对性犯罪者的治疗方面做出了开创性的工作，还有埃斯特拉·韦尔登（Estela Welldon），一位团体心理治疗领域的开拓者，将犯罪者和受害者聚到一起，让他们能够相互了解和学习，共同恢复心理健康。[10]

到这时，我的确养育了自己的孩子。我感觉到，这让我的工作变得更有难度，同时也变得更容易了。我可以更好地理解一个点，一种在团体治疗的犯人"话术"中经常听到的说法，即一个人会把自己的后代看作自己的某种延伸，甚至几乎是自己掌控的一个对象。另外，想象到一个孩子遭受这样的痛苦，依然会让我感到沉重。不过我想，这种沉重也并没有因为我自己有了孩子就变得更强烈，或者事实上，我在想到任何一种暴力犯罪的受害者的痛苦时，都是同样沉重的。一个不同之处可能在于，我会对儿童性犯罪者的妻子的痛苦有更强烈的共情。她们的孩子遭到丈夫的侵害，我想到她们在看到真相时的震惊和恐惧，以及她们还可能有羞耻感和失败感，因为社会主流文化期待母亲负有保护好孩子的职责。

在跟伊恩第一次会面后不久，我就去了哈米什所在的城市见他。会面的地方是市区一栋典型的风格单调的公职大楼，我来到里面的一个会议室坐了下来，跟彼得一起等哈米什。彼得是一位作风老派的缓刑监督官。他认为，工作中最重要的一点就是建立起积极的治疗联盟，但目前我们所面临的情况显然并非如此，而是对我们提出了风险管理的基本要求。他是个大个子男人，一口英国西南部口音，举止温和。他身上沉着的气质让我感到安心，我想也会让他监督的犯人们有这样的感觉。一些犯人告诉我，他们觉得跟年长一些的缓刑监督官更容易打交道，相较而言，那些比较年轻的有时候会强势和死板一些。对此我是有感触的，我想到自己在年轻时，有时会为了掩饰自己信心不足而表现出一种专横的姿态。如今回过头来看，我发现如果缺乏照顾的经验，如不曾照顾过父母、小孩，也没有照顾宠物的经验，那么在跟对你有所依赖，甚至因此有些让人疲于应付的人打交道时，这种经验的缺乏就是一个大缺点。妥善应对权力不对等的关系，这是需要许多年实践经验才能习得的一项技能。

我坐在了会议室里长方桌的一端，这样我就可以很轻松地看到彼得和哈米什，而不用像看网球比赛那样，不停地把脑袋转来转去。我意识到我有些紧张，不过说不上来原因。我在心里跟自己说，来这儿的任务只是观察。哈米什被引了进来。他的长相看起来不到19岁，一张圆脸，胡子刮得很干净，一头浅黄色的头发，身材苗条。他为来迟了表达歉意，不过事实上他并没有迟到。他跟我打招呼时，很自然地看着我的眼睛，然后跟我重重地握了握手。他父亲见我时跟我握手也是这样的。彼得先是做了简短的介绍，感谢了哈米什能来，然后就说到正题，说我们想更清楚地了解哈米什要见父亲的这个请求。年轻人叹了口气："没有人希望这样。"哈米什再一次让我想到他的父亲。

"我只是觉得，我需要得到一些答案，"哈米什说道，"我妈妈和我哥哥……他们都觉得我不应该去见他。妈妈说最好把过去留在过去，而且毕竟离开他之后，我们这么多年过得也挺好……没错，我们是过得挺好。"他把目光从我转向彼得，目光显得平静，"而且，安迪遭受的比我要多。那之后我们都做了心理治疗……我是说，没做几次，因为妈妈没那么多钱。我记得治疗师跟我说过，我可能想让那件事情有个了结，在以后。""了结？"彼得挑了挑眉毛问道。"事实上，我还会想起来曾经一些跟他有关的事，也有一些好的事情，你知道的，像足球、假期之类。我是说，他确实曾是我的爸爸。然后发生了一些事情，然后，咻，他一夜之间就不见了……我知道他现在不是……好比说不再是我的爸爸了，那他现在是谁呢？既然我知道他不在我的生活中了，那现在事情应该怎么样呢？说不定哪天我会在街上或者什么地方碰见他。"

我忍不住问道："你害怕你的父亲吗？"彼得看了我一眼，而哈米什皱起眉头，仿佛这是一个荒唐的问题。"完全不会……我想我对他已经没有什么感情了。我只是想见……我不知道，见一见这个怪物一样的男人。这10年我们都不被允许提他。我现在仍然跟他有关系，不是吗？"我察觉到哈米什内心生起某种怒气，几乎快要冒了出来。仿佛能看懂我的想法一般，他立即向我们保证，他没有想要报仇，而我开始对这个年轻人有一种不由自主的赞赏，赞赏他有勇气全力去做这么难的一件事。我和彼得都没有马上告诉他可以怎么让他们见面，而哈米什的口吻变得恳求起来，近乎迫切："就没有什么程序可以让我见他的吗？我看到过这样的例子，受害者跟伤害他的人在一个房间里见面……我想要的就是这样，能够见上一面就好……"

他所说的这种做法叫恢复性司法（restorative justice），是一种促进和解的司法实践，最早于20世纪70年代在加拿大出现于一些试验性项目中，这些项目让一些盗窃或故意破坏财物的罪犯在言语上向受害者赔罪。最终，这些尝试促成了 90 年代正式的受害者 - 犯罪者调解程序的发展，其逐渐被许多组织采纳和推广，如联合国、欧洲委员会（Council of Europe）和包括美国律师协会（American Bar Association）在内的其他一些组织。在我为缓刑服务署给伊恩做工作的时候，已经有越来越多类似的司法实践在英国展开了，并且为公众所知悉。不过我知道，受害者尽管受到了侵害，却不意味着可以要求这样的见面，而犯罪者始终有权拒绝，不论是以什么原因。

"如果你跟他见面的话，你觉得你第一个要问的问题是什么？"彼得的声音轻柔友好。哈米什涨红了脸。有那么一刻，我又从他脸上看到了他父亲的样子，是我第一次去收容所，跟他父亲坐下来谈话时看到的样子。"我不知道，就是比如，他现在感到愧疚吗？还有……他为什么要那么做？为什么？"这个简单的词语分量很重，仿佛积攒了许多年的痛苦。彼得点了点头："明白。我们之后再仔细讨论见面的事。我们会考虑这种可能性的，我保证。"哈米什的神情变得失望起来，似乎他本来期望这次会面能有更确定的结果。我对这个年轻人的印象，是觉得他不大可能会想伤害他的父亲。但同时，我也觉得他还不够成熟，没有充分考虑到在这么久以后见他父亲可能会带来怎样的影响，这不仅涉及他自己，也涉及他母亲和哥哥。这样的一次见面，有可能会以某种预料之外的方式打破他们家庭关系的平衡。我同样担心这对伊恩会造成怎样的影响，尤其是有让他陷入临床抑郁的风险，在我的脑海中，我仿佛已经看到了他窝在沙发里双手抱着脑袋的样子。而且，我想如果我是他的话，真要跟哈米什见了面，可能会感到心碎。

这不是我们一时半会儿能够想清楚的。在我完成与伊恩在计划内的几次谈话治疗之后，按照工作程序，我要在团队内分享我仔细斟酌之后的看法。哈米什离开后，我问彼得对恢复性司法是什么看法。"可以远程操作吗？"他看上去有些疑虑，"理论上是可以的，但据我所知，还没有谁在这样的案子里这么做过，更多的情况是抢劫犯和盗窃犯跟受害者见面，这类案子的受害者本人并没有遭受严重的伤害。我想不到有谁能来促成这件事。"这当然不属于我的专业领域，不过在之后回想这番对话时，我还是会想："我有什么能做但没有做的吗？"不过，就算是我们找到了一个足够胜任的专业人员来促成此事，伊恩面对哈米什那个巨大的"为什么"，能给出怎样的回答呢？

在接下来与伊恩在他住处的见面中，我感觉他似乎有生气了一些，没有上次那么憔悴。他似乎并不低落，告诉我说吃饭和睡眠都挺好。我接他的话说，他看起来已经比较接纳和开始享受在监狱外的生活，他表示同意。我们还是在那间有电视的房间里谈话。刚坐下来，他就问我跟他儿子的见面怎么样，我告诉了他那次见面的详情。"他想问我一些事情？什么事情？"我没有直接回答他："如果你是哈米什，你会想问些什么？"伊恩迅速摇了摇头，看起来他无法回答，或者不愿意回答。他把目光从我这里挪开，朝向窗户，抬起双手，把手掌根按在眼睛上，似乎要把眼泪拦在里面。片刻之后，我接着说话，想让他回到谈话中来："我不是很确定。不过我猜想，他想知道该怎么看待你。他想面对你，现在的你。或许，你已经没有那么让他感到害怕了？"

"他害怕我？"我想了想怎么回答他比较好，我说，或许在他儿子的心里，他所关联的是他儿子人生中一段难以理解的时光，在这段时光里，他儿子感到害怕。"哦。"伊恩应了一句，不过听起来他依然感到惊讶，于是我问他，听到这些他是不是有些震惊，或者说，他是不是根本不能理解为什么他儿子想要见他。"在我做了那些事情之后？千真万确，我不理解。"

"伊恩，"我轻声说，跟他保持着眼神交流，"你能试着跟我讲讲那些事情吗？从你现在的视角回过头去讲。"向我谈及他的罪行，不会是件容易的事，不过我也清楚他不得不这样做，在警察面前，在律师、心理治疗师和其他一些可能的对象面前。从评估的角度而言，我需要知道他如今对自己的罪行是怎么想的。在他讲述过去时，我会留意他言语中是否有一些"毛刺"，比如，一些话可能表明他内心长期存在着自大倾向，或认为自己那么做是正当的，这表示他可能感到不公平或拒绝服从规则。像这些都能表明他身上仍然存在着某种风险。

他从自己的童年开始谈起。这么做，或许是因为可以暂且跟犯罪的事情拉开一些距离。他先跟我说，他与父母亲之间的关系一直都不好。他母亲是个酒鬼，记忆中她频繁出入康复中心和医院，这贯穿了他大部分的童年时光。后来他父母亲离婚，母亲走了，他和父亲一起生活。那时伊恩只有13岁，他弟弟12岁。伊恩将父亲描述为一个冷漠甚至充满敌意的人，说他"冷漠得像一块冰"，还说自己"超级害怕他"。听到这里，我没有问什么，不过伊恩可能察觉到了我的好奇，他很快解释说，他父亲从来没有对他有过暴力侵害，也没有性侵害。我没有理由怀疑他。确实有一些儿童性犯罪者在童年时曾遭受同样的性侵害，不过这只是风险因素的一种。就儿童性犯罪者而言，童年期遭受性侵害的经验不是必要条件，同样也不是充分条件，即这样的受害者并不一定就会成为犯罪者。[11]

伊恩想要赶紧离开学校，也想离开家。于是到了17岁，他去另一座城市给一位建筑工人当学徒。我通过查阅警方档案得知，他在因为性侵被捕之前，只有一次犯罪记录：19岁时因为露阴而被警方警告。他在讲述中并没有提到这件事，我插嘴向他问起。这让他有些窘迫，说那件事没什么，当时他是喝多了，夜里在一个公园撒尿就被抓了。他说，他在监狱的性犯罪者团体治疗项目中讲过那件事，而且有好多人都讲过类似的事情，说那种事情无关紧要。我不确定他说的是不是真的。许多犯过露阴罪的人后来实施了其他的性犯罪，不过另一面也成立，即许多露阴癖也没有对他人表现出额外的犯罪风险。这次谈话中，我们没有时间去进一步探讨这个问题，不过我注意到了他会喝酒，酒是一种消除压抑的东西。目前为止，这是我从伊恩身上可以分辨出的一个"自行车密码锁"数字。而还有一点，同这个犯罪风险评估模型同样有用，这也是我长期以来不断意识到的——罪犯在讲述中如果有意回避一些众所周知的暴力风险因素（比如，在加布里埃尔和夏洛特充满苦难的人生中，这些因素就非常显著地存在），这也非常能够说明问题。我只要想到扎赫拉的例子，就能意识到这一点。我和伊恩在讲到这里时说了一下，我们同意，在下一次的谈话中回过头来聊这次没有聊完的那些话题。

一周后，我们继续上次未完成的谈话。我在头脑中很清楚有哪些话题要继续聊，就像一位在周六晚上到岗值夜班的急诊科医生。他从 25 岁左右开始接着讲。那时候他认识了妻子希拉，她当时是一位中学老师。他说，他们的交往和婚姻是"平常的"，再没有多说什么。"跟我讲一讲她吧。"我说。但他显然不想讲，而且用了一套很常见的肢体语言。他把双臂交叉抱在胸前，下巴抬起，看上去像一个倔强的孩子："没什么可说的。""完全没有吗？"我温和地问。他摇摇头，很坚持。看来，他不想让我了解他的婚姻。然后过了片刻，他轻声地说："我让她失望了。"他草草地把故事讲下去，泛泛地说了说他们一起生活的那些年，一起经营他们的第一个家，组建起一个家庭。

他的讲述并没有显得不诚恳，也不让我觉得自以为是或自怜，但他仿佛和所讲述的生活很遥远，仿佛是在讲述另一个男人的生活。他告诉我，父亲死后，他和希拉继承了一点财产。而且她在学校升了职，于是他们商量后决定由他来照顾家里，当一段时间的全职丈夫。升职后，希拉不得不经常加班，每周都有好几天要工作到很晚。我问他，她不在家的时间这么多，这是否让他感觉到不快。他显得很惊讶，似乎从来没想过这个问题。他说还好，他当时也支持她，因为那是份好工作，工资也不错。他为她感到骄傲。不过他也承认，渐渐地，他也觉得有些不快，因为不得不越来越多地承担起抚育两个儿子的职责。有些事情还好，像跟他们一起踢足球、做饭，但有些事情他会觉得烦躁，比如辅导他们写作业，毕竟他自己也没有上过多少学。儿子们也会要求有更多看电视和玩电脑的时间，他也会由着他们，而不是照着妻子定下的那些严格的规矩去要求他们。他不想当"坏警察"，也不想"做所有的事情"。他慢慢觉得自己像一个单身父亲。我点了点头，让他明白，我理解这不是一个轻松的角色。

"事情就是从那时候开始的，我想。"说完，他陷入了漫长的停顿。他有许多漫长的停顿。我只是耐心地坐着，听着钟的嘀嗒声，还有外面街道上时不时传来的汽车经过的沙沙声。过了许久，他深吸一口气，继续说起来。此刻，我感觉自己仿佛并肩陪着他朝着一面悬崖走去，马上就要看到悬崖下的深渊。这之后，我不再打断他的话，只在他失去勇气讲下去的时候稍做鼓励。

故事是从大儿子安迪开始的，他当时 11 岁。伊恩说不上来，想要摸他的感觉最初是从什么时候开始的。他就记得有一天，脑海中突然浮现出一个画面，一闪而过：他的手放在了安迪的阴茎上。他从没有这么做过。这个画面让他心里漾起一种温暖的兴奋感，仿佛想象到遥远处有一个什么东西，可以驱使这个画面出现在自己的近前，让它成为发生的事实。听上去像是性欲雷达，定位到某种遥远却真切的性兴奋感，这让我想到伊夫林·沃（Evelyn Waugh）所写的：“一阵微弱的蝙蝠吱吱声，那是性欲的声音，除了我之外没有人能听见。”[i] [12]

一开始，他会把那个念头赶走，但它一而再地出现，而且越来越强烈。一天晚上，儿子们睡下了，希拉一如往常还没有回家，他一个人待在房间里。于是，他一边在头脑中想象着一些画面，一边手淫，他幻想着安迪在冲他微笑，一个可爱、热情的微笑。然后，他把 9 岁的哈米什也拉进幻想中来，还想象他们三个人相互摸彼此的阴茎。这些想象让他感到性兴奋。而且他开始想到，或许安迪会认为这种触摸只是不小心碰到，于是，把幻想变为现实的想法便开始落地生根。多年来，他都没有负责监督过两个儿子洗澡，但这段时间，他开始在他们洗完澡准备上床睡觉的时候走进浴室。他跟他们打水仗玩。他们喜欢这个，而妈妈是从来不允许他们这么做的。他提议一起玩一个叫“潜水艇和鲨鱼”的游戏，儿子们在浴缸里，而他坐在浴缸沿上。伊恩告诉我说，这个游戏男孩们都喜欢，而且慢慢变成了他们三个人的日常。只要希拉不在家，他们三个就在浴室里玩，大叫大笑着，把浴室弄得乱

---

i　伊夫林·沃，英国作家，这句话来自其长篇小说代表作《旧地重游》（*Brideshead Revisited*），描写的是男主角查尔斯在为朱莉娅点上一根香烟时的内心感受。

七八糟，水和肥皂沫溅得到处都是，也没有人要求他们赶紧洗头或者刷牙。听到这里，我能够把故事的一些空白处填上了（当然是默默地在心里）。这样的故事，我在庭审档案中已经见了足够多，也曾在其他的许多案子里听说过许多不同的版本。故事都无情地走向冷酷的结局。

安迪感觉到，他父亲的手在浴缸里摸了他的阴茎。第一次被摸之后，他觉得是一次偶然，后来他告诉一位专业应对儿童相关案件的警务人员时是这么说的。他尽量让自己不要多想。但在那之后，这样的情况开始一而再地发生。这让他开始觉得事情有点"不对劲"，他感到"古怪"和难堪。爸爸在干吗？他对性有所耳闻，在学校听同学说过，甚至在他最要好的一位朋友家里上网时，还看过一点东西。他开始担心父亲是不是同性恋。或许真是同性恋？但这可是他父亲，所以不可能。他看到爸爸也对弟弟哈米什做了同样的事情。兄弟俩还曾在回到他们的上下铺躺下睡觉之前，就这件事情稍微聊过一点。我想象着两个孩子躺着仰面看着天花板，在黑暗中说着悄悄话。他们没有面对着彼此，因为这些话语和想法让他们感到难堪。他们不知道该怎么办。告诉妈妈？他们知道她知道之后会多恼火，爸爸也知道。这是他们和爸爸之间的秘密。最后他们什么也没说。

伊恩答应请他们看电影，说下次妈妈不在家的时候，带他们一起去看最新上映的超级英雄电影。在影院，伊恩坐在他的两个儿子中间，电影看到半途，他把两只手分别伸进两个男孩的裤裆里。兄弟俩后来说，他们当时惊呆了，也吓坏了，生怕周围有人看到。关于这件事，伊恩告诉我说，在他印象里两个儿子是允许他那么做的，毕竟他们俩没有动弹，没有对他的行为表示拒绝，而只是看电影。回到家，在送他们上床睡觉的时候，他让他们俩一起摸他勃起的阴茎，就像他之前幻想的场景中的那样。他们也照做了，没有说什么。哈米什和安迪后来说，在那天晚上后，他会给他们额外的零花钱，请他们吃喝玩乐，还跟他们说，他们是"乖男孩"。这个称呼在我听来并不陌生，他们的母亲在证言中也这么说过。

当时，希拉的新工作颇具挑战性，占据了她大量的精力。她觉得自己很幸运，因为感觉丈夫竟和孩子们相处这么融洽。但后来回头看时她能察觉到，在当时那段时间里，孩子们变得更不爱说话了，也更容易反应过度。有一天晚上，安迪跟她"没有任何原因"地大吵了一架，把一件爸爸送他的新玩具砸了个粉碎，也不知道是什么原因。这件事令她感到尤为震惊，因为安迪一直都是兄弟二人中更守规矩的那个，是个负责任的大哥哥的角色。希拉在跟警方回想当时的情况时说，那天晚上伊恩帮了大忙。他安抚了所有人的情绪，收拾了乱糟糟的现场，安慰她说大概"只是荷尔蒙在作祟"——"你知道的，男孩子会变成大男孩的"。伊恩自己也曾是个难相处的少年。但是安迪还没有到青春期，他才 11 岁。那件事之后，她曾试着把工作上的精力匀一些出来照顾家里，但很难：当时学校马上要应付教育检查办公室[i]的检查，所有人都得加班。

然后有一天晚上，希拉出差去参加一个会议而没在家。伊恩想要跟安迪肛交，而且是当着哈米什的面。关于这件事，伊恩讲得比较潦草，而我也没有强迫他。我之前从两个男孩的证词里已经了解过大致的情况，他们说得清楚而且简练。这次遭受性侵后，安迪和弟弟回到卧室，把自己关了起来。伊恩告诉我，他知道这次自己有些太过分了，当时觉得很慌，不知所措。会发生什么？他一夜没有睡着。两个男孩第二天照常起了床，照常离家去上学。他们什么都没说。又过了几天，希拉突然接到孩子们学校的电话，让她赶紧过去。原来，安迪把家里发生的事情告诉了一位他信得过的老师。随后哈米什被叫过去，他证实确有其事。

接着，伊恩向我讲述了他在过去的那个家中的最后一天。他讲到了晚上以后，他感到多么漫长又可怕。希拉依然在加班，没有回家。不知何故，男孩们放学后没有回家。起初他想，或许他们去某个朋友家里了。他的脑子很乱。时间逐渐流淌，孩子们还是没有回来，他的心跳得越来越快。他给希拉

---

i   教育检查办公室（Office for Standards in Education, 简称 Ofsted），英国负责对学校进行评估的政府部门。

打电话，想问她是怎么回事，但她没有接。他又给希拉打了几次，还是无人接听。于是他把家里收了收拾，准备好晚饭，心里盼着某个时刻能听到前门晄的一声打开，男孩们叽叽喳喳说着话走进来，把书包扔在前厅的凳子上。时间一分一分地过去，他慢慢知道，这些都不会发生了。他跟我说，他知道结束了。"什么结束了？"我轻声问。这是从他开始讲述这段痛苦的过去后，我问的第一个问题。"人生。"他回答说。那次是他第一次有了想自杀的念头。起初，他盘算着开车去往比奇角（Beachy Head），那是英国一处臭名昭著的自杀点，位于萨塞克斯郡（Sussex）的海岸边。不过随后他想，服药可比那样简单多了，可以着威士忌，服用过量的扑热息痛[i]。他赶紧去医药箱里找到扑热息痛的药瓶，把瓶子里的药片抖出来放在手上，然后拿一只咖啡杯，倒上单一麦芽威士忌，仰起脖子，把药和酒全吞了下去。之后，门铃响了。来的是警察。伊恩开门时，他明显已经喝醉了。他告诉警察说，他吃了很多药，而且补充道："我很快就会死的，不用担心。"这句话让我感到惊异。不用担心什么？不用担心他还会给他的孩子们造成更多的伤害吗？或者不用担心他会负隅顽抗吗？警察迅速把他铐上了车，去了医院。

伊恩的缓刑档案包含了部分的警方记录和庭审记录。从中我了解到，希拉对孩子们说的话没有丝毫怀疑，她直接报了警，然后把孩子们带到自己的父母亲那边去。她没有回家，也没有联系伊恩，从那以后，他们俩再也没有说过话。和许多跟她处境相似的母亲一样，她内心充满了自责，她告诉警方说，"我永远也不能原谅自己"。我还了解到，在伊恩被捕后，社会工作的相关部门对这个可怜的女人进行了仔细的调查。听起来可能会显得有些无情，但这是理所当然的程序。不论是在 20 世纪 90 年代那个儿童性犯罪者团体中，还是在之后我接触过的儿童性犯罪者中，我知道有许多已婚的儿童性犯罪者，不仅性侵子女，还性侵孙子女，其中有些获得了他们妻子的许可甚至

---

i　扑热息痛（paracetamol），即对乙酰氨基酚，常用于治疗感冒，过量服用（尤其是同时饮酒）会损害肝脏，甚至致死。

配合。像这些夫妻，不仅会拒绝承认恋童癖的说法，而且不认为这样的行为属于性犯罪。这些案例中，丈夫和妻子都认为，作为一家之主的男人，有权对他的伴侣和孩子做他想做的事情。另外，我还评估过许多涉嫌儿童性侵害的父母，他们下载儿童色情片，拒绝承认他们的行为是不正常的，而且会真的觉得困惑：怎么能说他们对自己的孩子来说是危险呢？他们并不将他们的孩子视为性对象，正是因为他们与孩子们之间存在一层亲子关系。

在和伊恩的最后一次谈话中，我们回到了如何回应哈米什想要见面的请求的话题上来。起初，伊恩觉得很矛盾。他说如果能见面，他希望儿子宽恕他，如果可能的话；但他接着又说，就算是这样，他自己也还是过不去。就算是哈米什能原谅他，他怎么做到原谅自己呢？如果他们两个见面，是为了什么目的而见呢？在迫使哈米什变成他性侵的同谋的一刻起，他就已经掐灭了他们之间的未来。他觉得更能够理解安迪对他的抗拒了，他知道安迪所经历的是什么，以及这个男孩为什么想要完全断绝跟父亲的关系。在跟我谈了一些后，他向我明确表示，见哈米什对他来说太难承受了。他儿子想要的任何东西他都给不了，起码现在给不了。

我把他的这一决定转告给了彼得。彼得如释重负，并且告诉我，负责伊恩的专家团队一致认为这是最好的结果。哈米什会感到失望（但他曾从更糟糕的情形中挺了过来，这是大家没有说出口但心照不宣的话）。我说，或许某一天，当伊恩的心灵重获新生时，事情会发生一些变化。某一天，他或许能够开始考虑跟儿子见上一面。"或许吧。"彼得看着我说，他的仁慈中，同时夹杂着某种从多年工作经验中培养出来的务实作风。

随后，伊恩的画面又在我的脑海中浮现了出来。他坐在床边那张旧沙发上，脑袋低埋，情绪崩溃，与他的羞耻感全力搏斗。我思考着有关宽恕的问题。宽恕是多么难啊，而在我们的司法体系中，留给宽恕发生的空间是多么小啊。我再次想到了恢复性司法，想着它是否能在伊恩和哈米什的案例中起到作用。把伊恩关在监狱里，究竟收到了什么成效呢？我们的社会已经向他和公众充分表明，我们有多么痛恨针对儿童造成的性侵害。不过，对一个罪犯的 10 年监禁会花掉我们将近 50 万英镑的经费支出。花这么多钱，我们能不能有其他的方式可以达到同样甚至更好的效果？比如，我们将伊恩安排在专门关押罪犯的社区廉租房里，给他挂上电子标签；而经费可以分别花在伊恩和他的家人身上，让他们各自或是共同接受一系列的心理治疗，以让他们从这一相当严重的侵害中恢复过来，在心中重新生出安全感和爱。这样的治疗并不意味着他们会重归于好，甚至也不能保证宽恕会发生。但是，这将保证父亲和儿子们都能获得他们各自需要的帮助，而判决的刑罚依然照章执行，让伊恩处在法律的制约当中，也依然能够向他和公众表明，他的罪行是受到社会严厉谴责的。我不得不认为，这么将他在监狱里关上 10 年，是导致他做出这一决定的因素之一。

"我很快就会死的，不用担心。"伊恩在 10 年前被捕时曾向警方这么说。在我们最后一次谈话治疗的 6 个月之后，他兑现了这个承诺。那时，他租到了一间房子，也找到了一份夜班的工作。这看上去是不错的结果，我也见过一些类似他这样处境的人在出狱后能够继续前行，看起来放下了过去，过上了新生活。尽管表面上看起来状况挺不错，但伊恩仍活在一种梭罗（Thoreau）所称的"宁静的绝望"中。一天拂晓，他打卡下了班，去了附近的火车站，走上铁轨，被一辆迎面而来的火车吞噬。彼得在得知这个消息后，第一时间告诉了我。他将不得不把这个消息告诉哈米什。年轻的哈米什有可能会担心，父亲伊恩的自杀是否与他提出想要见面的请求有关。伊恩自杀后，就再没有和儿子有任何对话的可能了；而我知道，彼得将用他的同情心和多年的工作经验，来应对哈米什这份可能会有的担心。哈米什失去了他的父亲，我对此感到难过，我还感到难过的一点是，这个真诚又心怀忧虑的年轻人，将永远不可能得到他所期望的"了结"了。

在我的工作中，一直都存在着一种风险，即你自以为知道病人心里都在想些什么，但其实并非如此。在伊恩自杀的悲剧发生后，缓刑服务和心理健康服务团队将接受审查，以明确我们在工作上是否存在任何失当。但事实是，哪怕我们对伊恩计划自杀有所预期，我们也没有太多办法能够支持或阻止他这么做，比如，我们不可能为了保证他的安全，而强行把他关起来让他接受治疗。而且，哪怕我们真的这么做了，哪怕奇迹般地正好有一个空床位，我还会怀疑，当地的心理健康服务机构可能依然拒绝收治他，他们会说，按照《心理健康法》（Mental Health Act），他看起来没有什么心理疾病，没有收治他的理由。

伊恩出狱后，我们在务实的层面上，为伊恩面对新的生活提供了力所能及的帮助。他有了新家，找到了工作，也从缓刑服务团队和我这里得到了支持。从心理学的意义上讲，我们已经做了所有能做的了。伊恩无法与自己和解，在他心中，死亡成了他最好的也是唯一的选择。不论是否曾收到哈米什的那封信，伊恩的羞耻感都在他心里。如我之前说到的，羞耻感是可能导致暴力的一种强有力的动机，这暴力也包括针对自己的暴力。多年前，我读过一本关于乱伦和虐待儿童所造成的影响的书，我记得书名叫《精神谋杀》（Soul Murder）[13]。我曾听许多遭受性侵害的受害者讲过他们被侵害后的感受，仿佛他们的某个部分死掉了。这种感受对许多犯罪者来说也同样存在。这听上去或许有些令人意外，但多年来，基于与伊恩这样的性犯罪者打交道过程中的观察，我相信他们中的许多人都有这样的感受。在性侵了儿童之后，他们中的许多人都表现出一定的自杀倾向。羞耻感就是这样一种情感，足以吞噬心灵。[14]

莉迪娅 | LYDIA

在监狱的一间会客室，两个女人，都是浅黄色的头发，都是中年的年纪，相互握了握手，随后面对面在一张小桌旁的椅子上坐下，那是两把冰屁股的金属椅子，椅腿被螺丝固定在瓷砖地板上。我怀疑，如果那天在这所监狱，要是某个人在赶赴自己约会的路上经过这间会客室，透过落地窗看到我们俩，可能都分不清谁是医生谁是犯人。我们俩看上去都是正常人的气息。耳朵上都挂着相似的朴素造型的耳环，手上都戴着纤细的坤表，身上都穿着平常的服装。一个是短发，利落齐整的波波头，发际线一圈是银白色，身上衣服是黑色的，一件黑色毛衣和一条黑色紧身裤。另一个是长发，上面高高地扎起一个凌乱的丸子头——这个是我，这是我惯常的形象，既让自己比较舒服，也不容易让对方有什么不舒服。唯一会泄露我来访身份的，是我搭在椅背上的那件灰色厚外套，不过如果只是匆匆一瞥的话，也很容易注意不到这个细节。这次来访是在寒冷的 2 月，见的这个女人叫莉迪娅，她将很快被送回她的牢房。

这个假想的路人也正是对我的一种隐喻。在莉迪娅这一案例中，我由于关注点停留在了表面，而未能洞察到真正重要的某样东西。在扎赫拉的案例中也同样发生过这样的情况。不过正如我之前说过的，学会不从表面去看待他人是一个长期的过程，至少对我来说是这样。在前言中我曾讲过，我很喜欢把人的心灵比作珊瑚礁，神秘、复杂，新陈代谢时刻都在发生，充满着美丽又危险的事物。美国心理学之父威廉·詹姆斯（William James）创造了著名的"意识流"（stream of consciousness）一词，这也是一个与水有关的比喻。[1] 每当谈到人强迫性的心理活动时，这个比喻尤为生动。想象一条思绪的河流，河面上到处漂着各种零碎的杂物。水流中到处都是小漩涡，如一截横在水里的树干，或是一块不知道是谁随手扔进河里的垃圾，让水流小小地分了个岔——这就仿佛是在内心冒出某个想法而引起了思绪的涟漪。我们都有过这样的体验，即被一段魔性的旋律洗脑，可能是一首流行歌中的几句，也可能是一个广告中的一段词，反复在脑海中循环。这让人不太舒服，但毕竟时间不长，也没有什么害处，很快就会从头脑中离开，仿佛被河水冲到下游。

但如果这是一个巨大的东西，那就有问题了，仿佛一块巨石陷在了河流当中。这时，小漩涡就成了大漩涡，心里其他一些想法和感受被卷了进来，在里面不停打转，以至于成为某种妄想。这个过程是渐进的，与成瘾的过程没有什么不同，都是从微不足道的东西开始。比如，第一次抽了大麻烟卷，或者未成年人第一次去酒吧，之后，这个东西就一步步对人形成控制。在强迫心理或成瘾形成的过程中，第一个被剥夺的东西就是真实感：人们会被危险的幻想支配，即错误地以为自己随时能够从中脱身。

这种固化的念头或神经症，是我们称之为"跟踪"行为的模式基础。对跟踪行为有着各种不同的界定，如"无法摆脱的尾随"，"违背目标者意愿的监视和追踪"，美国司法部则将其定义为"给人造成恐惧的罪行，部分已经构成威胁，而部分则存在被施加威胁的预期"。英国 2019 年的一项犯罪调查显示，10%~20% 的人有过跟踪的行为。[2] 这里面不包括广为人知的"网络跟踪"行为，即在社交网络上对他人频繁骚扰，这样的人成千上万，如有些在分手之后不肯对前任放手的恋人，或一些盯上自己想去的公司的雇主或招聘主管的求职者。就现实中无法摆脱的跟踪行为而言，平均的持续时间在 1 年到 18 个月，有大约 1/10 的跟踪者，其跟踪行为会持续超过 5 年，而一小部分跟踪者的跟踪行为会持续数十年。这项调查表明，在英国，男性跟踪女性的情形更多，不过也有大约 1/10 的男性曾遭受女性跟踪。而作为为缓刑服务部门所做工作的一部分，我这次就是要对一位女性跟踪者进行评估。这时她即将出狱。

这次来见莉迪娅，只是先打个照面，即所谓礼节性的拜访，而不是做评估。她刚刚获准假释，将短暂出狱回归社会一段时间。我只是先顺便过来跟她认识一下，在她出狱之后，按照她的缓刑服务团队的安排，我们会有一系列共计5到6次的会面。接到转诊单后，我给她写了邮件，里面解释了我的职责。我要对她是否存在危险性进行评估，并为了让她维持安全的状态，需要通过与她探讨她犯罪的来龙去脉以提供心理支持，如探讨她的人生经历，她的个性，以及她是如何应对压力的。在我印象里，她的缓刑服务团队都不太担心她会对公众造成什么危险，毕竟在莉迪娅眼中，从来只装着一个人。

莉迪娅在这次犯罪之前，过的是没有前科的清白人生。两年前，她开始了对她的心理治疗师W医生的骚扰活动，这让他和他的家人、财产都受到了威胁。警方介入并对她发出警告，而W医生也申请获得了一条又一条由法院出具的针对她的限制令。这些限制令旨在阻止暴力犯罪者接触受害者，而且多数是用在家庭暴力案件中。在限制令存在的情况下，犯罪者可能会承受罚金或其他处罚（依情况和各地法律的不同），而如果犯罪行为仍不收手，犯罪者可能会被判刑而入狱。

就像许多跟踪者那样，莉迪娅也是对法院的限制令置之不理，继续跟踪，最后被逮捕，被判骚扰罪并且服罪。过去10年来，英国对跟踪骚扰罪的判刑力度越来越大，不过在当时（大约10年前），莉迪娅被判处3年有期徒刑，实际在监狱中服刑2年，2年服满后，如果得到许可，剩余的刑期她可以出狱回到社区完成。把她转给我治疗，目的是给她提供更多一层的支持保障，我将帮助她更好地让自己回归社会。她并不是必须接受和我的谈话治疗，不过据我所知，当听到这个提议时，她当即同意了。我希望这表明她对帮助是积极接纳的，而且表明她能够信任他人。转诊单内容简短，上面提到，莉迪娅在监狱服刑期间完成了几个课程和团体治疗项目。这些项目类似于伊恩参加的那种针对性犯罪者的治疗项目，旨在促进犯罪者了解受害者的经历和感受。我并不是第一个对她进行心理干预的，但据我所知，从她被判刑以来，这将是她第一次像这样一对一地跟人谈话，或者说，从她跟成为她的受害者的那位男医生做心理治疗以来。

对每一个转诊到法医服务中来的病人，都要保持不带先入为主看法的开放心态。这意味着，在第一次见面时，我要留意那些哪怕最为细微的痕迹，不论是积极的还是消极的。在我们的第一次见面中，莉迪娅真的看起来安详又平静。这让我很难想象，面前的这个女人怎么会让另一个人那么恐惧，以至于寻求警方和司法帮助才能限制她。不过，我显然没有什么好为自己担心的。虽然她缠上的是自己的心理治疗师，但他是男的，对她来说这是一种带有情爱性质的依恋关系。她并不会对每一个心理治疗师都有这样的兴趣，这就像伊恩也不会对每一个孩子产生性兴趣。就大多数的暴力犯罪而言，在犯罪者和受害者之间，都清晰地存在着一种具体的关系作为基础。

在这次见面之后，我使劲回想，她的话里面是否存在事先准备的表演痕迹，但在谈话的当时，我真的为她乐于谈话的积极意向而感到高兴。一开始，我先问了几个常规问题，关于她的犯罪和即将出狱的事。她说，没错，她在法庭上认罪了。她还说，她现在能够明白，以前她处理事情的方式是"一个极大的错误"。她就好像在跟我聊她在社交场合的某次失态，或者某次因为欠考虑而停车不当。我想我得提到她的受害者的名字，看她说话的口吻是否会有变化。我问她，有没有想过 W 医生那边的情况，出狱后会不会跟他恢复联系？话音刚落，她立马把一只手举起来，掌心向外，似乎是表示我根本不必有这样的念头，声音也变得悔恨和严肃起来："哦，他。我不打算联系他。当然不会。我知道这也是不被允许的。我真的很感激你的帮助，医生。老实说，我不想再回来这里了，永远也不要回来。"

我问她有什么计划。她说，出狱后，她有一个刚空出来的临时收容所可去。她告诉我，她其实自己有一间公寓，入狱后，公寓由一个朋友帮忙打理，等租客走了，她马上就能搬进去。我想她是幸运的。在所有女犯人中，有一半在出狱后无处可去，不出意外的话就成了无家可归之人，而这可能导致各种糟糕的后果。我曾经治疗过的一个女犯人，就在多年里因为各种小的犯罪行为反复进出监狱，她告诉我说："这里是我住过的最好的地方。"不过莉迪娅说，她好期待能回家，还说等安顿下来，她可能会养只猫。她说她"特别喜爱动物"，很想有许多动物围在自己身边。她"在所有这些事情发生之前"是一位事务律师[i]，不过有人建议她出去之后先找一份帮人遛遛狗之类的轻松工作，这样可以轻松地回归生活，没有什么压力。"想到每天都是在公园里溜达，就觉得愉快。我迫不及待了。"我点了点头。所有的话都听起来非常合理。

只有一个地方让我觉得有点不对劲。那是见面快结束的时候，我问她，以前有没有跟像我这样的精神科医生见过面。我想我知道这个问题的答案。因为要来见她，我事先跟她的缓刑监督官简打过电话，聊过她的情况。简接电话的时候说，她刚好正在忙，我们都笑了，因为她工作的时候每时每刻都在忙。然后她试着登录文件系统查莉迪娅的资料，发现系统无法运行，于是建议我去找监狱的罪犯管理科。我已经对这个冗长又复杂的流程见怪不怪了，在之前的案例中我也提到过。在多年前我刚入行的那个时代，文件资料还是纸质的，用一个个盒子装着，内容也都是手写的，如今过了多年，尽管有了许多技术上的进步，但一直没有集成的中央文件系统。这依然是一个问题，让我们法医心理健康专业人员和执法相关人员的工作都不方便。

简在电话里告诉我，她还记得，在莉迪娅一案庭审期间，控方提供了几份来自精神科医生的报告。报告中说，她死盯着她的受害者不放，并且表现出敌意，其中一位专家认为她可能患有妄想症。如果莉迪娅的说法属实，那就意味着这些报告是错的，或者是我有什么误解。她的回答很明确："不需

---

i　在英美，从事一般性的非诉讼业务的律师叫事务律师（solicitor），业务相对初级，一般不出庭；相应地，从事诉讼业务的律师叫讼务律师（barrister），一般也叫大律师。

要！"她可能是在对我撒谎。或者说，她是为了让自己相信是这样，或者她在庭审期间见了某个精神科医生，但她认为这无关紧要。此刻，她平静的凝视中透出某种质疑和挑衅，我想，我从她的姿态中察觉出了不自然的僵硬气息。我的工作可不是跟她辩出个黑白。于是我问她，跟我见面是什么感觉，会不会有什么困扰。

"完全不会，阿谢德医生！事实完全相反。这是为我自己好，不是吗？而且是我的缓刑监督官简建议我这么做的。我得说，待在这儿实在是太压抑了，我敢肯定他们已经跟你讲了，刚进来的时候，我甚至有些想自杀。不过现在，谢天谢地，我能回家了！爬起来，继续跑———一个新的开始。就像他们说的，全力以赴。"这是一个积极的回答，熟练而完美。我能意识到，自己此刻感觉有些困惑，片刻之前我心里闪过的负面的感受消失了。我觉得，关于精神科医生的问题可以之后再回过头来谈。目前我要做的就是跟她建立起足够融洽的关系，这样下次见面时，我们可以感觉在心理上是相互接纳的。会面结束后，监狱的长官来带她回牢房，而我则披上自己的厚外套。莉迪娅在离开房间时，朝我轻轻挥了挥手，友好、轻快地向我说："回头见！"我意识到，在她离开时，我自己有种轻松的感觉，而在此前的几分钟里，我都处于某种紧张的状态。这是怎么回事？

目前为止，这个女人看起来或许不符合任何人心目中"典型跟踪者"的设想。但正如我们此前已经看到的，不管是哪种暴力犯罪者，真的没有所谓的类型之分。"跟踪"（stalking）这个词最早是跟狩猎或者偷猎有关的，被拿来称呼一类犯罪则是近年来的事。这层意思最早在 20 世纪 80 年代的媒体上出现，关系到一些知名且非常可怕的谋杀案，这些案件涉及一些对好莱坞明星着迷的狂热粉丝。结果，好莱坞所在的加利福尼亚州成为美国第一个通过了反跟踪法律的州，而在之后的 5 年内，美国大多数的州也这么做了。在此之前，违背目标者意愿的监视和跟踪一类的行为，在美国被指控为骚扰罪，或因为案件涉及更为严重的谋杀（谋杀未遂或蓄意谋杀）而被忽略，相关最有名的案件是罗纳德·里根遇刺案和约翰·列侬遇刺案[i]。在加州有了相关立法后，媒体则喜欢将"跟踪"这个词跟女明星绑在一起，起一些夺人眼球的标题，如"看看是谁在跟踪"，再配上一些漂亮女明星的图片，图片里的她们满面愁容，惴惴不安。许多个世纪以来，这种关于女性成为猎物的故事，都在男人们心中激起了某种想象。有关"明星跟踪者"的报道，则似乎让受害者的经验变得不值一提，就好像摆脱不掉的追踪就是名声的代价，或者甚至成了某种怪异的荣誉勋章。

相比美国，英国这方面的进程要慢一些，直到 2012 年才正式将跟踪列为一种罪行。在此之前，跟踪罪犯（包括莉迪娅在内）被指控的罪名是"骚扰罪"，依据的是 20 世纪 90 年代中期的法律。传统而言，我们的司法系统谨慎地避免将亲密人际关系的诸多复杂特性卷入其中。我们的法律倾向于做二元的判断，而刑事法规的制定，倾向于能够明确判定行为是对的还是错的。在面对谋杀之类的案子时，这样的法律是没什么问题的。但是，涉及跟踪的犯罪则更复杂，不论发生在世界的哪个地方，它们都更容易引发一些棘手的问题。人们在看法或在判断的程度上都可能不同，因为不同地方的性别角色观念可能大不相同，文化态度和规范也可能大不相同。在英国，有关跟踪行为立法的倡导者们获得了最终的胜利，如苏西·兰普卢基金会（Suzy Lamplugh Trust）[ii][3]。他们将跟踪行为界定为比"骚扰"更甚，认为将"跟踪"笼统地归为"骚扰"是危险的，也是流于简单的，因为"骚扰"并没有表达出犯罪者对目标对象长期执着的态度（而这一态度正是该行为的核心），也没有表达出受害者在长时间里所遭受的严重心理影响。

关于跟踪犯罪，近年来大多数欧洲国家和世界上其他一些国家都通过了

---

i　罗纳德·里根（Ronald Reagan）是美国第 40 任总统，1981 年于上任不久遭到枪击，因子弹未击中要害而幸免于难，凶手约翰·欣克利（John Hinckley）之所以刺杀里根总统，是因为想引起好莱坞女星朱迪·福斯特（Jodie Foster）的注意。约翰·列侬（John Lennon）是英国著名歌星，1980 年在纽约自己的寓所前被枪杀身亡，凶手是一位列侬的狂热男性歌迷马克·查普曼（Mark Chapman）。

ii　该基金会由英国一桩悬案的受害者苏西·兰普卢的父母亲建立，在力图查明女儿失踪真相的同时，倡导人身安全防护，降低暴力和骚扰带来的风险，推进了跟踪犯罪相关立法的进程。苏西·兰普卢于 1986 年失踪，7 年后被宣布死亡，但尸体至今没有找到。

相似的法律。但与其他暴力犯罪很像，跟踪犯罪在全球范围内的发生率难以测算。这一行为很可能到处都存在，但受害者有可能不报警，尤其是在某些文化中更是如此——因为看待性别和公民权利的态度上的不同，一些文化中至今仍然不认为跟踪是多大的问题。再者，在某些文化中，如果女性和与男性之间的关系受到更密切的社会审视，或者男性遭受女性骚扰的时候更不愿意报警，那么跟踪就会看上去似乎不那么常见。

莉迪娅的受害者 W 医生是一位私人执业的心理治疗师，她因为父亲去世，来找他做悲伤情绪的疏导。莉迪娅之所以会找 W 医生，是因为她的全科医生听她说她睡不着觉，于是向她提出了这个建议。她跟他做了几次谈话治疗，似乎有一些效果，于是在双方同意之下结束了治疗。大约 6 个月后，莉迪娅给 W 医生寄去一张情人节卡片，这让他感到有些忧心。莉迪娅在卡片上表达了对他的爱，都是一些亲密的表达，她说"迫不及待要见到他"，就好像他们是情侣关系一样。他小心地对卡片做了回复，说他们的治疗已经结束了，他不能再见她了，她如果希望寻求治疗，可以尝试其他的渠道。她接着也做了回复，请求"最后一次谈话治疗"。对此，他委婉地答复说，他认为一次谈话治疗是没有什么效果的。我猜想，他当时希望到这里事情就结束了。

对莉迪娅来说，这样的回绝是无法接受的。于是她开始了一系列的行动，想让他同意见她。她用信息轰炸他，给他发了数以百计的邮件和消息。他没有回复，莉迪娅就向相关监察部门举报了他，声称，他在给她治疗的那段时间里跟她发生了性关系。这让 W 医生在同行面前非常尴尬，也感到颇为焦虑。他因此不得不停下手头进展中的各项工作，并接受纪律调查。之后事态再次升级，他在家门口碰到了莉迪娅本人。他只好坚决要求她离开。后来他在法庭上说，这时候他开始感到害怕了，他以前也从来没有经历过这样的事情。

放在一个世纪以前，她的这种行为会被视为俗称"被爱妄想"的症状，或叫德克莱朗博综合征（de Clérambault symdrome）。这种病得名于 19 世纪的一位精神病学家，他首次描述了这类病人，他们会错误地相信跟另一个人是情侣关系。他们通常相信这些感受是相互的，哪怕他们从未见过自己爱的这个对象，而且在一些案例中，这个对象完全是病人幻想出来的。早期的精神病学著作认为，被爱妄想的"典型"案例是一个成年女性有一些情爱幻想，而这样的人虽然讨厌，但不存在危险性。女性的被爱妄想症被视为心理疾病，但只引起低风险行为，而与此形成鲜明对比的，是我们熟知的男性对女性前任的纠缠。我们更容易将其联系到今天的跟踪犯罪上来，这种纠缠有时候会导致高风险的行为，或者甚至在某些情况下带来致命的暴力。我们更常听说的当然是后者，比如，时不时会看到明星的跟踪者出现在新闻媒体上。

过去几十年以来，诸多研究者的工作已经表明，存在许多不同种类的跟踪活动。一些跟踪者会在法律允许的范围内采取一些策略，如针对孩子的监护权问题提起诉讼，以此向前任伴侣施压，甚至发出威胁。一些从来没有见过所迷恋对象的人，则倾向于以替代的方式追踪他们，如接近他们的家人或朋友，而这也会造成严重的负面影响。有一位被陌生人跟踪的受害者说，这种跟踪"很像有种病毒持续感染着她的生活"。遭受这种纠缠的人可能采取各种不同的应对方式，而许多跟踪者也可能将阵地转移到网络上，这让我们很难判断，这种犯罪在我们的社会中是否越来越多。我猜想，对此我们探究和讨论得越多，就会有越多的案子冒出来——这就跟检测某种病毒一样。

不久前，在一次评估谈话中，一位被判犯有跟踪罪的男犯人告诉我说："我想如果你爱一个人，你不会想杀了他的。"这个看起来不言而喻的说法，遮蔽了人与人之间关系的深刻复杂性：爱与恨可能形成微妙的平衡，矛盾性和模糊性能够与亲密性共存。我认为，以为跟踪和骚扰一定跟情爱有关，这是不正确的。这种看法，可能只是一些老旧思想的残余。对过去的人们来说，无非是觉得一些上流社会的优雅女士盲目地相信自己有许多追求者，这毕竟无伤大雅。事实上，许多跟踪者并不是爱他们的受害者，有些是想报复，有些是想沟通，有些是想确保受害者没有忘记他们是谁。而且我想，就算是跟踪者坚持认为自己爱他的受害者，他也只是想要控制对方。在这种所谓的爱当中，与爱相关的爱护和关心是缺席的。如果说爱意味着"被理解"，就像保罗在《新约圣经》的《哥林多书》中所说的那样，那么跟踪者所展现的是最彻底的缺乏理解，也彻底缺乏对另一个人感受和视角的关心。

　　根据教科书上对危险性的定义，莉迪娅并没有对 W 医生造成高危险性的伤害。但 W 医生的感觉和经验并非如此。莉迪娅的侵扰让他避无所避，且战线很长，持续了超过一年之久，并对他的事业造成了潜在的损害。她反复向他表达爱意，不过这很快演变为一种不满的感受，因为他不会满足她的要求。这让她投诉他缺乏职业操守。她想跟他亲自见面，这个目标高于一切，哪怕是在监管听证会见到他也在所不惜。对一个深陷妄想牢笼中的人来说，糟糕的见面也好过完全见不上面。投诉不奏效之后，她又报警说，W医生在给她做心理治疗期间对她性侵，这意味着又要展开新一轮的调查。这让 W 医生更加痛苦，以至于不得不请了一位律师，并再次搁置了自己手头的工作。

　　显然，她的心理治疗师罪名不成立。警方对她提出警告。这样的方式是有足够威慑力的，尤其是对一个亲社会的人来说——莉迪娅当时看起来似乎还算是这样的人。但这只是加剧了她的不满。她开始在 W 医生的家门口堵他。一次，他停好车进了屋之后，她攻击了他的车子，用钥匙刮掉上面的漆，把车窗玻璃打破，然后往他家邮筒里塞进一张卡片。卡片上的内容是写给他妻子的，重申了对 W 医生的强奸指控，生动详细地描述他是如何强奸她的。

　　那时，W 医生听人建议后，申请并获得了一份限制令。但莉迪娅完全不理会。她再次出现在他家门口，隔着栅栏往里扔腐烂的肉块，盘算着他家的狗吃了之后会死掉。这种针对受害者的宠物的残忍行为并不少见，让人想到 20 世纪 80 年代的影片《致命诱惑》(*Fatal Attraction*) 中的"兔兔烹杀者"[i]。这表明事态发生了升级，并提醒我们有所警觉，因为其目标是受害者所珍视

---

i　《致命诱惑》讲的就是一桩跟踪犯罪的故事。亚历克丝（Alex）在和有妇之夫丹（Dan）一夜情之后一发不可收拾，缠上了丹，不断跟踪、骚扰，行为逐渐升级为犯罪。"兔兔烹杀者"（bunny boiler）指的就是亚历克丝，源自片中一个广为人知的情节：亚历克丝将丹的女儿心爱的宠物兔扔进锅里煮了。亚历克丝曾告诉丹，说她喜爱动物。

的一个活物，这意味着，接下来的目标可能会是受害者自己，或他所爱的人。莉迪娅的行为已经存在高危险性。最终，当她再次出没于 W 医生家附近时，她被逮捕了。在接受警方讯问时，她说警方把事情全都搞错了。她只是想跟 W 医生面对面见一见，这样他就可以为给她造成的所有伤害道歉，受害者是她，而不是他。她被判有罪，进了监狱。

在了解完莉迪娅一案的来龙去脉后，我不禁感到庆幸（事实上已经是第 N 次有这样的感觉）。作为一名心理治疗师，我的职业生涯的大部分时间都是在高安全级别的机构中度过的，我在那些地方所面对的病人，不可能像莉迪娅那样行动。身为一名与高危险犯罪者打交道的法医精神科医生，对可能存在的被病人跟踪的风险，我的确有着格外高的警惕意识，但事实上，唯一一次与此扯得上关系的经历是发生在社会上，而且不是来自哪个病人。那是一个永远不可能跟我打照面的人，对我在一家学术期刊上写的一篇文章有异议，于是向我表达了不满。他向我的单位投诉，最后还投诉到了政府的医疗监管机构——英国医学总会（General Medical Council, GMC）。我常常认为，对一个人工作的投诉，不仅会给人一种被批评的压力，同样也会有一定的启发性。但在我说的这个例子中，这个人坚持不懈地寄了好几个月的信件，这一行为逐渐让人觉得不是批评而是骚扰，特别是，有封信还直接寄到了我家。之后我了解到，这个人一贯喜欢投诉精神科医生。知道自己只是许多目标之一，还是略感宽慰，不过在当时，我的确会觉得自己被针对了。后来，信终于没有继续寄了。我猜想，这个人内心的思绪之流或许被另一个新出现的什么对象截住了，于是将矛头从我和我的工作上转向了别处。

在接下来跟莉迪娅的会面中，评估她的危险性，意味着要仔细留意她是如何描述以及看待她的犯罪事件的。我特别想了解的一点是，她为什么不允许 W 医生拒绝她，或者说，她为什么像听不到他的拒绝一样。第一次跟她的见面让我比较放心，而且我了解到，她的缓刑监督官简感觉她取得了长足的进展。我得知，莉迪娅在监狱的表现良好，并因为积极的行为表现获得了"更高的"地位，具体来说，她得到工作人员的信任，被安排了各种工作，如照顾老年人和帮人阅读。她还参加了一项监狱依法律要求开展的课程，课程旨在增强犯人对受害者的同理心，表达对自己罪行的悔意。一切看起来都是积极的。但心理健康服务团队之所以会被缓刑服务团队请来帮忙，其中一个原因，就是明确察觉到罪犯出狱后立即再犯的危险性有增高的迹象。回归社会将带来许多压力源，而为罪犯提供帮助，是促进犯罪中止的重要举措。

我们第一次正式的谈话治疗，是在她出狱的几周之后。我提议，请她到我工作所在的有安全防护的机构来跟我见面。在监禁区域之外，有一些房间可供专业性质的会面使用。我预订了一间不大但明亮的房间。房间有落地的双扇玻璃门，门边是一对相向的椅子，门外通往一片花园，花园中可以看到正在萌动的春意。我本能地将一把椅子稍微往后挪了挪，坐下来面对已经"自由"的莉迪娅，以让自己保持充分开放的心态，面对我面前可能发生的任何变化。一开始，几乎没有什么异样。她跟上次见我的时候一样宜人。形象上也是如此，她还是穿了一条黑裤子，不过上身换了一件白衬衫。她的表达不卑不亢，聊到她搬家的计划，说她马上要从监狱安排的那间收容所搬回她自己的公寓，不过也有一些小小的麻烦事，如要重新装网络宽带，也要重新登记房屋税等。她从手提包里摸出一份广告传单。传单是她自己设计的，给自己打广告，以找到一份帮人遛狗的工作，上面用黑墨水画了一幅很棒的卡通画：一个瘦小的女人面带微笑，手上紧紧攥着皮带，牵着六条大狗，狗狗们拽着她走在一条小路上。我称赞了她画画的水准，但心里很难将这一切同我所了解到的她犯罪有关的事实调和在一起。我知道，她还曾企图伤害W医生家的宠物狗。

我想更多地了解她的过去，想听她亲口讲述出来，以对她日后的危险性做出准确的评估。但这是我们的第一次正式谈话，我就跟着她的节奏走。她随意地闲聊，讲到她想把厨房做一些改造。她讲到天气："今天早上散步时我竟然看到了黄水仙。"我们都会心一笑，黄水仙是寒冬即将过去的信号，英国人说到这个时，总会有种微妙的宽慰。"你是园艺师吗？"我问道。"哦，不是的，"她立即回答说，"那是我父亲的专长，不是我的。"我知道我们剩下的时间不多，但对此，我还是想了解更多。"你跟他有什么地方像吗？"或许这个问题对她来说太过了，或太快了，她显得有点不自在："我觉得没什么像的，不像。"这次谈话结束时，我感觉我们的关系足够和谐友好，但比起上次见她时，并没有对她有更多的了解。

分别前，我跟她约定了下次见面的时间，并为她开了门。她走了出去，突然停下来，转身对我说："哦，我想说，我在网上搜了你。"我点了点头，并不感到意外。大多数人如果跟一位专家见面，都会先在网上了解一下，这并不意味着有任何不好。跟大多数人一样，我对网络安全非常谨慎，我会让自己在网上的足迹尽可能少，也尽可能显得平常。考虑到莉迪娅的过去，我对她保持了一定程度的防范意识，但并不觉得她会给我造成什么危险，毕竟她对我不存在依恋的情感。她把我看作一个她要完成的任务，或者说，我是这么认为的。"回头见。"她道了别，转身沿着过道走远，昂着首挺着胸。这时，"控制"一词在我的头脑中冒了出来——她完全支配了这次谈话，正如那个紧紧地攥着皮带的遛狗人。

我想，让她跟我讲讲她的童年是非常重要的。尤其是考虑到，在她父亲去世后，她对 W 医生产生了依恋的情感。我在前面谈到过，我曾对童年期依恋有深入研究，即童年期依恋对个体成年后与他人之间的关系存在重要的影响。因此一点也不意外的是，好几位重要的关于跟踪行为的研究者，都将这种行为理解为糟糕的童年期依恋的一种后果。比如，曾与美国联邦调查局有过紧密合作的美国法医精神科医生 J. 里德·梅洛伊（J. Reid Meloy），就早在 20 世纪 90 年代发表了一些关于跟踪者的依恋关系的工作成果 [4]，而自那以后，也有过好几项相关的研究展开。研究结果表明，几乎所有的跟踪者，在童年时期都有着跟父母之间的不安全依恋关系，这一情形要比在普通人群中显著得多，与其他类型的暴力犯罪者比起来，也依然更为显著。

在我的想象中，莉迪娅带着内心没有得到安放的有关失去父亲的痛苦去找 W 医生时，这一痛苦可能诱发了另一些记忆，一些关于她内心没有得到安放的其他丧失经验的记忆。我猜想，她想要 W 医生担当一个情绪调节者的角色，为她控制住内心的那些痛苦。这与恋爱关系中的某种情形相似，即一个人对恋人产生一种混乱和焦虑 i 的依恋。期待恋人（这个人并不是你的父母亲）让你每时每刻都感觉到安全、稳定和快乐，这是不合理的。而当对方没有满足这一期待时（而这是一定的），这个内心陷入混乱的人会感觉到受伤和害怕，从而可能做出控制性甚至敌意的行为。这个时候，恋人往往会决定离开，而这一举动恰会被理解为抛弃和拒绝，从而引发愤怒、敌意甚至暴力行为。研究数据表明，人们面对恋人强烈的控制欲，试图离开的时刻，是最有可能遭受危险的。如果我的猜想没错的话，我想这就可以解释，为什么在 W 医生坚持表示他们的治疗已经结束的时候，莉迪娅却开始对他实施跟踪。

这种依恋也能在一些有家暴行为的男性和他们的受害者之间看到 [5]。此外，犯罪者的行为也受到文化观念的影响，一些人会认为，在家庭中，女人和孩子是男人的财产。这样的观念是所谓"有害的男子气质"概念的核心，其相信，作为一个男人，"没有人可以对我说'不'"。一个近年来发生的惨案，就是澳大利亚职业橄榄球运动员罗恩·巴克斯特（Rowan Baxter）的案子。妻子带着孩子离开了他，他威胁妻子和孩子不成，之后实施了跟踪。他见到他们的时候，将汽油泼进他们的车里，一把火把车点着。他的妻子和三个孩子困在车里命悬一线，而他拦住周围想要冲过来灭火的人。最后，他掏出一把刀捅进自己的身体，当场死亡，妻子和三个孩子也全部死亡。这场惨剧似乎有些让人难以置信。但我敢肯定，他这么做一定是基于他心里的一个想法：他的妻子和孩子们都是属于"他的"，而他没有他们不能活下去，那

---

i 混乱（disorganised）和焦虑（preoccupied，也叫 anxious）是对成人不安全依恋的两种描述，也分别对应两种依恋类型。按回避和焦虑程度，成人的不安全依恋常分为焦虑型、回避型和混乱型 3 种。焦虑型依恋（anxious/preoccupied attachment）的人对关系高度焦虑，高度依附对方，特别害怕自己被抛弃；回避型依恋（avoidant attachment）在表现上正好相反，无法信任他人而干脆回避；混乱型依恋则是两者的矛盾混合，靠近和逃走的愿望都很强烈，也叫恐惧－回避型依恋（fearful-avoidant attachment）。

么也不允许他们离开他活下去。和有害的男子气质类似，也有有害的女子气质，但在暴力的语境之下，这种所有权的概念是尤为危险的。

心理学上认为，不安全依恋可能导致诸多糟糕的后果，这并非试图为任何暴力行为开脱，也没有任何性别上的偏见，而只是意味着，我们只有这样才能理解犯罪者的意图，从而找到相应的策略，以对风险进行管理和干预。正如我前面讲的，当从童年期依恋的视角去看待时，犯罪行为就变得很容易理解，而在那些涉及情欲和情爱的案件中尤为如此。近年来已经出现了不少针对这一联系的研究，其中也涉及女性跟踪者 [6]。

莉迪娅显然编造了一个被 W 医生性侵的故事，这样就可以将她不满和受伤的感受正当化："我感觉这么糟糕，那他一定是性侵了我，他应该得到惩罚。"在和她的下一次会面之前，我预先查阅了庭审中那些来自精神科医生的报告，其中也纳入了 W 医生的说明。报告显示，在莉迪娅的父亲死后，一些青少年时期的回忆卷土重来，扰乱了她的心，她曾告诉 W 医生说，她遭受过父亲的性侵。她从未把这件事告诉过任何人，她把这番秘密透露给了W 医生，是因为那段时间她反复做相关的噩梦。重新讲述她与深爱的父亲之间的这段性侵经历，可能在莉迪娅内心情感深处诱发了某种混乱，以致她混淆了她父亲和她的心理治疗师。

在之后那次同她的见面中，我向她问起了她与家人之间的关系。我按照一贯的方式，问了几个关于她的童年的常规问题。不过莉迪娅一听，皱起了眉头："那些有什么关系吗？"于是我向她解释说（我常常不得不跟病人这么解释），人生早期的经历对成年之后的人际关系和行为是有影响的，了解过去对解决现在的问题来说很重要。莉迪娅点头表示同意，但她变得有点焦虑。我留意到，她这次来没有带她那只小巧的手提包，而是拎了一个大的皮革公文包，来的时候，她默默地把包搁在椅子一侧。而我也决定不开口问她这个包的事情，而是专注在当前聊的话题上。

谈话开始时，我问的是这样几个关于她童年时的问题：她在哪里出生，她的家人是怎样的，他们在哪里生活。她的回答很简短，甚至有些生硬。她是独女，出生时父母年纪已经比较大，母亲全职在家，父亲是一位事务律师。她在英国一个外省的城镇长大，上学时成绩不错，跟父亲一样也当了一位事务律师，专长领域是所有权法和合同法。我让她用 5 个词来形容她与父亲之间的关系，并分别讲讲有什么相关的回忆。比如，我会觉得我和我父亲之间的关系是"有爱的"，我记得他在我上完钢琴课后来接我回家，这样我就不用在黑夜中一个人走回去了，我能回想起他出现在我面前张开双臂的样子，我会跑着扑进他怀里。

这个问题似乎把莉迪娅难住了，于是我们沉默着坐了几分钟。这并不奇怪。这是一个新的挑战，需要一些思考。在此之前，她一直都显得能说会道，我想她内心应该是挣扎了许久。但沉默还在继续，没有要结束的意思。我看向她身后的窗外，天开始转黑，我还是耐心等她开口。终于，还是我先开口说话："我理解这可能有一点困难——"她却立刻举起了一只手，示意我别说话："别。我在想。"于是我继续等待。片刻，她深呼了一口气，说："对不起，没有。我想不到任何词。我是说，他在任何方面都是一个优秀的父亲。他养这个家。一个真正优秀的男人。""你能回想起什么事情吗，关于'优秀'这个词？"莉迪娅蹙起眉头，没有回答。

沉默又开始了，我开始感觉有点不自在。用依恋理论的术语来说，莉迪娅的回答是疏离的，对情感是回避的，并且，她暗指我提的问题没什么意义。我感觉我们之间的气氛凉了下来，谈话开始变得让人不自在。我也开始对自己的感受有所警觉，没有哪个法医精神科医生会对这些感受置之不理。我们在多年的职业训练中，要识别出在房间里感觉到的任何一丝存在临床意义的情感变化，不论是恼怒——我在面对马库斯这样的病人时就遇到过很多次，还是同情——正如我在扎赫拉的案子中所描述的那样。此刻，我感觉到的是一种令人不安的恐惧。我往门上的玻璃板瞥了一眼，看有没有人在外面的走廊上，并重新想到我腰带上的警报器——我一直都把它挂在腰带上，哪怕不是去医院的封闭区域。我在心里回想着，刚才跟她说的哪句话引发了这样的变化，以及我有这样的感觉是不是自己多虑了。

我的思绪突然被一阵凌乱的声音打断了，是一串低沉的咔嗒咔嗒声：莉迪娅在座位上转了一下身体，弯腰下去拿椅子侧边的公文包，解开上面的金属搭扣。里面装了什么？武器吗？我的焦虑值开始上升。只见她轻嗯了一声，略艰难地从包里拖出一个带金属按扣的文件夹，厚厚一大本，里面装满了纸张。她把它拖到膝盖上，翻开。我放松了一些，不过我马上注意到，翻开的纸上是密密麻麻的手写字，不是打印的。虽然是倒着看，我也能看到字里行间满是下划线、感叹号和表示强调的大写字母，透露出一种疯狂的特质。这让我感觉很不对劲。

这时她再次开口说话。听上去，莉迪娅的口吻跟之前不一样了，更冷，更清晰，像是一个军官在跟她的下属训话。"我要讲的，还有你，阿谢德医生，需要了解的是，这跟我父亲没有关系。我不喜欢你问的问题，坦率地讲，我觉得它们问得不合适，也不专业。今天我想要讲的，也是你必须明白的是，我一直以来都是一个重大冤案的受害者。"我的嘴巴感觉有点干，不过我还是请她继续讲。"我可以一个一个地方指给你看，控方是怎么撒谎，怎么跟我那个所谓的'受害者'，"她几乎是把这个词从嘴里吐出来的，"一起合谋让我遭受错判，给我安上一个莫须有的罪名的。"

片刻间，她不仅掏出一大本潦草的满满当当的手写笔记，还从讲文雅的套话变成了讲一大堆直截了当的法律术语。这样突然的变化让我有些担心。她正在激动地快速翻找着那本笔记，似乎在找里面的某一页。咔嗒——她打开金属按扣，抽出一页，上面是手画的流程图，满是线条和箭头，之间是各种方框，方框里是不同的大写字母和用颜色做的标记。她把这页图表举给我看，一边讲解，一边用手指在方框之间指点，以配合她的讲解"逻辑"，就好像是在法庭上向陪审团展示一份法医证据。我感觉这有点滑稽，一个目前在帮人遛狗的擅长处理产权转让的事务律师，正在扮演一个刑事讼务律师的角色。但她绝对是很严肃的。

"我要给你看证据，证明 W 医生犯了一系列的性犯罪。他性侵了我，而且据我所知，还性侵了另外 4 个毫无防备的女病人。我打算上诉，推翻法庭对我的判决，然后控告 W 医生犯下了严重的性侵害行为。我会展示……"——她一边仔细看着她展示的这页图表，一边向我讲解她手写的内容，然后以坚决的陈述作为结束——"……我会排除一切合理的怀疑，证明控方故意隐瞒了支持我的控诉的证据。"啪——她把手掌重重地往那叠厚文件上一拍，以表示对她的观点的强调。我尽力让自己不要有任何反应，但还是感觉自己惊得往后退了一下。

我需要调整一下呼吸。她似乎跟现实发生了脱离。而我知道，她现在的状态并不欢迎我对她刚才讲的这些表达看法。我决定，还是要忠实于自己内心的想法。我跟她说我有些困惑："我们第一次在监狱里见面的时候，你说你知道你的做法是错的，不是吗？而且你意识到你得放下过去往前走，想得到我们的支持。是我哪里误会了吗？"她拿眼睛斜着看我，额头紧皱，就好像表现不对劲的人是我一样。"我当然想要支持。我需要你帮我上诉推翻对我的判决，这样我就可以重新当我的事务律师。我的意思是，我才是受害者，性侵和莫须有的谎言的受害者，我因此被迫在监狱里服刑，你不明白吗？这很荒唐！W 医生是一个强奸犯，他肆意侵害需要心理治疗的弱势女人。难道你不觉得恶心吗？他残忍地对待我，侵害我，而且无情，而我是无辜的，只是把他的罪行公布在警方和公众面前。"我在想，是不是我的问题触发了她精神状态的切换。她所罗列的那些形容词，可能刚好可以用来描述她父亲的形象。莉迪娅停顿了会儿："你在听我说话吗？"她并不需要我的回答，接着说："你不明白吗医生，我是那个受伤害的人。你和我——我们需要联合起来。"这种说法似乎表示，我们不仅是具有专业身份的同伴，要把专业能力武装起来反抗一个腐坏的系统，还应该是好姐妹，我们联手才能共同对抗男权制度。

我得仔细并且迅速地思考一下。如果她并不是把自己看作一个犯罪者，或者并没有真正理解他人对她的看法，那么很可能，她的精神状况远不像她的缓刑服务团队所以为的那样稳定。诚然，她在监狱里的表现得到不错的评价，她也没有呈现出任何精神疾病的迹象。我回想起早先与她的缓刑监督官简的一次通话，她告诉我说，她觉得对一个"像莉迪娅这样的女人"来说，会犯下跟踪罪显得很奇怪。这是某种危险信号，我在扎赫拉的案例中就曾忽略过——这样的正常表象永远都值得深入探究，因为可能发现背后藏着另一番景象。我还想起来，莉迪娅和我第一次在监狱见面时，曾轻描淡写地提到过她一度有想要自杀的念头，就好像这些念头无关紧要，如蓝天上的几片浮云。我突然想，或许就像W医生那样，我们所有这些想要帮助莉迪娅的专业人士，都忽略了她内心可能诱发混乱和危险的苗头，当她感觉到缺乏保护或脆弱而急需支持时，这些苗头就会表现出来。她良好的行为是一副面具，她可以任意将其戴上或摘下。

我挨个将她对W医生的指控过了一遍，一条接着一条地念出来，而她每听到一条都大声说"是的"。我像是一位控方律师，替她扮演了她的刑事讼务律师的角色，而她像是受审的那个人。"我跟你明确一下，莉迪娅，你不认可庭审中的证词吗？证词说你每天给W医生打电话，发几百条消息，消息里央求能够见到他，说你爱他。"莉迪娅用不屑的眼神看着我："谎话。都是捏造出来的，想让我闭嘴，因为我要说出真相所以惩罚我。你看不出来吗？"我尽量让自己的话风更像口语聊天，但很难，因为刚才看了她手写的那些东西，知道了其中的细节："所以你没有损害他的车吗？也没有把腐烂的肉丢给他的狗？是我弄错了吗？你被判的不是刑事损害吗？"

"哦，医生。听着。你不明白吗？我不得已才那么做的，因为警察根本不作为。那根本不是'刑事损害'，天哪，只是用一把钥匙在他车门上划了一丁点的划痕。是有点傻，但肯定不至于抓我，把我送去坐牢。没有人受到伤害，不是吗？"我尽量点了点头，希望自己看起来体贴而没有偏见。"然后起作用了！警察终于理我了，然后我总算可以跟他们详细地讲清楚所有的事情，总之就是他怎么引诱我的，在我需要支持的时候获得我的信任，不过是为了占我的便宜，就像他骗所有其他受害者那样。"我牵强地挤出一句"好的……"，然后她打断了我继续说道："你现在知道了。我才是受害者。

然后他们什么也没有做。总之，没有给他任何惩罚。"

　　我知道不应该跟一个不讲道理的人讲道理，不过，我必须陈述显而易见的事实。"警方对 W 医生做过调查，我想是这样的吧？然后没有找到对他不利的证据。"莉迪娅不屑一顾地摆了摆手："那是掩饰真相。典型的颠倒黑白。然后我跟你讲，他还在逍遥法外，每一个走进他办公室的毫无防备的女人，都可能面临危险。他就跟什么都没发生一样回去继续工作，提供他所谓的'针对家庭和个人的悲伤和丧失的心理疏导'。"她一定是出狱后马上上网查了他的资料，就跟查我一样。不过还没等我发问，她继续说了下去，压低了声音，就好像是要给我吩咐一项重要的秘密任务："他们都是勾结好的，医生，你不明白吗？警察，律师，法官——所有人。甚至包括我的缓刑监督官，我敢肯定。他们都针对我。我知道。他必须承认他做了什么，当着我的面，然后受到惩罚。我只是想——"她的声音变得不连贯，让人以为是不是马上要哭出来，不过她不是哭，她暴怒了："我只是想有个人能让他向我道歉，为他趁我情绪低落的时候占了我的便宜道歉。没有人帮我！没有人帮过。"我注意到，她的语气跟她所说的哀怨的台词不匹配，在做这些表达自己受伤的陈述时，话语中并没有激动的情感或充沛的感受，房间内的气氛仍然显得凝固而古怪，只让我感到困惑。我试图把话题扳回来，回到她寻求我的帮助上来。我轻言细语地跟她说，我没有任何法律相关的权力，我是一位医生。"我能做点什么来帮助你呢？"她往后靠在椅子上，双臂抱在胸前，眼睛注视着我，仿佛在评估我的能力，或者看是不是没有能力帮她。"你在网上的信息我都看过了。"我不知道她这是要说些什么。"我知道你跟性罪犯打过交道。你是专家。你写过这方面的文章，做过讲座。你很了解他们。我要控告 W 医生是一个性罪犯，我想要你为我做证，说他侵犯了我，说你相信我，你是站在我这边的。"

　　事情终于清楚了。我被指派的是一个配角，或者说起码是在莉迪娅的戏里面演一个小角色。我知道理性的讨论此时是不可能的，我要是真的说了些什么，她会完全失控。我再次瞥了一眼她那个敞开着的公文包，再次思考里面有没有装武器，我感受到一种恐惧的气息，这气息 W 医生一定也感受过。我的思绪因为焦虑而变得紊乱起来，而且，作为她妄想的一种反射，我自己也开始有一些妄想。我需要结束这次谈话，然后马上打电话。

"莉迪娅，我们今天就到这里，可以吗？我需要仔细想一想你跟我说的话。这些你会跟简也聊一聊吗？"莉迪娅将那本厚文件夹猛地合上，然后将它塞回公文包里，显然是对我感到失望："简？她不过是那个最开始送我坐牢的腐败机器上的一枚零件而已。所以我来找你。我想你能帮我的忙。你懂我在说什么——你懂的。我知道你懂！"咔嗒、咔嗒——那个该死的公文包关上了，这让我安心了许多。她伸手碰了碰我的胳膊，我想她应该是眼泪都快出来了："帮帮我吧。我才是那个受害者，阿谢德医生。我没有任何过错，错的是他。我们得……我们只是想要真相大白。拯救所有那些将来可能成为受害者的女人，免受他无情的伤害。"

令人极为担心的一点是，自从被捕以来，在每一个专业人士面前，包括我在内，她都隐藏了她那些扭曲的想法。话说回来，早在庭审期间，代表控方对她进行检查的精神科医生就表达了对她的一些担心。不幸的是，莉迪娅一直以来如此正常的表现，再加上她在服刑期间格外良好的品行，让她被判定为一个洗心革面的犯罪者。这个例子再一次表明一个人的表面可以多么有欺骗性，哪怕是对接受过专业训练，而且见识过各种风险的人来说也是如此。我没能洞察出莉迪娅的素色伪装下藏有她"真实的颜色"，即她丰富的内心世界，里面生动地活跃着各种感受，如妄想、狂怒和义愤。此刻我真实地认为，她真的对 W 医生构成了危险。

莉迪娅的成功伪装对我们来说是一个重要的警醒，提醒我们，精神失常有时会像变色龙一样隐藏在平常的外表之下。自被捕以来，她一定都在计划着，只要有机会就马上去找她所迷恋的那个对象。她全然不顾他不想跟她见面的事实，尽管他的指控让她坐了两年的牢，她也无所谓。她的妄想已经根深蒂固了。我不得不认为，她很有可能马上就想办法去找他，尽管她根本不受他欢迎。

看到她离开，我舒了一口气。走远后，她回头大声向我说了一句"考虑一下，阿谢德医生"，而并不是像之前跟我道别那样说"回头见"。等她从视线中消失后，我立马上网看 W 医生有没有个人网站，看上面有没有留他的地址。好在我看到上面只有一个联系方式。或许，他正是因为跟莉迪娅之间的遭遇才采取了这样的预防措施。我给她的缓刑监督官简打了个电话，相互交流了对这个案子的无奈和担忧。简告诉我说，她会跟同事和警方协商出一个行动计划。同时，我想象着此时的莉迪娅回到家里，翻看着她那些写满笔记的文件，然后上网发现查不到 W 医生的地址，只好沮丧地在键盘上敲敲打打。

后来，我听说莉迪娅去了 W 医生之前的办公室。那是在一个社区心理健康中心。面对来访的这位要求见到 W 医生的看起来普通的中年女士，年轻的前台小姐解释说，他几个月之前搬走了。莉迪娅坚持认为前台撒了谎，把她推到一边，又过去一把推开了 W 医生以前那间办公室的门。她发现办公室是空的，火冒三丈，冲着前台小姐一顿愤怒的控诉，说她一定是把他藏起来了，说她是他的情人。这位小姐吓坏了，把自己关在厕所里报了警。另一边，怒不可遏的莉迪娅撕书架上的书，掀翻家具，还打碎了一只玻璃花瓶。

警察很快赶来，逮捕了莉迪娅。很快，当地的精神科机构对她做了鉴定，认为她处于严重的精神失常状态。我得说，第二天我去上班时听说她被拘留了，顿时感到安心了许多。知道了莉迪娅的崩溃，我感到难过又警醒，而相应好的方面，则是专业人员采取了快速行动，让 W 医生和他的家人没有受到伤害。综合考虑莉迪娅对 W 医生的犯罪前科，当地的精神科医生认为，莉迪娅存在危险性，需要被送去有安全防护的精神病院关押起来，而不是按照她缓刑许可中的条款返回监狱。去精神病院，她起码能够得到一些心理治疗，不过我不知道对她会不会有效果。

我不得不承认，对跟踪犯罪者了解得越多，我就越惊讶于他们对目标的执念竟如此之深，惊讶于他们意识河流中的那块"巨石"竟如此沉重而不可撼动。像莉迪娅这样的人，他们仿佛处于一个平行宇宙，这个宇宙全由他们精心创造出来，在其中，他们被一些从来不曾属于他们的东西所困住。我想，他们在心理层面是隔绝的状态，因为他们听不到被拒绝的声音。"我已经结婚了，不可能跟你在一起"，或"我不希望你出现在我面前"，像这样诚实的话，对一个耳朵已经失效的人来说是没有意义的。

我想，莉迪娅可能会继续无止境地陷在她的妄想当中，这样才能抵挡那些未能消解的痛苦和悲伤。我不太相信，她能在心理治疗的帮助下理解自己的所作所为，也不太相信，她能接受她已经离世的父亲永远无法为他曾经对她犯下的错误做出道歉的事实。如果她哪一天能够充分理解自己所做的那些事，并理解这些事对她未来的人生究竟意味着什么，那么她可能会想自杀。矛盾的是，如果继续待在幻想的世界中，她会更安全，在那里，她是一个受过良好教育的被认可的专业律师，是一个"优秀男人"的女儿，她只是需要想办法说服大家承认她是对的，而其他所有人都是错的。

像我一样，作为读者的你可能会为莉迪娅的故事而感到痛苦，也为她在事与愿违中所失去的一切而感到痛苦。我跟她短暂的交集是在10多年前。很可能，她至今依然待在有安全防护的精神病院里，依然一门心思地写着她的材料文件，画着那些满是颜色标记的图表，依然沉浸在已经与她的人生合而为一的阴谋论当中。

莎伦 | SHARON

"谢谢你今天能来见我。我可以叫你莎伦吗？"她看着手上的手机，没有抬头。"随她吧。"我意识到，我心里对她已经开始有了各种复杂的感受：同情、恼火加上悲伤。她 19 岁，是女孩与女人交界的年龄，而此时的她，正面临着失去对年幼儿子监护权的风险。"我想先说明一下我们怎么……莎伦？"在我面前的是她的头顶，黑色头发中间是一条蜿蜒的分界，露出白色的头皮。"我知道这对你来说可能有点难。但是你可以把手机放下来吗？可以听我说明一下，我们一起需要做些什么。"我们见面的地方是当地的社区活动中心，这间房间我一般是来见一些民事法医学[i]相关案件的病人——我时不时也会接手一些这样的民事案件。这个房间也有别的心理治疗师用，因此房间的布置是通用的。房间内有几把舒适的扶手椅，几张小桌，桌上都有台灯，还有必不可少的纸巾盒。浅绿色的墙面上，挂有几幅格调温和愉快的带框装饰画。正对着我坐的椅子的那面墙上有一面钟，跟 NHS 下属机构里大多数的钟不一样的是，它竟走时很准。

2013 年离开布罗德莫尔医院后，我继续以法医精神科医生的身份工作。如我前面讲的故事中那样，我会为女子监狱和缓刑服务部门的各种心理健康团队提供咨询服务。不过在此之外，我也一直尽量腾出时间，来为家事法庭

---

i   此处原文是 medico-legal，而非 forensic。大众相对了解的法医学一般涉及刑事案件，但法医学也可能涉及民事案件，如本章的莎伦一案。需要做区分时，就分别对应 forensic medicine 与 legal medicine，可以简单理解为民事法医学与刑事法医学。不做特别区分时，一般统称法医学，泛指用医学知识为法律服务的学科领域；在有需要时，就可能会做这样的区分以示准确，如英国伦敦的皇家医师学院（Royal College of Physicians）的法医学系就叫 Faculty of Forensic and Legal Medicine。

（family court）提供精神病学评估鉴定。家事法庭主要处理各种家庭纠纷案件，包括处理儿童照护与保护相关的问题。我被请来对莎伦做评估，而她显然是不情愿来见我的。她脸蛋圆圆的，有一头长直的橙黄色头发，满脸都挂着不高兴。她抬眼瞪着我，声音不大而且愠怒："这要多久？"她夸张地大叹了口气，不过起码，她总算把手机放在了一边。我心里也默默叹了一口气。

她的处境相当严峻。她13个月大的儿子托马斯得了一种神秘的病，说神秘是因为，没有人能说清楚他的病是怎么回事。莎伦不愿意配合医疗专家寻求解决方案，而是指责他们犯了错。她变得越来越有攻击性，不愿意合作，以至于后来，社会服务部门担心她无法安全可靠地照顾托马斯。于是，他们向法院申请了一纸照护令（care order）。这意味着，托马斯被暂时安置到政府的寄养中心（foster care），同时，家事法庭要求对莎伦进行精神病学评估，以判定托马斯能否被送还给她继续照护。家事法庭与刑事法庭不同的是，如果的确存在可能造成伤害的风险，法庭不需要犯罪证据就可以采取措施。作为年龄最小的公民群体，儿童的安全是第一位的，因而国家会采取迅速的措施加以保护。

我试着向她说明我的工作职责，强调说，我来见她并不是要对任何事情下任何判断，也不是要站边："我的工作立场是中立的，帮助法庭能够从你的角度看问——"她打断了我："我不想来这儿的，你知道吧。不管他们怎么讲，我都是一个好妈妈。我有一半的人生都在跟社会服务部门的那些人打交道，抬头不见低头见，他们他妈的有什么好？我自己就能照顾好托马斯。问题出在那些医生。他们不听，他们不在乎，他们什么也没干！"在她不断走高的声调中，我听出了一丝害怕。"现在他们其实是在说我是个虐童犯，不是吗？把他从我身边夺走！我是个好妈妈，跟我的妈妈完全不一样，这他妈就是事实。有罪的是那些医生，不是我。"说完她往后坐定，这时，我看到她眼睛里噙满了泪。我把纸巾盒推给了她。她在擦鼻子的时候，我想她应该是含糊地说了句"谢谢"。

她手机响了，来了条消息，她立刻拿起手机回复。"莎伦？"我冒出一股想要伸手将那台小设备拿走不让她再碰的冲动，但克制住了。"我得让消息铃声开着，因为有可能是托马斯的事情，你知道吗？我现在把它调成振动。"她在向我表示某种让步，我感激地接受了。"那，是什么让你来这里见我的？"我问。她咕哝了一声，仰头看着天花板。这天早上她到的时候，一屁股在椅子上坐下来，把一条腿搭在一边的扶手上。她这么不正对着我，或者说不想面对我们将要一起进行的谈话，似乎是想表达她对谈话的不屑。我想，她挑衅的姿态是一种防御，以免自己感到渺小和脆弱。或许，她觉得自己是年轻版的大卫，在对抗邪恶的巨人歌利亚[i]，即家事法庭和社会服务部门，觉得这个保姆式国家充满恶意地对她多管闲事，而她是受害者。"我的小宝贝病了。病得很重很重，已经很久了。我想帮他治病，但那些医生都是废物。我抱怨他们，然后他们想报复我，所以他们就对大家撒谎。就是这些。"我做了些笔记，然后抬头看着她说："报复你？你说说看？"

"咄。他们不喜欢我，也不喜欢托马斯，就是因为我跟他们叫板了，不是吗？后面的事情你都知道了。"说完她抬起手到嘴边，开始咬手指上的倒刺。我并没有觉得受挫，我想，她的看法也并非一无是处。医疗团队没有同情她，这一点她或许是对的。我又做了些笔记，发现她伸着脑袋看我的笔记本。我把笔记本翻过来给她看："你可以随便看。"她拧了拧身子，把自己坐正了看，皱起眉头，努力想看懂我潦草的笔记。"我在想，跟像你这样的心理医生聊天，是不是完全私人性质的？我讲的所有东西是不是只有你跟我两个人知道？"我跟她解释说，法庭需要知道我们聊了什么，这样就可以更清楚地了解她的想法，所以我得把内容准确地记录下来。"好吧。"她说，语气听上去有些怀疑。她的手机颤巍巍地待在椅子的一侧扶手上，这给了我一些灵感。"我需要清楚地了解你的故事。就像拍照一样，不用任何滤镜，也不做任何后期的处理。你明白我的意思吗？"她转了转眼珠子，然后点了点头，仿佛是明白了。

---

i　　大卫（David）和歌利亚（Goliath）的故事来自《圣经》，是个以弱胜强的故事。大卫是一位年少的以色列牧童，歌利亚是一位非利士巨人，大卫无畏地打败了歌利亚，甚至没有穿盔甲。

我跟她的事务律师聊过，也看过他们提供的相关法律文件，因此对她的情况已经有基本的了解。莎伦是一个单身母亲，住在伦敦西边远郊政府提供的廉租房里。她父母亲双亡，母亲死于一场车祸，那时她还小，而父亲几年前因病去世。因此，她从 13 岁开始，便进了政府关怀系统下的收容所过上了寄宿生活。5 年后成年，她离开了收容所，不多久就怀上了孩子。在我看的档案里，没有关于孩子父亲的细节，不过里面有一些病历记录，显示她的怀孕和生产均正常。

莎伦的儿子出生后的一个月里，她频繁去当地的诊所，向医生表达她对婴儿健康的担心，每周要去两三次。对一个新手妈妈来说，尤其是考虑到她身边也没有什么家人，她缠着社区医生和护士问东问西也并不算奇怪。不过奇怪的是，每次都没有查出托马斯有什么健康问题。他的身高、体重在同龄婴儿中属于正常范围，甚至高于平均值，而她声称有的那些症状，在检查中一个也没有发现。一位家访护士[i] 曾去她家里看过她，给了她一些关于怎么喂奶之类的实用知识的小册子，向她分享了一些建议，教她怎么加入一些母婴互助团体。这些帮助并没有让莎伦消停下来。她开始定期带儿子去不同医院的急诊科看病，希望为她一直都有的担心寻求解答。她极为迫切地向医生们描述了一些可怕的症状，有一个护士在病历中提到她哭了，说她显得"绝望"。但是，几家医院的几位不同的医师都没有检查出任何异常，婴儿在每一次检查中都显得很健康。

在托马斯 20 周龄时，一天深夜，莎伦把他带去看急诊，说他发高烧，而且说"可能有败血症"。她跟医生讲，其他的医生之前曾告诉她说"他的肾脏有一些问题"，并给了当班的实习医生一管尿样，说是托马斯的，还说家访护士曾经建议她，如果发现症状依然发生，就要采集尿样。尿样是鲜红色的。科室对小婴儿做了检查。一位高级儿科医师被请来对这个病例进行审

---

i　家访护士（health visitor）是英国的一种医疗服务岗，由当地医疗部门聘用，上门提供医疗援助和咨询服务，尤其是针对新生产的妈妈以及其他弱势群体如残疾人、老人等。

查，结论是，肾脏扫描未发现异常，婴儿看起来状况良好。医生又给小婴儿采集了一管新的尿样，并没有看到任何血色。病历记录中提到，莎伦提供的那管尿样"令人困惑"。

这位儿科医师给莎伦的社区医生打了一个电话，了解到，她曾频繁带孩子去急诊室，并经常谎报病情。于是这位医师认为，这个病例需要交由儿童安全防护官（the child safeguarding lead）定夺。这是医院设置的一种职位，专门负责为状况不好的病人协调并安排安全防护程序，如果有必要，防护官也可能联络社会服务相关部门。于是，多米诺骨牌一个接一个地倒下：儿童保护调查启动，当地政府部门介入，家事法庭的照护程序启动，而托马斯则被强制离开莎伦送往收容所。法庭为托马斯指定了一位监护人作为他的权益代表，同时也启动了对他母亲的精神病鉴定。

在接这个案子时，我已经能够查阅到家事法庭案件的相关记录，准确来说，从 10 多年前开始就可以了，包括我早在布罗德莫尔工作的那段时间。这个案子正符合我对儿童早期发展与后天风险的关系越来越浓厚的兴趣，不过，我对医疗性儿童虐待 i 的研究很早之前就开始了，也就是在我成为一名法医心理治疗师之后不久。我之所以想做这样的研究，部分是因为自己当了母亲，这对我内心产生了一些影响。和许多女性一样，我也发现，母亲本能并不是像灯一样说打开就能打开的，我也并不总觉得母亲是个让人甘之如饴的身份。在工作中，我已经熟练地胜任作为一个关怀者的角色，在家里却有时会觉得自己做得不好，这让我感到焦虑。

因为当母亲而感到焦虑，从而引发极端行为，关于这种焦虑的成因，我想有更多的研究发现。因此我和一些同行共同启动了一些研究。这些研究给我带来很大启发，同时也颇有难度。在我们研究的过程中，我们曾看到了一批令人不安的监控录像。这些录像来自 20 世纪 80 年代的一次儿童保护调

---

i　医疗性儿童虐待（medical child abuse, MCA）指儿童因为看护者的鼓动，接受了不必要甚至可能有害的治疗。这个叫法等同于代理型孟乔森综合征，只是称呼的角度有所不同，后续作者在正文中会做解释。

查，画面中的场景是医院，可以看到，一些母亲捂住她们孩子的口鼻不让他们呼吸。这些录像看着令人难过，但对一位法医精神科医生来说，也极罕有地得以目睹犯罪者的行凶过程。录像中的这些女性，大多数都没有"自行车密码锁"那样的暴力风险因素，看上去也都对孩子照顾有加，却把双手伸向了自己的亲生孩子，捂住了他们的口鼻。我们研究的结论是，这样的女性与那些暴力犯罪者之间的共同点，在于童年早期的依恋模式——其中，童年期虐待、忽视和丧失的情况多有发生 [1]。

在看了那些录像以后，我已经见过更多这样的母亲，包括莎伦在内。在工作中，我遇到过的每一个案例都是独一无二的，我能从中看到人性的诸多共通层面，且都颇为辛酸。这样的女性都会凭空捏造说她们的孩子生了病，或者有意让孩子生病，而不会承认是自己一手造成的。同时，她们又不可能接受自己会伤害孩子的想法，因此，这些行为仿佛不在她们的心理意识范围之内。她们几乎都会说这么一句话，即"觉得出了什么问题"。这种在亲子关系中罕见的行为，一般被称为代理型孟乔森综合征（Munchausen's syndrome by proxy, MSBP）。对此，目前的正式称谓是医疗性儿童虐待，即病人会莫须有地声称儿童患上了某种疾病，或因为诱导而让儿童真的患上某种疾病。孟乔森综合征这个称谓最早出现于 20 世纪 50 年代，是英国医生理查德·阿舍（Richard Asher）取的名字，得名于传闻中的德国男爵冯·孟乔森（von Munchausen），这个人总是到处跟别人讲自己的一些故事，但这些故事根本就没有发生过。阿舍医生用这个词来描述那些谎报病情或夸大自己病情的病人。后来人们发现，有些人也会借助他们的孩子（或是某个弱小的受他们照顾的人），即以"代理"的方式这么做，于是"代理型孟乔森综合征"这个病名就诞生了。

这种疾病最常见的情形，就是一个照护者（十之有九都是母亲）跟医疗专业人员说她的孩子病了，但其实孩子根本没病，属于谎报或起码是夸大病情。在那些最严重的案子中，孩子往往都不到 5 岁，这再合理不过了，因为年龄太小的孩子还做不到反驳或反抗父母。而对社区医生和儿科医生来说，又不得不对家长报上的假病情照章处理（而且，他们所接受的职业训练也的确是这么要求他们的），这意味着需要一些时间，真相才可能得到揭露。像莎伦这样的母亲可能会去许多家不同的医院，找许多不同的医生看病，而且谎报不同的病情。最后，当明确她们确实是在捏造病情时，或者甚至已经导致孩子真的生病或受到伤害时，就必须呼叫社会服务部门介入了。

有些母亲会很焦虑，表现得像是英勇无畏的照护者，仿佛她们只是为了孩子在奔走呼号。还有一些则显得咄咄逼人，坚持不懈地控诉说医生有问题，她们说孩子的检查结果不正常，必须做更多的检查，反复要求对医疗过程进行新一轮的、更细致的调查，有些还会借助社交媒体，把自己描述成对抗医疗系统的英勇斗士。有些母亲即使某次相信孩子的病情康复了，也会再次找到医生，谎报孩子患上了一系列新的症状，循环便再次发生，直到某位医生感到情况足够可疑而启动调查。因为有诸多真假难辨的因素的干扰，这个过程可能会持续几个月甚至几年之久。

医疗性儿童虐待这一犯罪行为，自这个名字诞生之时起，至今仍是广受争议的存在。一些人以各式各样的理由，怀疑它是否可以被证实真的存在。有人认为社会上广泛存在的厌女倾向才让一些人捏造了这种罪名，有人则不假思索地觉得荒谬可笑。这些热情满满的怀疑论者，就像那些怀疑美国并没有把人送上月球的人一样。母亲竟会伤害自己的孩子——不论在哪种社会文化里，这都让人们难以接受，但有足够的可靠数据表明，这一行为虽然少见，但确有发生。英国一项开展于 20 世纪 90 年代的研究认为，在英国这一行为平均每年有 50 起左右 [2]；而近年在美国的一些研究也对其发生率进行了考察，发生率也很低，结合美国更大规模的人口进行计算的话，比例与上述英国研究的结果接近 [3]。

最令人担忧的情形是，照护者主动使一个原本身体健康状况良好的孩子患上疾病。每一种专业分支的儿科医生，几乎都能讲出一两个这样的可怕故事：一位母亲把粪便放进静脉注射管；一位母亲把给孩子救命用的药物扣留下来，或者私自替换，还断掉氧气供应；一位母亲用一把圆头锤，在她残疾儿子的大腿上敲出"无法解释的"血肿。这样的行为不常见，但儿童保护专业人员有能力敏锐地察觉出潜在的危险征兆，他们还知道，这样的行为有可能会进一步发展。像托马斯这样身体健康状况良好的小婴儿，某段时间可能会有这样那样一些微不足道的小症状，这些症状本不会带来多大的危险，但如果有不必要的医疗干预和高度焦虑的照护者，那危险就不可同日而语了。他们的母亲或照护者如果没有得到自认为需要的医疗服务，其行为就有可能在冲动之下升级，在婴儿身上弄出一些真正危险的症状来。社会服务人员在看到莎伦带托马斯看病的记录，注意到她去医院的频率不断增加之后，认为必须采取行动了。

莎伦没有好好配合社会服务人员的干预。她很不友好，而且处处为难他们，不让社会工作者碰她儿子，不让他们跟他单独相处，或者先是答应了约定，结果又在约定时间之前突然取消。社会工作是极宝贵却不讨好的服务工作，可以说是最有难度的一线服务工作岗位之一，在儿童保护方面则更是这样。就处境而言，他们与监狱系统或综合医疗系统中的工作者颇为相似。据我观察，他们在一个任务过载却又经费不足的政府系统中工作，而这意味着容易发生工作失误。如果这些失误导致一些儿童虐待的案子没能被发现，或被错误地指出，他们将会面临媒体铺天盖地的讨伐，成为替罪羊。这就是家事法庭扮演如此至关重要的角色的原因之一：法庭既保护父母亲的权益，也保护他们孩子的权益，而每一桩案子的所有证据都要经受充分仔细的检验。在我的经验里，家事法庭在这方面是一丝不苟的，会尽可能地寻求多方面的独立意见。在一桩案子中，法官听取超过 10 位专家的意见，也不算什么稀奇事。

在我跟莎伦的会面接近尾声时，我意识到我对她的童年仍一无所知。这意味着，我没有办法对她童年依恋关系中可能存在的某些问题进行探究。就跟通常的情形一样，莎伦一案的社会服务工作档案都是列表清单，而不是事件记录，只有一些关于她儿子的最基础的资料，如他的健康状况之类，关于莎伦的过去则几乎什么都没有。我向她问过她过世父母的情况，但她并不愿意说。"这些有什么关系？这么说吧，我想要你做的只有一件事，告诉法官我是一个好妈妈！"等她离开后，我明白过来她无意中讲出了重要的一点，有关她为什么想要自己是一个好妈妈。我想，她话里表达出了另一层需求：她似乎需要借助她的儿子而作为一个成年人存在。要是没有儿子的话，她将重新回归为一个痛苦、沮丧的女孩，这个女孩很可能内心感到非常害怕。

会面之后，我很快提交了我的评估报告。按照英国《儿童与家庭法案2014》（*Children and Families Act 2014*），照护程序必须在26周内完成执行。而在过去，因为各种积压代办和拖延，程序执行的平均时间起码要一年之久，这种现象的确不应该继续下去。我判断莎伦有严重的焦虑症，但没有其他的心理疾病，因此建议，如果条件允许的话，让她接受心理治疗。如果她有意愿接受心理援助，我想她的焦虑状况很有可能得到改善。这么说并不是我盲目乐观：我见过类似的案例，一些像莎伦这样的女人的确成功实现了心理状况的改善。

我想我可能从此再也不会见到她，以为故事到此就结束了。但结束的其实只是故事的开头。16个月后，我收到了为莎伦提供法律援助的事务律师的邮件，问我能不能再次跟她见面。自我们那次谈话之后，她试图在未经许可的情况下把她儿子从收容所带走，同时，她酗酒和吸毒的程度升级。最后，家事法庭判定，托马斯必须交由别人收养。这是万不得已才会采取的最后措施，所以，法官一定是在深思熟虑之后，认为让孩子永久离开莎伦"对孩子来说是最好的"。莎伦的事务律师告诉我，在法庭宣布这个判决之后，她的状况迅速崩坏。她时不时处于无家可归的状况，吸食冰毒成瘾，还拒绝接受任何治疗或住房援助。大约一年前，她认识了一个新的男友杰克，杰克跟她年龄相仿，是当地警察局和戒毒援助机构的常客。她再次怀孕。产前门诊的助产士在为她办理了登记手续后，直接联系了社会服务部门。助产士除了因为考虑到她有各种前科之外，如她带托马斯频繁看病，存在吸毒和酗酒问题，还有一个原因，即注意到她有一只眼睛是瘀青的，两只胳膊上也有。我把情况了解到这里时，恐怕已经知道这个故事未来的走向了。毫无疑问，社会服务部门计划在她的第二个孩子出生之后，立即将其直接转移到收容机构。

这样的举措当然不只在英国才有。大多数有着规范法律系统的国家，都有类似的法律来终止一些父母养育孩子的权利，原因多是他们存在一些不良状况，如吸毒或酗酒、身体虐待和忽视等 [4]。在权利与风险之间找到一种平衡，对家事法庭来说并没有那么简单。如今，呼吁保护产妇权利的声音越来越多，尤其是在美国，他们抗议政府干涉公民权利。把一个孩子从父母身边夺走，像这样的做法在英国并不常见，但从儿童保护立法的角度来说是得到法律支持的，而且只在确实存在安全风险的情况下才会这么做。这个判决通常在孩子出生的几个月前提前做出，而母亲（和父亲，如果在身边的话）将会充分知情，并充分参与法律程序。整个过程不存在任何可能让孩子的父母感到意外的因素。但在莎伦的案子中，社会工作团队猜测，这个决定的执行会遭遇困难。而事实正如他们猜测的那样。在这样的情况下，一些父母能够做到克制，一般来说是因为听从了律师的建议，建议他们为了有更大的希望拿回抚养权，最好还是配合。但莎伦和杰克并没有配合。当他们的儿子被人从产房带走时，他们不得不被强行控制住。

考虑到莎伦的前科，法官希望能对她的心理健康状况做一个评估，于是我被指派再次去跟她见面。当看到档案记录时，我感到难过，因为看来她在上次跟我见面之后，没有接受过任何心理治疗或相关的援助。但我并不觉得意外，因为这是一种常见的僵局：当地的心理健康服务部门不会将莎伦列为帮助对象，因为她并没有被诊断出什么严重的心理疾病；而产妇心理健康服务机构则会说，只有当她在照护婴儿的时候他们才可能提供帮助。我知道，伦敦有几个自治区有专业的心理治疗团体可以接收像莎伦这样的病人，我自己也在很多年前创办了一个这样的团体，很清楚对病人有多大的帮助。不过这个选项对她来说也不成立。

在这样的案例中，心理治疗往往是缺席的，这很让人感到沮丧，甚至抓狂。我想至少有两个原因。首先，从犯罪的角度来说，普遍的情形是，那些最需要心理治疗的人，反而往往得不到治疗，哪怕是最基本的治疗。这在像莎伦这样的年轻人的案子中尤其让人恼火。她的问题是有可能被治好的，而且她有可能会生更多的孩子。同时，一些有过虐待或侵害行为的人，包括那些在监狱里的犯人，能够得到定期的心理干预，以帮助他们了解自己对他人造成的伤害。的确，如果他们想获得缓刑假释的话，就可以参与到一些心理治疗项目中去，就像我在伊恩和莉迪娅的案例中讲到的那样。那为什么那些因为虐待行为而丢了抚养权的母亲不可以呢？这种治疗完全可以被纳入照护程序，成为其中的一部分。或许是文化的因素，英国文化过于强调母亲是"好的"，于是装作那些坏的母亲根本不存在。

其次，如果莎伦没有得到她所需要的关怀和治疗，我想她大概率会继续让自己怀孕下去，完全没有计划和秩序。她的孩子们所面临的危险依然如故，而法庭的干预所造成的创伤也可能会重复发生。莎伦并非个案：在所有强制让孩子离开母亲的案子中，有约 1/5 都重复启动了照护程序，而这些"重复剥夺抚养权"的案子中，许多母亲自己就曾在成年之前在政府的照护系统中接受照护[5]。我想到一个案子，当地政府从一个女人身边带走了 9 个孩子，因为她的危险性一直存在。这种做法，不仅对她和她的孩子们会造成悲剧性的影响，也意味着愚蠢地浪费掉了纳税人的钱和法庭的时间。这种状况是有可能避免的，如在她有意愿的前提下，让她接受心理治疗和采取某种长效的避孕措施。但她没有办法得到任何这样的帮助。有一个好消息值得一提，英国现在有一个了不起的慈善机构叫 PASUSE（意为"暂停"），2013 年于伦敦创办，他们为那些孩子被强制送到政府照护系统的女性提供支持，弥合了诸多重要的缺口[6]。这个机构近年来在持续扩张，不过还没有实现全面覆盖。

我和莎伦再次见面。她冲进我的办公室时，并不伤心，也不心烦意乱，也没有摆出青春期少女那样的挑衅姿态，而是冲我发脾气。我请她坐下来，但她没有，而是在房间不大的空间里来回踱步，拼命地宣泄着她的挫败感。"就好像这他妈是一个他妈的警察国家[i]，那些混蛋……所有人都针对我们！"她脖子涨得通红，眼睛仿佛在冒火。我让她接着说。"杰克说他们想让我们屈服，你懂的，我们必须斗争。你得帮我们。我的律师说你会帮我。"我扬了扬眉毛，但决定不做什么回应，而是问她："杰克对宝宝是什么感觉？"莎伦突然坐了下来。我注意到她手机一刻不离身，就跟她之前一样，不过她这时注意力全在我身上，愤怒依然极度高涨："你觉得他不想要他？他们把他从我们身边抢走的时候，他伤心极了。你应该见见他，我觉得他当时应该想杀个人。"我告诉她，我只是想知道他当父亲了有没有很兴奋，有没有为能够跟她一起抚养他们共同的孩子而感到高兴。"他高兴的，"她话接得很快，"高兴坏了。他是爱尔兰人，他们家族很大，所以他跟小家伙们都处得很好。他爱他妈妈，爱所有的家人。"或许她以为，她要做的就是当一个好妈妈，这样她就也可以得到他的爱了。她不是第一个犯这种错误的女人。

她的事务律师之前告诉我说她有合作的意愿，不过我发现，她依旧不情愿回答我的问题。而且跟上次很像，她大多数时候都在急切地说各方面政府人员和医疗专业人员的坏话，说他们怎么"没用"，怎么对她说谎。倒是有一个时刻让我以为她似乎要敞开心扉了——我问她，她跟杰克给新宝宝取了什么名字。她没有马上回答，而是抬起一只手，拿手背拍了拍她的眼睛。但是接着，她就忙着打开手机发消息去了，装作已经忘记我问了什么问题。此时我感觉到，我的内心被一阵强烈的悲伤和无望淹没。

"莎伦，你想告诉我他的名字吗？"我轻声追问。此时我脑子里想的是像夏洛特讲到的那一类故事，想着给自己或给另一个人取名的重要性，想着与此相关的一切。"随便了。"她粗鲁地说道，"这他妈是一个警察国家，你知道吧。把一个人的孩子就这么夺走，没有任何理由。"这时候的她并不伤

i   警察国家（police state）是政治学和社会学术语，指轻视法治而依靠有组织的暴力实行绝对专制的国家，典型如纳粹德国。

感，甚至有些冷漠。她的暴怒已经去人格化了，就好比在说：一件可怕的事情发生在了"某个人的孩子"身上。而这个孩子的名字，她甚至都不能大声讲出来。或许，这是因为考虑到自己有可能再也见不到孩子而产生的某种自我保护。"杰克说所有的事情就是一个大阴谋，"她补充说，"他说他们不喜欢我们站出来斗争。"

我问她现在跟杰克住在一起安不安全。我话还没问完，就被她打断了。她强势地要求我坦白"他们"跟我说了什么，"他们"是不是"又他妈编了一些瞎话"，说杰克伤害她，或打了她，或"随便什么瞎话"。我说如果她不想的话不是非得聊这个话题，然后她几乎向我吼了起来。"全都是狗屁。一个字也不要信。"我想这时候应该稍微缓和一下气氛，于是提议说，她可能需要稍微歇一下。"是啊。"她咕哝道。我正打算起身给她打开办公室的门时，突然明白了她这个回应是什么意思。"太对了，我需要歇一歇了，我们俩都需要。我和杰克，我们都已经烦了，对所有这些人，还有你问的这些问题，所有这些狗屎。他是我们的孩子，他们不会得到他的。我们要把他夺回来！我要……我是说，我们要得到属于我们的公寓，得到一切。杰克说，如果我们能把孩子夺回来的话，政府会给我们一个好的住处。把这个写下来。告诉他们。那才是我需要的。一间公寓！"她用一只手指着我的笔记本，把食指摇了摇，"写啊，把这个写下来。"

我按她的要求做了，并且把她说的关于未来希望和计划的每个字都记在了我的评估报告中。我在想，她那么努力想要被人当作一位母亲，这个需求对她来说很重要，跟与这个不知道名字的小婴儿建立起母子关系一样重要。在我看来，失去孩子似乎并没有带给她多大的痛苦，让她特别痛苦的，其实是失去母亲这一社会身份。这会给她带来许多好处。比如一些具体的方面，就像她所暗示的住房的支持。再比如来自社会文化层面的同情，挺着一个大肚子或推着一辆婴儿车，自然能够在家庭中以及社会上获得同情。她的指点和咒骂背后有她的精明之处，她很清楚，母亲的身份能够带来社会地位。她以前尝过这个甜头，现在她想再次拥有。这让我对她自己被母亲养育的经历更加感到好奇。但无论我怎么尝试，无论问任何与此有一点相关的问题，她都拒绝回答。我也不能强迫她。在撰写评估报告的时候，我仍然感到难过，我再次在报告中建议让她做心理治疗，让一个有能力胜任的人给她一些帮助。我想之后法庭程序不太可能需要我参与，或者说，我将不会听到法官与大家审议的结果，而事实上的确也是这样。

3 年后，我的手机再次接到一位事务律师的电话。听到律师的自我介绍时，我不得不仔细回想是在哪里听过这个名字，随后明白过来，这是那位给莎伦提供法律援助的律师。律师请我再次出面跟委托人见个面。莎伦第三次怀孕，并再次回到了家事法庭的审判席上。社会服务部门在考虑再次申请实施产前照护令，但莎伦希望法庭能够允许这个孩子留在自己身边。在电话里，我几乎掩饰不住我沉重的叹息，但律师打断了我，热情地说："她进步很大，阿谢德医生。"我礼貌地喃喃道："当然。"这句话听起来很敷衍，于是我们俩都笑了。我们玩笑说，在这个案子中，我就像悲观的屹耳，而这位律师就像乐观的跳跳虎[i]。但这位律师不让我脱身，跟我讲，我的专业意见对法官来说将有多么重要，而且我见过莎伦两次，因而会有一个比照的基准。"跳跳虎"跟我说，不管是社工、她之前的监护人还是法官，所有人都认为莎伦表现不错，不过法庭还是希望听到我的意见，想明确："我们看到的这些改变能够令人相信吗？"我希望自己能对法庭有所帮助。而且得承认，我也想亲眼看看大家观察到的这些改变。

莎伦第三次来到我的办公室，这时她已怀有 5 个月的身孕。身体上的变化自然肉眼可见：她看上去"容光焕发"，据说一些女人在孕中期会变成这样。她的皮肤看着很健康，头发如今是自然的褐色，浓密而有光泽。开车送她过来的是一个友善的年轻男人，他向我介绍自己说叫西蒙。他深情地亲了她一下，说等见面结束了他再回来接她。她伸出手跟我握手，说感谢我又来

---

i　屹耳（Eeyore）和跳跳虎（Tigger）是迪士尼经典的"小熊维尼"系列动画片里的两个角色，屹耳是头悲伤的灰色小毛驴，善良忧郁，常常十分悲观；而跳跳虎则极度热爱生活，乐观到有些盲目。

见她。这一举动甚至比她身体上的变化更让我觉得意外。她似乎能看懂我在想什么："猜你没想到还会见到我，是吧？这次有点不一样，是不是？"我说确实，又说在我印象里，她上次跟我见面的时候可是怒气冲冲的。她点了点头，歉疚地笑了笑："是啊，那样对你我很抱歉……算是第三次有好运[i]？"接着，她说了一通话，听起来是有一点事先准备的，但很真诚。她跟我说，很感激法庭再次请我来给她做评估，而她想跟法庭解释清楚，情况发生了很大的改观，希望法官能够因此给她和西蒙一个抚养孩子的机会。她在说的时候，我注意到她把双手放在大肚子上，就好像是把孩子捧在那里。她顺着我的视线看过去："哦，今天早上我们感觉到它动了，轻轻地踢，你知道吗？可能之后还会动的。"我笑了笑，在听到一个孕妇分享这种私密的感受时，一般人都会是这样的反应。这样的氛围让我不自觉地对她热情起来，竟一时忘记了她以前是那样的一个人。接着她抬头看向我，神情变得严肃起来："我真的能理解为什么所有人都这么不放心。"

在接下来几小时的谈话中，我固然能注意到，她在面貌和语气上相较以前有了明显的变化，而更引起我注意的，是她语言讲述上的变化。她的话有很好的自发性和连贯性，而且显而易见地，脏话完全没有了。在这个语境中，连贯性不是指措辞多么漂亮，而是指用一种经过深思熟虑的方式表达意义。作为督导，我经常跟我的实习医生们举一个例子。那是杀害了几位家人的一个男子，我在跟他的谈话中第一次提到这个罪行时，他说："这完全就是一个严重的误会。"这句话单独来看，措辞得体而且表述巧妙，但放在这个具体的语境之下，就听起来很刺耳，而且怪异，它表明这个男子无法对事件做出整体连贯的表述，而是仍活在另一个平行现实中。

莎伦此时已经能够正视她的过去，并且认可其他人有权拥有与她不一样的看法。显而易见，她已经从那个扭曲的现实和抗拒的态度中走了出来，并已经建立起一种更加"鲜活"的心态，在其中，幽默、后悔这样的情感是能

---

i　第三次有好运（third time lucky）是一句英文俗语，略有点类似中文里的"事不过三"。

够存在的。在失去上一个孩子到这次怀孕之间，她的生活所发生的一个重大进展，是她终于排到接受心理治疗的机会了。得知这一点，我一点也不感到意外。在 NHS，社区医生可能建议你接受心理治疗，然后会对你做评估，确认意愿后，就把你的名字放在一个名单上排队。要见到一个心理治疗师动辄需要等上两年。这对病情来说显然是有破坏性和危险性的，然而这个问题鲜少得到公众的关注，相较之下，治疗身体疾病的排队时间过长的问题，则多受到强烈抗议。而全球经济危机的爆发，又导致前线公共医疗服务经费缩减，这让心理治疗的排队时间问题变得更加严重——这个时间节点对莎伦来说也不走运。在我的整个职业生涯中，这个问题大多数时候都存在。不同之处在于，在 NHS 发生重组之前，当商业世界的标准在 NHS 内全面施行时，从事心理健康服务的医学专业人员有更大的自由度（像会计人员就绝非如此）。对那些被判定为棘手或紧急的病例，我们是可以绕过死板的排队系统的，而且，在可出诊的临床医生方面，我们也有更多的选择余地，他们许多都是经验丰富的医生。回想起来，我在职业生涯早期曾与一些半退休状态的能力出色的医生共事，他们被请来为社区的心理治疗诊所提供支持。不过如今这是不可能了，因为存在所谓的"效率标准"（意思是"较年轻、经验较少的治疗师花费要低得多"）。

莎伦最后加入了一个母亲治疗团体。这个团体是当地的心理健康服务部门办的，听起来跟我多年前办的那个很像。听到这个消息我很高兴，鼓励她跟我多讲讲。她向我坦白说，当她的社工第一次告诉她这个"好消息"，说马上要有一个团体治疗的地方时，她根本就不觉得有什么，主要是因为她还不知道这有什么用。但莎伦解释说，这个社工丽莎"真让我感动"——我注意到，这是我第一次听到她说了一个想要帮她的专业人员的好话。甚至，她的话听着充满感情。

丽莎只比莎伦大几岁，给了莎伦很大的帮助，帮她摆脱了杰克——在失去第二个儿子后，莎伦遭到杰克的虐待越来越严重。莎伦找到了一个新的住处，也参加了一个治疗项目来改善酗酒和吸毒的问题，这些事情，丽莎都给了她鼓励和帮助。"像一个朋友，你知道吗？"我想，这大概是她人生中第一个真正的朋友。莎伦认识了西蒙，是在有了接受心理治疗的去处之前不久。跟丽莎一样，西蒙也鼓励她参加治疗项目。"他们联手对付我，"她哈哈大笑，"我最后屈服了。"她说，她必须先接受一次初步评估，给她做评估的治疗师是位女士，而在初步的治疗中，她觉得被这位女士理解了。这番积极的交流让她终于决定试试，开始去参加每周例行的团体活动。她跟我说，在团体里面，失去两个孩子的不止她一个人，这时她往我面前凑了凑，特意压低了声音："你绝对不敢相信，有个人是 5 个！一连 5 个，都被带走了。"

"你当时听到这个是什么感觉？"我问。"真他——"我当即觉得她要说脏话，但她把自己拦住了，转而说了她想要说的话——"离谱。""怎么说？"我问。于是她跟我讲，那个失去 5 个孩子的母亲怎么喋喋不休地跟大家讲，讲她经历的那些糟心的循环，怀孕，照护令，法庭，警察……第一次经历这些的时候，她才 16 岁。最后，那个母亲崩溃了，"哇哇哭得像个小孩子"，然后承认说她不喜欢当妈妈。"她边哭边说，一开始我不太听得清她说的是什么，然后她又说了一遍，说得很大声：'我不想当妈妈，我不喜欢当妈妈。'就是这么说的，当着所有人的面。离谱。"回忆着这段经历，此时的莎伦摇了摇头，眼睛里放着光。"之后呢？大家是什么反应？"我问。莎伦咧嘴一笑："大家过去跟她拥抱，听起来有点疯，我知道，但挺好的。我们跟她说，她能讲出来很勇敢，你知道吗？然后所有人都开始鼓掌。我猜，这好像有点搞笑，为一个人说了这样的话欢呼，但真的很合理，我发誓。"的确合理，我同意。承认现实是值得庆贺的，任何时候都值得。

我问她想不想再跟我讲讲团体的其他一些事。"比如什么？"她的脸上划过一丝猜疑的神情，仿佛是之前那次的某种残留。"随便什么事情。"我说。她稍想了一会儿："很高兴知道自己不是一个怪胎。我的意思是，没有人生来就是一个好妈妈。"我觉得这是她说过的最有智慧的一句话，并告诉她。"事实是，"她继续说道，"我曾经失去了母亲，失去了一切，当时那么小，然后当我有了托马斯……"说到这个名字时，她卡住了。在我看来，她的触动既来自对小时候的自己的同情，也来自想到她失去的这个小男孩。而她接下来说的这句话，则对这两者都适用："我真希望事情不是那样的。"她伸手抽了一张纸巾，响亮地擤了擤鼻子。"就是……当一个孩子来到身边的时候，你完全不知道该怎么做，你知道吗？而且很难跟任何人讲。你觉得——"这时她顿了顿，花了一番努力对自己的表述做了调整，将其转换为第一人称的叙述，以表示这是她的故事，"我是说，我觉得，我不知道……每一天，宝宝就是哭啊哭啊，我给他喂了奶，换了尿布，他还是哭，不管做什么都不能让他安静下来。感觉好绝望，而且没有人能懂，我觉得真的好……无助。"我尽量把她说的每个字都写下来。她停了停，仿佛是友好地等我的笔跟上她的话，或者只是需要一点时间来平复自己的心情。然后她差不多算是承认了自己过去的罪行，尽管话里又切回了第二人称："我想……你会做任何你能想到的事情来让情况好一点。你已经什么都顾不上了。"

接着，我谨慎地问她，因为知道这个话题聊起来不容易："莎伦，我们之前见面，你不想聊到你的小时候。现在你觉得自己能跟我稍微讲一点了吗？"她冲着地板盯了一会儿，然后抬眼看看我的眼睛："在团体里面的时候，我必须把那些全都讲出来，所以现在没有那么难了。但也不容易。"我跟她说慢慢来。她先从她父亲讲起，说他是个酒鬼。她说她觉得父母亲都是酒鬼，但对母亲她记得的事情不多，母亲死得比父亲早几年，当时她7岁。"你父亲死的时候你多大？"她耸了耸肩，再次，我看到她脸上闪过一丝那种愤怒少女的神情。当痛苦浮出时，曾经的愤怒也一起冒了出来。"无所谓。13岁？他病得很重，肝坏了。但他还是不停地喝酒，或者想方设法要喝到酒。我照顾了他一小段时间。真他……真的可怕。"我完全相信是这样。肝功能的衰竭意味着会缓慢、痛苦地死去，这对一个小女孩来说不是什么愉快的事。我也不太愿意去想，那样一个深受创伤的青春期女孩，该如何独自一人勉力应付所有这些。"他是在我去收容所之后死的。我走之后再没见过他。"说到这里时，她没有感情，几乎是不屑的。或许这对她来说是种解脱。

"那你妈妈呢？"我引导她，希望她已经做好准备接着讲下去。莎伦深呼了一口气，然后前臂交叉抱在肚子上，仿佛抱着她的孩子，保护它免于遭受某种即将到来的危险。她的头低了下去，这让我必须仔细听才能听清她的话。"我记得不多了，不过……出了一次事故……我当时跟她在一起。当时是夜里。我不知道怎么回事，车翻了，我们的车……我跟她困在里面。我想，在等人来救我们的时候她已经死了。"她接着跟我说，应急服务的人好几小时后才到，或者感觉是等了这么久，他们为了把她救出来，不得不把车的残骸切开。

她在事故中只受了一些轻伤，很快就从医院出来了。车祸后的莎伦很悲伤，也无疑需要创伤心理干预，但听起来她当时没有得到任何这样的帮助，而是回家设法帮助她爸爸渡过难关。她说，她爸这个人"比没用还要糟糕"，在之后的几年里，他天天借酒浇愁。最后，她把这个情况告诉了一位老师，于是社会服务部门介入，将她送去了收容所。她回想，在 12 到 16 岁这几年里，她待过六七个地方。"然后，我离开了收容所。唔，那时候我是个孤儿了，不是吗？我只是想有一个自己的家和家庭，尽我自己的能力，越早越好，然后，我跟托马斯……"——她再次卡住，但深呼吸了一口气，接着说——"……我就是觉得他出了什么问题，而没有人听我的。"我想，这是她过去那种抱怨的重演。她会再次变成之前那个莎伦吗？她并没有，而是看着我的眼睛说："我做不到。我没办法照顾他，而且那些都是真的，他们说的那些我对他做的事情，我确实做了，往他的尿样里加血之类的。都是真的。"

我还得向她了解第二个孩子，她跟杰克生的那个在医院就被抱走的孩子。"斯蒂芬，"她说，"但我不知道他们现在叫他什么。他们说他目前在新家庭里过得挺好，受人爱受人疼。我只是希望，或许他——或许那两个男孩——长大之后能来找我，我能跟他们解释，说我当时实在是……"她顿了顿，然后把心声吐露出来，"我当时实在是糟透了（fucked）。"虽然这时气氛沉重，情感也很强烈，但我们俩都哈哈大笑起来。这么说出来是一种纾解。"我的意思是，我不会真的这么跟他们说，但我想让他们知道，那个时候，我就是一团糟（mess）。"我为这个措辞的修改向她竖了下大拇指，她惨惨地笑了笑，接着说，"并不是我不爱他们，我需要他们知道……我想把我从来没有过的东西给他们。这是我从团体里面学到的又一样东西，你知道吗？自己从来没有过的东西，你又怎么能给别人呢？"然后，她的眼泪夺眶而出，她开始抽泣，双手抱着肚子里的新生命，一边哭，身体一边颤抖。我把纸巾盒向她推近，等她慢慢平复。我想到了华兹华斯（William Wordsworth）的诗句"平静而哀伤的人性悲歌"[i]，那是如挽歌般的声音。

我想，她此时可能把身为母亲的痛，与身为孩子哀悼逝去的母亲之痛混合在了一起。这让我不能得知，她是为她失去的两个孩子而哭，还是为她母亲而哭。她母亲的早亡，不仅让她失去了双亲之一和一个行为榜样，还剥夺了她被照顾和关注的权利，这让她之后不得不迫切地通过其他的方式寻求。她长期害怕自己的孩子会死掉，这种害怕虽然毫无理由，但对她来说是生动而真实地存在的。这也许可以解释，为什么医生们反复跟她确认和解释对她起不了作用，以及为什么她一直都要惊慌失措地去各家医院，换着医生给孩子看病。急诊室这个地方，能让她联系到自己小时候的创伤事件带来的痛苦和失去，同时也意味着拯救。她为托马斯生造出来的虚假故事则是她自己故事的一部分，在这个故事中，她害怕陷入无助的困境，并极为煎熬地渴望得到关怀照顾。

莎伦再次聊到母亲团体心理治疗，说这如何深刻地影响了她看待事情的方式。"第一天，我不敢相信，大家都大声把自己的想法讲出来，这些想法跟我长这么大一直在想的事情一模一样，就好像是她们能读我的心一样。把真相讲出来，不管它有多坏。我意识到……我们都希望过去的事情不是像已

---

i　这句诗出自其著名诗作《丁登寺》（*Tintern Abbey*），原文为"still, sad music of humanity"，诗人讲述自己在静观大自然时，仿佛经常从中听出这样的声音。

经发生的那样，可能我们永远都做不到跟过去发生的事情和解，但至少……我不是一个人。"听到这个说法，我们俩都静静地坐了一会儿，然后让我意外的是，她突然哈哈大笑起来，"一个人！不是一个人了。"她把双手按在大肚子上，"又在踢了！"她埋下头对着肚子说，"好了你，折腾够了吧！"

她的身体和言语表达，都对孩子满怀着爱和关怀。因此，我想要问的最后一个问题似乎显得多余，但我还是想听听她会怎么回应。我问她，对这个新的孩子是什么感觉？如果她不假思索并且兴高采烈地回答我说"好极了"，我就会有些担心。不过她的回应让我感到宽慰。她向我承认，她还是对孩子生下来之后的事情有许多担忧。对"社会"为她持续提供的干预，她抱有务实的态度，有决心配合丽莎和芭芭拉的工作。芭芭拉是法庭为这个尚未出生的孩子指定的参与诉讼程序的监护人，是一位乐于助人且善良的年长女性，而且"似乎对婴儿的感受和想法有着相当的了解"。

我们的见面就要结束了。莎伦掏出她的手机。这提醒了我，在我们整个谈话过程中，她都没有想要玩手机。她给西蒙发了条消息，说她这边完事了。在她起身离开之前，我问她有没有什么问题要问我的。她想了想，一边静静地咬她的拇指甲。"你要把问题写下来吗？"我把我的笔记本和笔放在我们之间的桌面上。"我担心，"莎伦开口了，"担心自己会永远为宝宝的健康感到焦虑，担心我跟她一起时永远也不会有安全感，或者说，永远会觉得她有点什么问题。你认为会是这样吗？"这是她第一次提到这个新宝宝的性别[i]。"她？"我问。"是啊，这一胎是个女孩儿。"她笑着说。

她向我提了这样一个巨大的问题，我似乎无论怎么回答，都不能尽其意。我跟她说，所有的父母亲都会担心自己的孩子，尤其是担心健康问题，但希望她一定记住，她心里冒出来的东西并不一定就是事情的真相。就像吉卜林在诗中写到的，我们可能会被感受所蒙骗，不论这感受是关于胜利还是

---

i　在英文口语环境中，"他"（him, he）和"她"（her, she）发音不同，因此是可以分辨的。

灾难[i]。这就是为什么我们要有朋友，要有家人，也要有各种不同的能帮我们参谋的人（有时这也包括心理治疗师在内），他们可以帮助我们检验自己是否处于真实之中，并探索自己的情感。若没有这些平衡与支撑，我们很容易就会垮掉。我告诉莎伦，她永远都可以寻求帮助，毕竟她现在已经知道，帮助是有用的。她咕哝了一声，然后挺着大肚子，费力地从椅子上起身，她再次对我表达了感谢，然后匆匆离开去跟她的伴侣碰头。我很高兴能告诉你们，从此以后我再也没有见过她。

当我坐下来开始写莎伦的第三篇（也是最后一篇）评估报告时，我心里对她满怀着希望。我概述了莎伦自童年期开始，内心世界如何因为未解决的悲伤和 PTSD 而陷入紊乱，这影响了她的情绪调节能力和她与看护人之间的关系。但她的问题是可以治疗的，而她也得到了这样的帮助。我写道，能够见证她的进步我感到荣幸，并且表示，像她这样的案例证明了这样一个事实：如果能获得帮助，人们能够做到让自己的内心发生改变，而且在心理治疗中，发生这样的改变并不需要太长的时间。

我个人还有一个看法，虽然没什么证据。我想，迎来一个女儿对莎伦来说或许更好，因为这能帮她对住在自己内心的那个仍然感觉到渺小、脆弱的女孩有更多的同情。我们都不是麦当娜[ii]，选择生育对我们而言绝非易事，作为母亲或作为人，我们都是尚未完工的作品。莎伦曾经历怀孕和照护令的循环，要中断这样的循环，专业人员需要预先向母亲们提供帮助，而不一定要等到她们真的失去一个孩子之后。在怀孕的女性当中，辨别出那些可能难以应付即将到来的母亲角色的个体，在提供生产课程和补充孕期所需的叶酸之外，也为她们提供一些心理治疗方面的帮助，这带来的益处是难以估量的。这些帮助可以早在她们预约第一次产前检查[iii]时介入。我很确定，家事法庭

---

i   与加布里埃尔故事中提到的一样，也是来自诗作《如果》。

ii   麦当娜（Madonna），美国著名女歌手，在音乐方面的成就之外，以独立、反叛、强悍的个性著称。

iii 第一次产前检查一般在怀孕 8 周前后。

会发现他们的工作量因此而减少，而无数的生命会因此变得更苗壮，甚至得到挽救。我明白，实行这样的措施，在政治意义上来说或许并不便利，所需经费或许也不会低，但就像华特·迪士尼（Walt Disney）会说的那样，这是"有爱心的工作"。

萨姆 | SAM

这天，当萨姆到来并加入我们的时候，"星期四团体"活动才刚刚开始。他参加我们的团体活动有小几个月了，不过到目前为止还是很少说话。不过每当有人说话时，他就盯着说话的人看，仿佛在盯着什么我们没有看到的东西。他身材高大瘦削，年纪虽在 40 出头，却有着青春期男孩特有的那种因为瘦高而显得笨拙的气质。他会蜷坐在椅子上，或者把一双长腿往前伸直，把两只大脚交叠摞在踝关节上。他这样的身体姿态，不论是否有意为之，实际上都显得与大家有所隔阂。

在离开布罗德莫尔医院三年之后，我又被请回，担任兼职的心理治疗师。回来主要是做一些职业培训，同时也在其他医生缺勤时补缺。我同意这个兼职安排的原因之一，是可以参与团体心理治疗的项目。在过去接受职业培训时，我从导师默里·考克斯那里，不论是直接从他本人，还是间接从他发表的作品，都了解到了团体心理治疗对有心理疾病的罪犯的重要性。在我开始作为一位团体心理治疗师接受职业培训之后不久，我去美国康涅狄格州参加了一个研讨会，并参观了那里的一家精神病医院。在医院里，我注意到一些美国医生同行正在组织一群犯人进行团体心理治疗，这群犯人都曾杀害了自己的父亲或母亲。在回去后，我被这次参观的见闻所鼓舞。我意识到这样的工作方式是多么有价值。在相互帮助中，犯人们可以讲出他们相似的犯罪经历，并探讨罪行给他们家人带来的影响。终于，在一段时间过后，我与几位同行合作，也在医院开展了团体心理治疗，尤其是针对那些杀害过自己家人的犯人。随着时间的推移，这些团体活动持续开展，规模也不断壮大，而此时在布罗德莫尔，我参与了其他几位心理治疗师所运作的一项团体心理治疗项目。

对一位法医心理治疗师来说，团体心理治疗是"货真价实"的存在。与个体谈话治疗相比，团体心理治疗会有更大的收效，因为在其中，人与人相互作用的方式是如此不同。首先，我不再是唯一想要理解现场所发生的一切的人——房间里一定会有两位心理治疗师在场（有时会有3位），而配合我们一起工作的病人一般有4到5个。从某种意义上讲，治疗团体一经建立，病人之间就相互成了彼此的专家。团体心理治疗的指导原则就是，"为了团体，也来自团体"。我曾在文献中读到，美国团体心理治疗的先驱被认为是"指挥家"，这个类比似乎相当贴切，因为准确表达出了一个事实，即治疗师让团体"和谐同步"。这也让我想起许多年前听过的一个关于精神病患者的说法：在与情感的交锋中，他们能"听懂歌词，但听不懂音乐"。他们仿佛乐手，而心理治疗师并非与他们一起奏乐的同伴，而是负责促成团体治疗的展开，运用管理和指挥的权限来加以引导，从而使他们创造出某些东西，这些东西层次丰富，且具有惊人的美。就像在许多交响乐团的演奏中那样，随着时间的流逝，乐团的各声部在此起彼伏之后终于融汇在一起，彼此交相辉映、不分伯仲，而这一定会让整场演出增色。我一直都热爱在这样的团体中工作，每次离开后，也都会想念他们。

"我跟你说，他老婆迟早会发现的……""没错，那个邻居会告发他们的，你懂的……""我还记得一周前，他在酒吧见到过他们……"蒂姆、本尼和卡兹，团体里的三位男犯人正在聊一部他们昨天晚上都看过的电视剧的剧情。在大多数长期居住性质的环境中，包括在监狱中，电视都是一个社交黏合剂，因为大家除了同为病人或犯人之外，可能就没有多少共同之处了。在监狱环境中，犯人们如果都看过电视，就可能相互交流各自的看法，甚至可以做到不起冲突地争论。在我们的团体心理治疗中，聊起电视似乎能让他们放松下来，从而更好地进入活动。通常他们会聊运动，尤其是足球，不过他们也爱看电视剧。犯罪剧是他们偏好的类型之一，我还记得有次播《嗜血法医》（*Dexter*），他们就特别爱看（这是部美剧，主角是一名法医专家，他白天是法医，晚上就成了连环杀人犯）。

闲聊还在继续。一旁的萨姆看上去在听他们闲聊，但似乎有些坐立不安。卡兹有意想让他加入聊天："你看了吗，萨姆？这个女人……连恐到她脸上的事实都看不见……还以为自己嫁了全世界最完美的老公。"本尼补充道："对我来说有点太肉麻了……结婚过日子没有那样的。"萨姆清了清嗓子，好像要说点什么。他张开了嘴，可一个字也没说出来。大家都坐着没有作声，静静地等着他说。那些比萨姆更早加入团体的，不论是心理治疗师还是病人，都能够察觉出这样一种气氛的变化，即某种重要的想法即将被吐露出来。

等沉默流淌了一会儿，我轻声说："萨姆？"他拨开了额头上一缕浓密的棕金色头发："我就是……我就是想说……我妈和我爸在一起差不多有 40 年了。青梅竹马的心上人。从来就没有瞥过别人一眼，我想是这样。"他的声音平淡，带着嗡嗡的鼻音，语调毫无感情色彩，仿佛是在评论哪部戏里面的角色。坐在他对面的蒂姆看上去有些不信："这谁又能完全知道呢？我是说，人总是爱撒谎……"卡兹再次开口插话，声音洪亮，听上去对自己的看法相当确信："有些人就是只爱对方，你知道吧。"他们俩的话都很有态度，不过此刻我更关注萨姆会怎么回应。他脸上看不出什么神色。"可以说，我之所以会犯法，部分是因为我妈，你知道吗。"我注意到他用了这个熟悉的行话[i]，来为自己的罪行开脱。在那些新参加心理治疗的犯人中，这种做法并不少见。他接着说，"我差不多……"他的目光转到了我这里，然后不说话了。我点点头以示鼓励："差不多什么？"

他把目光从我这里挪开，看向地板，咕哝道："我没办法，像是埋进了一个坑里。我得把自己拔出来。"我的一位同行开口了，她操着一口柔和轻

---

i　萨姆所说的"我犯法"，原文是"my index"，即在加布里埃尔一案中提到的"指标罪行"。

快的北方口音，仿佛一阵悦耳的和声："你是怎么把自己拔出来的，萨姆？"他朝她的方向看了一眼："我那么做……那么做不好。"我们等他接着说，但他没有再说什么了。这是他第一次讲到他的罪行：10年前，他杀害了他的父亲。我说，他刚才跟我们说的话听起来很重要，或许我们可以之后再回头接着聊。他这番表达，随后激起了另外三位男犯人关于他们自己父母亲之间关系的讨论。他们各不相同的情感丰富了现场的气氛，效果就像一段音乐所带来的那样。

这期团体治疗的时间临近尾声。萨姆突然站起来，把他的椅子推到一边："该走了。"我的那位同行说萨姆说得对，到时间了，然后表示我们都想谢谢他刚才能跟大家分享那些东西："感觉你今天迈出了很大的一步，萨姆。"我以为他会对她有所回应，不过他似乎已经把不多的能量消耗光了。犯人们陆续走出房间，各自与将要送他们回牢房的护士会合。我看到卡兹在出去的过程中拍了拍萨姆的肩膀，听到他轻声说："干得不错，老兄。"萨姆没有说话，不过他也没有躲开。这是一个不错的信号。我希望，在接下来几期的团体治疗中，他能勇敢地跟我们讲更多关于他父母亲的事情，不过我也清楚，这需要一些时间。

在法医系统中，我们不能强制要求病人参加某种类型的心理治疗。团体治疗不一定适合所有人。我还记得一个男犯人，他坚决地拒绝了我们请他加入团体治疗的请求，他说："我没有杀任何人。你们要是不信，可以把我兄弟从坟墓里挖出来问他。"抵触的原因也可能是一种对未知的恐惧，这是我们都知道的一种人可能会有的正常焦虑。还有一个病人，我请他加入治疗团体，他紧张地问："到最后我能知道些什么，你能告诉我吗？"大多数的犯罪者都能够意识到，跟一位心理治疗师谈他们的罪行，可以证明他们有降低自己危险性的意愿，因此，有些犯人之所以愿意参加团体治疗，是因为一种"打卡"的心态，只是走个过场。不过，这也正是治疗团体真正发挥效果的地方。我们的团体日程需要由团体成员自己设定。这个日程看上去更像是一篇文章，而不是多项选择题，犯人并不能显而易见地给出所谓的正确答案，或者给出迎合需要的东西。于是，那些只是想打卡的人就会很快退出，因为他们意识到将要直面另一些跟自己一样杀过人，但对杀人有着真正认识的杀人犯。而萨姆的情况是，他从监狱转到这里来之后，在药物的帮助下，他的精神状况随着时间逐渐稳定下来。在这之后，他同意加入团体。他也表现出有些不情愿，不过最终他还是选择了团体治疗，而不是一对一的治疗。治疗师同行告诉我，他承认自己杀了他父亲，但从没有谈起过，这么做对他来说意味着什么。在监狱里，他在一种心理隔绝的状态中度过了许多个年头，这一定很痛苦。我的一位同行曾说，陷入精神失常就像是在空中建起一座城堡，然后住进里面，而我们的工作则是为城堡放下一座通往外界的吊桥。

回想起来，在我们的团体创立之初，关于它应该叫一个什么名字，我们进行过一些涉及专业层面的颇为头疼的争论。最初的提议很直白，就叫"谋杀犯罪者团体"。一些人认为，像这样"抖出"犯人不光彩的前科可能会带来一些麻烦，也可能会让病人更不愿意加入。康涅狄格州那家医院的那个面向杀害自己父母的犯人的治疗团体就有一个诗意的名字，是团体成员自己选出来的："启元新生团体"。还记得我当时听到这个名字时，感叹他们真是选了一个充满希望的名字啊。这个团体的"指挥家"是两位才华卓著的美国同行——马克·希尔布兰德（Marc Hillbrand）和约翰·扬（John Young）。多年来，他们围绕着对法医系统的期望，写了许多鼓舞人心的文章 [1]。虽然对过于直白的名字持有异议，不过因为布罗德莫尔医院的许多心理治疗团体都是叫这种直白的名字，如"性犯罪者团体"或"社会脱离者团体"，最后，我们还是同意叫"谋杀犯罪者团体"这个名字。之后，由于加入的需求增多，我们开始同时运作两期团体治疗活动，于是团体就发展为星期四团体和星期五团体。我在这样的团体中待了大约 10 年。我想，这 10 年的经历可以说是我职业生涯中最好的部分之一，引人深思，富有挑战性，动人且不乏幽默感。

在早期我们发现，把团体的规模控制在 4 人，或最多 5 人，团体活动的效果是最好的，而心理治疗团体更常见的规模是 10 人甚至 15 人。事实上，让治疗团体的规模等同于一个"家庭大小"的单位，这有它的重要性。我们还决定，要配备至少3名心理治疗师，这样遇到有治疗师生病或者遇到假期，也可以轮换以保证团体活动不致中断。出于安全方面的考虑，我们必须在任何时候同时有两个人待在房间里，不过很快我们发现安全不是什么问题，并没有人闹事。

我在前面曾说过，我的这些病人像是一场灾难的幸存者，而灾难也正是他们自己。跟其他灾难中的幸存者很像，他们也很难用恰当的言语清晰地讲述那些难以启齿的记忆。不过在治疗中，与面对那些不曾犯罪的创伤幸存者有所不同，我们不会让他们巨细无遗地讲述那些痛苦记忆中的每一样细节，而是让他们能够面对团体大声地讲出自己的故事，同时，也让他们有意愿听其他人也像这样讲出他们的故事，以让他们对自己所犯下的罪行有更深入的理解。对他们中的一些人来说，从来没有人让他们以这种方式进行讲述。犯人讲述自己的故事，通常只是出于司法系统的具体要求，但我们的司法系统所关注的焦点，只在于犯罪者的动机和方式，并由此得出一种应对潜在危险的防御措施。而成为这样一个团体的一员，可以改善他们的情感孤独状况，让他们能从彼此身上，学习到如何带着自己的新身份生活下去 [2]。没有人会跟他们说"过去根本不曾存在"这样的话。英国精神分析学派心理学家卡罗琳·加兰（Caroline Garland）的说法就很直白：这个恢复过程的目的是"与它好好相处，而不是克服它" [3]。

每一次团体治疗活动结束后，几位心理治疗师就会一起坐下来，各自倒上一杯令人愉悦的咖啡，把大家讨论的各种主题记录下来，分享和探讨各自在过程中的感受。在萨姆第一次提到父母亲的那天，一位治疗师同事问我们，萨姆以前有没有跟任何人讲到过他母亲，以及在法庭对他做出判决之后，她还跟他是否有联系。我回答说，我以前跟萨姆的母亲朱迪丝见过面，那次见面是我法医工作的一部分。我也知道她跟儿子一直都保持着联系，会定期来看他。在这样的案子中，一些犯罪者的家人会跟犯罪者断绝联系，这也不难理解，因为他们不知道该用什么方式跟犯罪者继续相处。而一些犯罪者的家人在案件发生后，会继续关照这位犯了罪的亲人，依然选择留在犯罪者的生活中。遇到这样的情况，我总是会有些感动。而会这么做的，往往是犯罪者的母亲，她们选择站着自己痛苦而迷失的"孩子"身边，不论孩子长到什么年纪，也不论发生了什么。

在萨姆的刑事审判结束后，朱迪丝曾在民事法庭提出上诉，对受托为萨姆提供心理健康服务的机构（也就是照顾他的那家精神病院）提出指控，认为他们在他犯下谋杀罪行期间玩忽职守。受托机构允许萨姆出院，但未曾提醒她这可能带来严重后果，因此，她的律师请我对她进行评估，以判断她是否因此患上了某些心理健康问题。萨姆是在入狱服刑几年之后，由于心理健康状况恶化，被转移到布罗德莫尔医院接受治疗的。而跟朱迪丝的见面，是在我回到布罗德莫尔医院见到萨姆的很久之前。朱迪丝的案子我记得很清楚，因为案子提出了关于保密性与危险性之争的重要伦理议题。对朱迪丝的评估在法庭上曾得到公开，因此我可以跟心理治疗师同行分享一些与此案相关的背景信息，萨姆那天在团体治疗活动中所说的话与这些信息有关。

萨姆是一些患有慢性心理疾病的年轻人之一。这样的年轻人主要是男性，是"光顾"我们心理健康服务机构的常客。这种疾病的反复，往往是从青少年时期开始的。一开始，会有一些精神病症状首次出现，典型如幻觉或妄想之类扭曲现实的症状。药物治疗有时有用，但有时也帮不上忙，正如精神科护士、畅销书作者内森·法勒（Nathan Filer）的动人说法，药物能止住幻觉，但不能消除悲伤和恐惧 [4]。而青少年尤其不情愿服用药物，不仅因为要忍受讨厌的不良反应，也可能因为拒绝承认自己有什么问题。一些青少年（包括萨姆在内）会借助毒品和酒来对抗精神病症状，以减轻内心的痛苦感受。一些可以很容易弄到的毒品，如强效大麻和可卡因，都只会让他们的心理健康状况变得更糟，如引发妄想症，导致更严重的心理健康危机，以至于不得不被一次次强制送去医院接受治疗。在医院，对医务专业人员来说他们存在暴力风险，其中遭受风险最大的是护士。说起来有些奇怪，在我漫长的职业生涯中，为数不多的几次遭受袭击，都是在一般性质的精神病院病房，而不是在监狱或高安全级别的精神病院。在萨姆的案例中，他确实曾经几次试图袭击照护他的人，不过他袭击的目标是他的家人。这并不奇怪，我之前讲到过，大多数暴力行为的对象都是有某种关系的熟人[5]。

萨姆的姐姐和同辈们去上大学、找工作、谈恋爱，但只有他自己掉队了。气象学家会追踪某一极端天气事件的形成过程，我们则可以借此来类比萨姆最终实施犯罪的整个来龙去脉。清晰可见的是，他仿佛在海洋中不断积蓄力量，一旦着陆，便可能造成大肆的破坏，他的家人将成为几乎"不可避免"的目标。"几乎"这个词很关键。就好比飓风可能转向，或发生强度的变化，从而免于造成一场灾难，严重的精神问题也可能在一些干预措施后有所转变。但萨姆得不到所需要的帮助，于是暴力事件不断升级直至"高点"——杀害他的父亲。

我告诉那位心理治疗师同事，朱迪丝和我见面是在那桩悲剧发生的大约3年之后。晚这么久是因为，比起刑事诉讼，这种民事诉讼需要久得多的时间才会开庭审理。另外，这位同事也知道，我这种重叠的身份，不算是多大的巧合。在萨姆犯案的这个地区（关押他的监狱也是在这里），只有一家高安全级别的精神病院，而我就在这家医院工作。另外，就像我在莎伦的案子里提到的，我也时不时接一些民事法医相关工作。接手的案子之间有一些重叠确实不常见，但也是可能发生的。我被请去跟朱迪丝见面，是因为我有创伤诊所的工作经验，我的研究兴趣也是一个原因，我需要研究谋杀对家人产生的影响。她的法务团队特别关注的焦点，是她遭受长期创伤的证据。美国同行最近的研究表明，谋杀案受害者的亲友可能会多年持续表现出强烈且不正常的悲伤反应，即类似 PTSD 的一些症状[6]。我跟朱迪丝见面的任务，就是在查阅她病历的基础上，当面了解她的故事，做出诊断，并提出治疗意见。我从没把萨姆视为跟朱迪丝的这项工作的一部分，也没有什么理由这么做。在一般性质的精神病院，会有一个固定的会面时长（即 50 分钟），我和朱迪丝的会面与此不同，我可以按照需要决定时长。回想起来，那次谈话深入、充分，她给我的印象，是一个真正有尊严和风度的女人。

我记得，她是一个个子瘦小的女人，60多岁，肤色苍白，几乎跟她的一头短发差不多颜色。一开始，她表现出英国人的那种坚忍克己，之后随着谈话的进行，她开始因为痛苦而伤心流泪。她告诉我，在丈夫被杀害之前，她在一家会计公司的人力资源部门工作多年。自那以后，她在医生的建议下停止了工作，这导致她失去了收入来源。收入的损失是她诉状中控诉医院给她带来的伤害的一部分。她还告诉我，她和她丈夫拉尔夫在不到20岁时相遇并相爱。他们一直都想要两个孩子，于是在生下女儿卡罗琳的三年后，又生下萨姆。在回忆起小萨姆的时候，朱迪丝露出温柔的笑容，她说他还是宝宝时多么让人省心，长大成为小男孩时是多么快乐。

但当她讲起萨姆在青春期的变化时，笑容便消失了。一开始，她和拉尔夫只是觉得他"调皮"，觉得一个青少年男孩子会这样很正常。但随着年龄渐长，他越来越不开心，也越来越不安分，以致开始对他们表现出攻击性。某种程度上讲，所有的青少年对跟父母难以相处，都会在内心感受到需要与分离之间的冲突挣扎。但心理疾病的存在会大大加重这些感受。逐渐地，萨姆表现出最终可能演变为精神分裂症的一些症状迹象。

他父母没有马上意识到这种危险。学校发现他抽大麻而勒令其停学，这让他们一度认为，抽大麻一定是罪魁祸首。他开始越来越混乱、恐惧，开始觉得听到"说话声"，并跟对方对话。

言语性幻听（auditory verbal hallucinations，AVHs）属于精神疾病诸多症状中的一种，是种奇怪的现象，我们对其并不感到陌生，却了解有限。不过，言语性幻听并不总是标志着一个人患上了精神疾病，在一些情况下，它可以是积极正向和让人安慰的，比如在一些宗教场景中，再比如，一个人说他听到了他所深爱的已故的某人在说话（有关这种经验，一个叫"听见声音组织"ⁱ的团体做了一些有意思的工作）。有一次，朱迪丝问萨姆，那个说话

i　"听见声音组织"（Hearing Voices Network）是一个民间组织，主要由志愿者运作，旨在呼吁大家更加了解并宽容那些能够听到别人听不到的声音、看到别人看不到的东西，或有其他类似的特殊感知体验的人，倡导减少社会偏见并促进他们得到更好的对待。

声听着是什么样的。她诚实地告诉我说，她以为可能会有各种口音和各种性别——这个想法是从那些耸人听闻的关于"多重人格"的人的电影中学来的。这是一种常见的错误想法。"他们听起来像我啊，妈妈。"她儿子这么告诉她，一边用眼睛盯着她，就好像这是显而易见的一样。我听一些病人讲过，在病情初期，他们会听到一系列很难听清楚的喃喃低语，似乎尚未成形。这可以解释，为什么存在言语性幻听的人，可能会看起来是在高度集中注意力努力去听。然而，那些病情严重的言语性幻听病人，大多数都会说他们听到的话几乎都是负面的，里面可能会向他们提一些模糊的要求，比如"你知道你必须做什么"。还有一种常见的说话声是来自第三个人，比如"萨姆很快就会死"或"每个人都讨厌萨姆"。在一些著名的暴力犯罪案件中，犯罪者说他们听到了"魔鬼的声音"（或"上帝的声音"），告诉他们采取行动。尽管如此，听到"杀了你自己"或"杀了他们"这种明确命令的情况是相对罕见的，而且当然，人们并不一定会照着幻听中的命令去做。

朱迪丝和拉尔夫带萨姆去社区医生那里看诊，说了说情况。这次看诊最终让他们跟"儿童与青少年心理健康服务"部门的人见了面，萨姆得到了来自一个专门帮助患有精神病的年轻人的专家团队的帮助。不过他不愿意吃医生开的药。他说吃药让他觉得恶心，而且变"呆"了，另外，还让他丧失性欲——对他这个年龄的男孩子来说，这让他觉得既不公平又很别扭。在他年满 18 岁后，转由面向成年人的心理健康服务机构为他提供支持。于是，机构不再将他被照护和治疗的细节定期同步给他的父母，否则会被认为对保密性原则的破坏，毕竟他不再是未成年人了。不过他还是住在父母家。忧虑成了父母二人的常态，因为他会进入严重的妄想状态，有时甚至指责他们俩密谋陷害他。有一次，他说姐姐卡罗琳从他那里偷了样什么东西并藏了起来，于是把她的房间翻了个底朝天，把房间里的东西砸了个稀烂。这把卡罗琳吓坏了，她最终决定搬出去跟朋友一起住，这个决定也得到了父母亲的支持。当萨姆"醒过来"（朱迪丝是这么说的）时，他为自己的所作所为感到极为痛苦，无法解释自己为什么那么做。这让他无比沮丧。这样的一段时间属于一次典型的"精神病发作"，其间，因为妄想信念的存在，病人与现实之间是分离的状态。

萨姆可能也会感到伤心、无望，也会渴求情感支持。朱迪丝讲到，他以前来找她哭诉时，眼睛一下子就涌出来眼泪。他找母亲哭诉说，他生活里一无所有，他多么希望自己跟同龄人一样是"正常"的，希望有一个女朋友，或者能计划自己的未来。在父母亲的鼓励之下，他会不定期去社区的相关服务机构配合进行康复治疗，但他的症状总是反复。他还是会时常回到妄想和乱发脾气的状况中，尤其是当他抽类似强效大麻这种效力较强的毒品时，状况会更糟糕。一种不断复发的精神病发作模式逐渐固定了下来，这让人越来越难以忍受。听说在这个难熬的时期，朱迪丝和拉尔夫对儿子的爱依然坚定不移，哪怕他对他们暴力相向。有一次朱迪丝报了警，那是因为萨姆打了拉尔夫，几乎把他的胳膊给打断了，但他们仍然没有想要起诉。他们一度燃起过希望：萨姆在一家有专业配备的康复治疗收容所得到了安置，在那里，他可以得到职业治疗和其他一些对他有帮助的治疗干预。情况暂时得到了一些改善，不过，他偶尔会出现在父母亲家里，问他们要点钱，或者抱怨抱怨收容所的生活。结果，在经历了几次情势紧张和让人害怕的矛盾冲突后，拉尔夫和朱迪丝还是接受劝告，向法院申请了一道对他的限制令。

朱迪丝说，这给他们带来了片刻的平静。但跟萨姆的联系变少，意味着他们对他的状况几乎一无所知。他们知道的是，在失去收容所的安置名额之后，他频繁进出医院，有一段时间的生活就是在街头流浪。这让他们俩感到歉疚和担心。他在精神病院住院时，他们偶尔会被请去医院参加病例讨论会，不过如果萨姆拒绝接受他们在场，他们就必须走。他们告诉医疗团队，说他们会尽己所能继续支持他，尽管做不到接他回家住，毕竟这存在暴力风险。在我的印象中，他们被卡在了进退两难的中间地带，一边只能接受自己的无能为力，另一边则又不忍心跟他们在许多年前已经失去的儿子完全分开。

谋杀发生之前不久，他们给萨姆的顾问医师写了一封信。信中详细地说明了萨姆对他们有攻击行为的历史，并且询问，他是否需要在精神病医院接受长期的医疗和照护——尽管他们知道，这个举措是否能够实施，他们起不到任何影响。这个举措几乎没有可能实施。很多人都不知道的是，过去针对精神病患者的那种收容所体系或长期照护方式，在英国已经消失很久了（在全世界范围内也是如此）。在英国 NHS，精神病医院的一张床位上的病人待的时长平均是 3 周。伴随着 20 世纪 70 年代反传统精神病学的运动，也伴随着时代的大众化反政府思潮，以及随之而来的财政经费削减，英国和大多数社会民主主义政体都接受了一个理念，即对患有精神病和丧失学习能力的人进行社会整合，使针对他们的医疗服务逐渐过渡为一个"社区内照护"（care in the community）的系统。这意味着，照护的担子逐渐落到了家人身上，因为社区的服务过去是（且至今仍然是）严重经费不足的。这又是一个例子，可能是最严峻的一个例子，表明了我们社会存在的一种偏见：不成比例且带有误导性地强调身体健康而轻视心理健康。

我有一个好友，曾不幸地同时体会过这两类疾病在她面前发生。她丈夫被诊断出严重的癌症，而她十几岁的儿子则出现了跟萨姆情况类似的精神分裂症症状。她曾向我讲过，丈夫和儿子作为病人的体验是多么截然不同，以及"社区内照护"的理念落地为实践时是多么空洞无力。一大堆医疗服务人员围着她的丈夫，事无巨细地提供治疗服务，并不厌其烦地安慰他们说，他活着的每一天，医疗服务都会时刻提供。对此他们一家人都很感激。但与此同时，她儿子的心理健康状况迅速崩溃，却几乎没有可以得到正经治疗的选项，而那些可以得到的治疗非常有限，而且收效甚微。

朱迪丝的经历没有什么不同，而且情况更糟。因为萨姆成年后，她对他的诊断和治疗细节不再有知情权，这让她感到，自己与儿子的照护事宜之间从此脱离了联系。她告诉我，在谋杀发生前的那年，她只见过萨姆几次，也许是两次还是三次。她向我讲起这几次见面的时候，说话都不利索了。她说，那时候萨姆满 30 岁了，不过看起来总显得比实际年纪要小。她很担心他的状况，因为他相当虚弱，而且多汗，她得知是吃药的缘故。更让她心碎的是，他一直都看着那么悲伤。当她开始讲到谋杀事件时，我注意到她又回到了一贯的镇静状态。我想，大概因为这是一个她必须讲述许多次的故事，在各种不同的专业人士面前。

她讲述了事情的经过。一天晚上，萨姆到了他们家。本来他们以为这天他还是在医院，于是房子的后门没有上锁。萨姆从后门进了屋。拉尔夫在厨房洗晚饭的碗碟，而她在厨房旁边的杂物间，正在洗一些衣服。她突然听到了叫嚷声——拉尔夫抬高了嗓门，萨姆则一边叫骂他，一边跟他要钱。她冲过去，看到两个男人扭打在一起，彼此僵持不能动弹。她赶紧去拿电话报警，这时她震惊地看到，萨姆从灶台边装炊具的玻璃罐里抽出一根擀面杖，照着拉尔夫的头就砸过去。她扔下手机，上前试图阻止，萨姆伸手猛地朝她一挥，力气很大，她飞出去撞在墙上然后摔倒在地。她听到自己的一只胳膊断了，发出一声脆响。她的头也重重地撞到了，伤口的血流进了眼睛里。不过她还是能看到和听到，萨姆在凶狠地朝拉尔夫的身上踢，一脚接着一脚，拉尔夫则已经失去了意识，躺在地上。"我想我是在这个时候昏过去了。"她的语调平淡得没有感情。

萨姆从现场逃走，但几乎马上就被警察抓到，并承认了罪行。他很快被指控，被送到监狱候审。萨姆被判犯有谋杀罪，并依法被强制性判处终身监禁[i]。对我来说，这有一点点意外，因为他有精神病史，法庭是有可能考虑将其判为稍轻的过失杀人的，不过两位对萨姆进行评估的精神科医生，都不认为他在实施杀人的时候精神不正常。陪审团也没有疑义地采纳了两位精神科医生为控方提供的证据，认定萨姆谋杀罪成立。这意味着法官只可能做出一种判决。

朱迪丝的证词也是有价值的。她听到萨姆当时问他父亲要钱。控方强调，长期以来，萨姆每次需要钱买毒品的时候，都会对他父母实施言语辱骂

---

i　在英国，如果罪行被认定为谋杀（即并非其他较轻的杀人情形，如过失杀人或作为从犯等），就必须对罪犯判处终身监禁。罪犯在监狱中服刑的具体年限，取决于法官所裁定的量刑标准，但被强制性判处终身监禁的罪犯，申请假释出狱后也是终身处于假释状态，并非真正的自由身份。

和肢体暴力。在本案中，萨姆过去长期存在心理健康问题的事实，并没有完全被陪审团忽略，但要区分这样一个案件的动机是理智的还是丧失理智的，是一件很复杂的事，而你永远也不会知道陪审团会如何裁决。如果萨姆在监狱里时心理健康状况确实出了问题，他可以获得某种治疗；而如果他的状况足够糟糕，他将会被转移到一家有安全防护的精神病院。在谋杀了他父亲10年后，这些都发生了。作为他所接受治疗的一部分，并在得到他同意的前提下，他开始参加我们的"谋杀犯罪者团体"。

朱迪丝起诉医院玩忽职守一案，从纸面来看很简单：受托的医院机构有责任照看好萨姆，但没有尽到责任，因为没有做到准确地评估他的危险性。她认为，他们在知道他的行为具有潜在危险性的情况下，却允许他被批准获得社区假，而离开病房回到社区。而且，不论他是在他们许可下离开，还是私下离开，他们都没有将这个信息告知以提醒他的家人。她认为，这样的失职给萨姆和他的家人都带来了伤害，因此她和她的家人有权针对这一伤害请求赔偿。医院方面的主张则是，他们对萨姆的家人不负有法律义务，只对他们的病人负责。他们指出刑事法庭已经认定的一个事实，即萨姆在实施谋杀期间并没有精神失常。他们不负有法律义务去阻止他伤害他人，而且根据《心理健康法》，他们有义务以"最小限制性措施"对他进行照护。谋杀发生期间，萨姆被评估为具有极小的危险性，被允许在开放病区活动。因此按照治疗方案，给病人批社区假既是正常的，也是不可避免的。他这次的确是没请假就私下离开，不过之前在医院期间他也这样离开过，也都没有去找他的父母亲，或对任何人有过任何伤害行为。医疗团队没有办法知道他是不是要回家，或会不会伤害他的父母，而在发现他离开医院之后，他们也没有法律义务联系他的家人。事实上如果他们这么做，反而是对萨姆个人隐私权的侵犯，这是一个众所周知的概念，即"医患保密"。

在医疗行业有一个普遍共识，即在某些特定的情形下，比如存在某种足够严重的危险性的时候，打破保密原则就是正当的。问题在于，萨姆这个案子是否属于这样的情形，以及是否有恰当的程序，来判断不公开信息可能带来的风险和潜在伤害。我认为，萨姆的照护方有正当理由告知他的父母，说他离开医院了。我有若干项证据可以支持这个看法。我也坚持认为，尊重患者的保密权，绝不等同于对一切信息完全保密 [7]。

能够说明这一点的最有名的例子，或许就是"塔拉索夫夫妇诉加州大学董事会"一案。这个案子被颇带讽刺地说成是"引发了 1000 张法院传票的案子"[8]。1969 年，加州大学伯克利分校的学生塔蒂亚娜·塔拉索夫（Tatiana Tarasoff）被同学普罗森吉特·波达尔（Prosenjit Poddar）谋杀。普罗森吉特追求塔蒂亚娜，据说被她拒绝，随后陷入抑郁。值得注意的一点是，这是最早有记录的"跟踪行为"（这桩案件发生当时还没有这个概念）最终导致致命袭击的案子之一。抑郁后，波达尔找学校的心理治疗师做心理治疗。他在治疗谈话中透露，他有想要杀了塔蒂亚娜的想法，这让治疗师非常担心，就通知了校警。警方将波达尔带走，对他做了简单询问并将其扣留，但他看起来很理智，且答应不再打扰塔蒂亚娜。被放出去后，波达尔立刻终止了心理治疗，并再也没有恢复治疗。3 个月后，他去了塔蒂亚娜家，将她枪杀，随后又捅了数刀，致其当场死亡。

她的父母随后起诉大学及其涉事员工，控告他们没有尽到保护塔蒂亚娜的义务，并认为，治疗师应当及时提醒他们的女儿，而不应再遵守与波达尔之间的保密协议。起初诉讼被驳回，原因是"理由不成立"。不过塔拉索夫夫妇坚持继续上诉，一路告到国家的最高法院。最高法院做出判决，塔拉索夫夫妇的诉讼对大学不成立，但对心理治疗师个人是成立的，认为治疗师没有对可能的受害者尽到"提醒的义务"。这个判决在精神病学界掀起了不少激昂的抗议浪潮。抗议者认为，得到病人的信任是必不可少的，如果他们知道自己的信息有可能被告知第三方的话，就不会愿意接受治疗了。最高法院少见地对判决进行了复审，但二审判决支持了初审的意见，只做了少量修改。二审判决中表示，如果一个心理治疗师认为其病人对第三方构成某种危险，那么治疗师就"负有义务以合理、谨慎的方式保护可预料的受害者免受这一危险"，以及"当病人对公众构成危险时，治疗师的保密免责权就宣告终止"。随后，一系列类似塔拉索夫原则的法律在美国各州广泛出台。美国法律在英国不生效，不过英国许多涉及保密问题的案子都参考了塔拉索夫一案，而英国医学总会也很快采纳了"出于公共利益"可公开保密信息的指导原则。至今，国际上凡涉及保密性原则的探讨，塔拉索夫一案仍是一个重要的参考基准。

在我前面讲到的关于朱迪丝一案的观点中，我认为照顾萨姆的医疗团队没有遵循已经明确的有关保密问题的指导原则，或者说，没有考虑到他的家人所承受的潜在风险。我并不是说他们是坏人或坏医生，只是说他们犯了一个错误，就像我们所有人都可能犯错一样。他们没有做出充分的考量，以至于没有意识到，在这个情况下他们可以不遵守保密原则。并且，他们也做出了错误的风险评估，允许像萨姆这样的病人获批社区假，而没有告知他的父母。结果是悲剧性的，不仅是对受害者拉尔夫，对萨姆来说也是如此。

在提交了评估报告后，我还得跟被告一方的医疗专家 B 医生见一面。B医生跟我在一些基本事实上意见一致：萨姆之前精神状况长期不好，但在谋杀发生前的那段时间是有所改善的，这也得到了事实的支持，即在他这次"逃跑"之前，他被转移到开放病区，并且数次被许可离院。我们意见不一致的地方在于，是否认为他对他的家人构成危险。B 医生说，案发前没有证据显示他存在任何危险性。我则提到了他父母写给他的顾问医师的那封信，信中概述了萨姆过去几次对他们实施的暴力行为，还表示萨姆需要住院接受长期的照护。我得承认，他在作案前的几个月内都没有对他父母造成任何危险，但如果只是基于这个时期来做风险评估，而不是基于萨姆人生经验和病情的总体背景，这不免有些随意。在他的人际圈内，他的父母亲可以被认为是"处于危险中"的人，这足以让团队在他离院之后，至少讨论一下是否应该提醒他们。这一做法，从职业层面来讲，能够得到英国医学总会和英国国家医疗服务体系两方指导原则的支持。

B 医生有不一样的看法。B 医生说，没有足够的证据可以支持我的观点，或者说支持透露信息的做法，而且他相信，如果医院真那么做的话，萨姆将会投诉甚至采取法律行动。我回应说，在谋杀发生之前，负责照顾萨姆的医疗团队请来了朱迪丝和拉尔夫参与他们的数次临床病情讨论。当萨姆没有在规定时间内回来医院时，通知他的父母能帮助阻断或降低他们受到伤害的风险——我想到了他们家那扇没有上锁的后门。我和 B 医生都同意，在讨论是否给病人批社区假时，请病人的直系亲属出席属于惯例；但 B 医生还表示，不请直系亲属也在情理之中。

我和 B 医生共同发表了一份联合声明，在其中分别陈述了各自的观点，等待后续会如何进展。要么案件会被受理，或者——也是更常见的情况——原告与被告庭外和解，即以闭门的方式谈定一个赔偿金额。朱迪丝的律师团队准确地做出了预言。他们认为，案件由于具有广泛的重要性而会得到受理，并且，如果这案子真的庭外和解，将意味着开了一个不好的头——谁知道后面还会有多少这样的诉状被提出来？

到了出庭做证那天，我披挂上我的法庭西装。这套西装和大律师喜好的款式风格相似，同样是黑色，也有着质朴的剪裁。专家证人会把许多时间和精力花在打造他们的法庭"亮相"上，甚至有一些学费昂贵的职业发展课程专门提供这方面的指导。我不会傻到骗自己说出庭的形象不重要。我发现，让自己融入质朴而庄重的法庭服装当中，也是一种意义的传达。这表明，我理解了自己在场的身份角色，即回答法庭上的一些法律问题，陈述清楚自己的观点，来为法庭提供帮助。尽管我是朱迪丝的团队花钱聘请的，但我的义务对象是法庭，而非诉状。在庭审中，最重要的是法官，法官的理解至关重要。

在法庭上，有许多时候需要等待。终于轮到我了。我起立并做了宣誓。如今，证人的宣誓词有一些去宗教色彩的世俗版本，不过我选择了传统的有宗教色彩的版本，结尾是"愿上帝保佑我"。医院一方的辩护律师的工作，是尽可能以最佳的方式，对我的结论发出挑战，对我的主张提出疑问并尽量驳倒。好的大律师不会激动，也不会有夸张的举止或说夸张的话。最好的大律师会平和却强有力地把你带进一条辩论的线索之中，而如果你不够小心，他们可能会让你的观点自相矛盾，或说出一些言不由衷的话。受托医院方的辩护律师开始发话了。"阿谢德医生，为病人保密难道不是符合公共利益的吗？如果是这样，你为什么说在这个案子中，保密原则可以打破呢？"她顺着这条线索接着往下说，"你表示原告应当得知她儿子已经获批社区假，但这个看法是基于什么理由？""你同意，在我们所提到的那天，没有证据表明病人对他父母亲构成危险性，对吗？""而且你同意，医疗团队所持的观点在合理的医疗措施范围内，是吗？""如果你相对偏激的观点被接受，那么就没有精神病人敢要求自己的信息有权得到保密。这难道不是区别对待吗？而且，这难道不可能导致一些病人，或他们的照护者，以后根本不愿意寻求必要的医疗援助吗？"这样的询问持续了几小时，不过这算不上太糟糕——我知道有的专家证人像这样被问了好几天。

她以颇为犀利的一段话，为这一系列询问作结。这段话旨在让人注意到一个关于我身份的事实，即我是一名法医精神科医生，大部分的职业生涯都在布罗德莫尔医院度过："在职业生涯中，你大多数时候都不是一名普通精神科医生的身份，阿谢德医生，对吗？事实上，你主要跟那些具有高度危险性的精神病患者打交道，他们很多都犯下过可怕的暴力罪行，对吗？这必然会影响到你对'危险性'的敏感程度。"讲到"危险性"一词时，她微微做了一个模仿着重引号的手势，以提醒法官注意。

这整个过程，正是法庭中交叉询问的常态。而我的工作则是忠于自己的观点，向大家说明，尽管辩护律师可能提了一些比较有意思的问题，但并没有推翻我的观点。就算是被问到一些特别犀利的问题，我都要尽量不让自己显得武断，尽量全程保持平和。不过，我们永远也不知道在法庭上会遇到什么。一个案子的结果，可能取决于判决那天法官的感受和看法，以及法官对公众会如何看待这个案子的焦虑程度。

我认为，精神科医生应当在提醒潜在受害者方面有更强的责任意识。我依然对那位决定批给萨姆社区假的精神科医生感到同情。所有的精神科医生都必须对他们的病人做风险评估，大家都知道，万一真的发生了糟糕的事情，那可能意味着是一桩案子。这种异类的案件将会引起公众的高度关注，并遭受行业内的强烈谴责。我自己还没有遇到过，但有熟知的朋友曾卷入且处于这种风暴的中心，我见识过他们因此付出了怎样的代价。而不幸的故事，总是从这样看起来平常的似乎没有什么争议的决定开始的。还记得许多年前，我自己的一位普通精神病住院病人在休假中不见了，跟萨姆的情况类似。他当时因为心理疾病而接受治疗，过去曾有暴力前科。不过在出事的那段时间，他看起来取得了不错的治疗进展，临床团队和我都赞同允许他享有社区假。当听到护士跟我说，他没有按时回来，而他们正在联系警方时，我顿时极为恐慌。"事情就是这么开始的。"我还记得当时自己这么想着，心肝脾胃都仿佛绞到了一起。我紧张得一时如临大敌，让自己做好心理准备，随时接受最坏的新闻报道出现，以及随之汹涌而来的谴责。

什么事也没有发生。那位男病人被找到了，随后回到了病房。但我还清楚地记得当时我有多么震惊。我很清楚，他有可能嗑了药，有可能会跟人打架，然后给别人狠狠一击。这不幸的一击将会让他登上第二天的晨报，报道中把他称为"怪物"，然后我就跟他的受害者及受害者的家人们一起，从此就永远跟这桩悲剧联系在了一起。这很难不让人感到脆弱和羞耻。如果真出了事，我将接受强制性的调查，还有病人的责任临床医师也跟我一样，因为是这位医生决定让他离开安全看护环境的。媒体报道将会认为我们工作失职，或者做出更糟糕的解读。如果调查发现我的确犯了错，我将很有可能被上报至英国医学总会，等待我的将是丢掉执照，并有可能被提起民事诉讼。我知道另一个类似的案子，受害者家人曾对涉案的精神科医生发出多次死亡威胁，给这位医生及其家人造成灾难性的影响。还有一个案子，涉案精神科医生的一张照片上了头条，被登在全国的各家报纸上，头条起了像"铸成大错"之类的标题，这位医生被说成"把杀人犯放出医院的医生"，或者"把杀人犯的权利摆在公众安全的前面"。

朱迪丝输掉了起诉医院的案子。法庭认为，负责治疗萨姆的团队没有义务防止她和拉尔夫受到伤害，以及，尽管对他的风险评估有可能存在问题，但是他们在为萨姆提供照护方面没有失职。我不觉得意外。法律从来都更强调可分析、可验证的确定性和明确的证据，在这样的框架前提之下，就没有多大空间可以用来探讨密切关系中的义务问题，而在这样的问题中，总会存在情感上的模糊性和道德标线的不明确性。关于照护中的第三方义务，这是个棘手的问题。我能理解法庭最终不打算碰，但我的问题是，萨姆对父母造成的伤害，将会在未来的许多年里深刻地影响到他自己的心理健康，这一点为什么法庭认识不到呢？在这次判决的多年之后，当我在医院见到萨姆时，他与这种影响之间的搏斗才刚刚开始。

在本书中我自始至终都讲到一点，为了降低病人的危险性，心理治疗师需要帮助他们讲出自己的故事，即在"自行车密码锁"弹开的那一刻，究竟发生了什么。对我们这个"谋杀犯罪者团体"来说，这意味着致命暴力发生的时刻。只有通过把这个时刻讲出来，团体的成员才可能认识到，自己就是所犯下罪行的能动主体。而这个认识发生的标志，往往是犯人在个人讲述中，从被动语态转变为主动语态。第一次听到存在这样的转变，是在跟随导师默里·考克斯学习的时候。导师很爱"昏暗的灯"的那个比喻（我在前言中提起过），他对语言有着极为精巧的洞察力。他曾讲过一个病人的转变过程：从"我不知道你在说些什么"，到"不是我干的"，到"是我干的，但我那时候有精神病"，再到"我是在有精神病的时候干的"，直到最后，病人终于说"我干的"。这种逐渐与自己所做的事达成妥协的过程，考克斯称之为"逐级整合"。如今，我自己带实习生的时候，我把这个过程向他们比喻为"苦路"[i]。病人在内心的每一步都是痛苦的跋涉，而对心理治疗师来说，有时候唯一能做的，就是陪伴他们走过这一路程。

---

i "苦路"（via dolorosa）一词来自基督教，耶稣被判死刑后背负十字架走到受难地，这段路叫苦路，拉丁文原意就是"悲伤、痛苦之路"。

自从那天在团体中第一次提到他父母亲漫长的婚姻之后，萨姆越来越敞开自己，在团体互动气氛的作用下，他能够越来越自在地提起父母。有一次，男犯人们聊到电视真人秀节目《老大哥》(*Big Brother*)[i]，聊到他们不喜欢一些观众的心态，说那些观众用评判的眼光看待节目参赛者，就盼着他们出状况然后被投票出局。这又让他们开始热烈讨论起自己在监狱和医院里缺乏隐私的问题。卡兹开玩笑说，女心理治疗师们就像"老大姐"，不光一直监视着他们，还会仔细审视他们说的每一个字。这个类比影射了我们独裁和苛刻，我还没来得及细想，萨姆接话了。他说自己十几岁的时候，感觉像是"在一堵玻璃墙里面"，外面是他极度焦虑的父母亲，他们时刻监视他、担心他，一直都把他当作小婴儿看待。他讲这些话的语气让人觉得，他们既不是他的父母亲，也不是他的受害者，而是他不认识的两个人，是随便两个不知道名字的听众。不过随着他接着讲下去，我渐渐能察觉出，他在沿着默里·考克斯所说的"逐级整合"的过程前进：他开始承担自己所负有的一些责任了。

加入团体将近一年之后，他终于不再把他的罪行称作"指标"，而是能够说出"我杀害我父亲时……"这样的话。一个病人发生这样转变的时刻一定是重大的，我至今仍清晰地记得他说出这句话的那天。他从谋杀发生的那天上午开始讲起。那是 10 年前 10 月的一天，天气凉爽。他说那天摆脱护士逃出医院时，他感到轻松了许多。在医院的操场，他注意到陪护的护士暂时离开去了街角小店，他马上快步往外走，边走边扭头往后看，然后拔腿就跑出了医院，一直跑到他确认已经离医院足够远了才停下来。过了一会儿，他发现他在朝父母家的方向走去。他并没有打算去他们家，所以沿着河来到了一个临时的住处，那里住着几个认识的朋友。他满头是汗，而且很渴，有人给他一罐啤酒，还有一颗药片。他不确定药片是什么。然

---

i　这是一档社会实验类真人秀。一些参赛者住进一座特别设计的大房子里，与外界完全隔绝，且接受全方位不间断的监视。在一段时间内，大家在里面生活并完成一些任务，定期投票淘汰一些参赛者，直到决出冠军赢得大奖。最早诞生于荷兰，后风靡全球，许多国家都推出同名版本。

后他就记不得了，他说可能是昏过去了一会儿。醒来时，他发现警察来了，到处都响着警报，闪着警灯，朋友们四散而逃。他有些晕头转向，有些害怕，不过成功逃走了，没有被警察抓到。他转头朝着父母家的方向走去。我记得，萨姆讲到这里停顿了一下，然后回答了我一个正要问却还没来得及出口的问题："我不知道为什么……可能因为那是我家吧。"他说当时天色已晚，他溜到父母家的后面。透过窗户，他看到爸爸在厨房沏茶，妈妈在杂物间熨衣服。

他说他站在外面看了一会儿，"像是在看一部电影还是什么一样"。我脑海中想象着，在寒冷的夜里，他站在屋外看着屋里的家庭生活场景。我想象，他看到朱迪丝和拉尔夫无声地给对方打着手势，或许她要他过去帮忙叠几张床单。我能理解，对萨姆来说，他们平凡的家庭日常可能是种遥不可及的存在，就像是好莱坞电影里拍出来的一样。他没有说当时透过窗户看着屋里的场景时，具体是被什么东西激怒的。他只是告诉我们，他觉得冷，开始感到愤怒。他走近后门，手摸向花盆底下找备用钥匙，不过他推了推门，发现是开着的。萨姆讲到这里又停了下来，深呼吸了一口气。我们都安静地坐着，等他继续讲。大家都清楚，接下来要讲的东西，不论是对他还是对我们来说，都是很痛苦的。在这个团体中，我经常要见证这样可怕的故事，这种见证于我是一项重大的责任。我们就这样沉默了几分钟，但他没有开口。我心想，他可能觉得今天讲的已经够多了。不过我还是问了一句："萨姆，你还想接着讲吗？"

"我想喝口水。"他突然开了口，声音很大。一开始我以为他是说现在想喝水，但不是的，他还在父母家的后花园，他是在用现在时讲述过去的事情。他的眼睛没有焦点，目光落在我脑袋后面的白墙上。"我需要钱。我需要弄到些可卡因。我困，我冷……我害怕。"他边讲边蹙起眉头，两只胳膊相互抱住，声音低且紧绷。"我觉得有人在跟着我，天哪。警察在我后面，我必须进屋，躲起来。我看不到我妈和我爸了……我看到我爸了。"他使劲咽了下口水，接着说，"他看着我，就好像我是他遇到过的最糟糕的东西一样……他并不是很开心。我是说，他看起来像被吓坏了。我心想：'这不对，你不应该害怕，你应该很高兴见到我，我是你儿子。'"

他的语速逐渐加快。团体中的每个人都极安静地坐着，让故事流淌进我们之间的空间之中。听众间这种安静的配合，给人的感受是相当不寻常的，仿佛在一段双簧管独奏时，管弦乐队的乐手们让手上的弓弦或其他乐器凝在半空，安静地等候。多年的实践之后，在这样一个治疗团体中，我很清楚什么时候应该把手上的指挥棒放在一边，让音乐自行流淌。"然后爸爸说：'萨姆？你在这里干吗？你应该在医院的。'这时候我心想，'这不算是多欢迎我，对吗？甚至都没问我怎么样，或者问点别的。'我气坏了，然后我想，你们知道吗，'警察可能就是因为他报警来抓我的'。然后他说，'萨米'——幼稚的蠢名字，就跟我还是个十几岁的小孩一样——'萨米，我觉得你应该走。'我心想：'天哪，果然，现在连我爸都讨厌我。'"

我没有把视线从萨姆身上挪开。我听到，我们有位病人发出一声像是吸了半口气一样的声响。这稍稍缓解了空气中紧张的气氛——此刻，我想我们所有人都是这样紧张的感觉。萨姆在他椅子上俯下身来，把手肘顶住膝盖，双手在脸上揉了揉，像是要把自己的五官给揉没了。我想，他可能在积攒足够的勇气继续往下讲，同时也感到一种近乎戏剧性的悲伤和敬畏。这好比是在看悲剧《美狄亚》或《麦克白》，你知道接下来将会发生什么，然后默默地对自己说："哦别，别那么做……"

片刻，卡兹朝萨姆探过身子，说："你还好吗，兄弟？要点水吗？"萨姆点点头，然后我的一位治疗师同事站起身，去饮水机接了杯水，递给了他。他一饮而尽。然后他抬头看向天花板，接着看向墙上的挂钟——可能别的地方有走得准的钟，但这面钟从来没走准过。"我觉得我现在不能接着讲了。"他沙哑地说。蒂姆大声说："你能说多少就说多少。我们都知道这种感觉。"然后是另一位病人本尼，也在旁边帮了腔："我用了好几年，兄弟。别在意，这种太真实的感觉，我们都懂。"他们的支持让我有些感动。或许萨姆也有这种感觉，因为他又能够继续讲了。我注意到，他此时的讲述切换为了过去时态，仿佛需要跟回忆保持一些距离，才能讲下去。我花了不小的功夫去记住他所使用的言语细节，但几乎完全不担心自己会忘记他的表达所呈现出的震惊和简朴。

"就是这个时候。这个时候我杀了我的爸爸。我记不清全部了，但我知道我开始打他，抓了个什么东西开始朝着他抢。然后妈妈在旁边朝着我大吼。我把她推开，她撞在墙上，我听到一声那种断了的声音……然后再没有别的，就是我在打我爸。然后没有声音了。像是世界消失了。我呆在那儿，站在他旁边，他躺在地上，浸在血里。我记得我当时看了一圈，想：'就这样了，一切都结束了。'"这时萨姆把头埋进双手，然后我让沉默停留了片刻，看他还有没有什么要说，不过他没有作声。然后我环顾了团体的其他成员，问有没有谁想跟萨姆说点什么。没有人说话。"或许就不用说什么了。"我说。不是所有的真相在被展开之后都需要回应的。而且，当听到一个人讲出他是如何毁掉自己的世界时，说什么可能都不重要了。

这期治疗结束后，我向同事们表达了我的看法。在萨姆童年时期所属的那个家中所发生的这一切，让他的情况变得更困难，就好像过去成了他唯一的安全之地，甚至现在这扇门也对他关上了。我们谈到，"自行车密码锁"的组合在那天晚上最终就位，所有那些风险因素都齐聚在了一起。或许，最后的那位"数字"是他父亲眼里透出的恐惧神情，又或许，是他因为没有成为自己想要成为的人，而感到难以忍受。

自那以后，我常常想到萨姆和朱迪丝，会想他最后致命的暴力有没有可能得到避免。我依然与同行和法庭一样关心对病人隐私权的保护，但我想，我们需要用一种新的方式来理解保密原则这个问题。精神疾病是一个家庭的事。在面对风险管理的问题时，我们能够以一种更有合作精神的方式，去关照受到风险影响的各方吗？这个案子让我深刻地意识到，说是要为精神病患者在社区提供照护，实际上似乎没有人来照顾他们的照护者和家人。当今这个时代，在社交媒体和营销者的影响之下，隐私和个人信息已经货币化到了如此的程度，或许，在健康和安全领域我们可以有所平衡。

对待隐私权，并不一定要像对待咕噜的"宝贝"[i]那样，而在这个案子中，当然不应该如此 [9]。像萨姆这样的病人的医疗信息，本不需要去争论他们的父母亲是否有权掌握或了解。

由于缺乏这样的合作，萨姆的父母亲拥有了一个非其所愿的新身份——他所实施的暴力行为的受害者。而现在，萨姆自己则被归为一个极小群体中的一员，既被诊断患有精神疾病，又被判处犯有谋杀罪。这样一个复合的身份也让他充满了痛苦。他该如何向前走？最近，我们"谋杀犯罪者团体"中的一位成员的转变激励了我。他不再总是跟别人一起看那些逃避现实的电视节目，然后在聊天的时候抖两句机灵，他告诉我，他最近在读一本好书，是一个病友给他的。他向我微笑着说："它肯定是你的菜，格温医生。作者是一个叫维克多·弗兰克尔的男人，他在集中营待过，书里讲的是怎么在那样的地方找到意义[ii]……或者在这样的地方。"他伸出两只手臂比画，意思是包括这间单调的会议室，包括我们这一小圈病人和工作人员，以及整个医院。

我从未向团体提过弗兰克尔这个名字。但这个病人说得没错，书的主题的确是我的菜——所有的苦难都有意义，不论这个主题出现在哪儿。当一个有着关乎生死的故事的人，内心生起一种向外散发的希望的感觉时，我总会心生敬畏，因为这能让灾难中生长出意义和目标。通过这种方式，一个人作为所提到的"谋杀犯罪者团体"中的一员，尽管曾犯下杀人的罪行，尽管摆在他面前的仍是多年的牢狱生涯，却也能够让自己有所成就——"否则两条生命都死去了，而不是一条"。

我想到朱迪丝。在失去丈夫之后的许多年里，她坚持不懈地定期来看儿子。萨姆在我们的团体中所踏上的艰难旅程，或许能让她肩上的担子轻一

---

i 咕噜（Gollum）是英国作家托尔金（Tolkien）的经典奇幻小说《魔戒》（*The Lord of the Rings*）中的角色，捡到了最宝贵的魔戒，曾将其称为"我的宝贝"（my precious）。

ii 这本书是奥地利著名心理学家维克多·弗兰克尔（Victor Frankl）的代表作《活出生命的意义》（*Man's Search for Meaning*）。

些，因为这一旅程让他的痛苦有所减轻，这比什么药都要有用。我之前讲过，新的想法能带来希望，在心里打开一扇门。这不是我个人特有的看法。众所周知，希望对健康而言至关重要，对所有不同的康复过程而言，都是如此。它被认为是团体治疗产生效果的主要因素，因为从你踏入那扇门的一刻起，你就会意识到自己不再孤单。希望正仰赖于这样的联结。理解这一点，不仅对我们的病人很重要，对那些陪他们一起的工作人员很重要，事实上，对每一个人而言都非常重要。

大卫 | DAVID

　　我把自己的诊疗室分享给其他治疗师轮换着用。这是个宜人的房间，温暖、明亮，但我喜欢它，还有一个原因：这里的环境跟监狱和医院的房间大不一样。这里有各种装饰品，墙面并不是那种统一粉刷的暗淡白，而最重要的是，这里没有锁和警报器，不用总是留心有没有危险。这些天，我降低了自己的工作负荷，不过，在一周里依然会有几天，我会以心理治疗师的身份在 NHS 下属的有安全防护的环境中工作。此外我会写写东西，做做教学，偶尔接一些与民事法医相关的工作。在非常偶尔的情况下，我也会私下接诊病人。跟 NHS 内的大多数医生一样，我也没有自己开诊所执业。我想这跟美国的情况不太一样。在美国，精神科医生和心理治疗师大都拥有一家私人开的商业化心理治疗诊所，同时，他们也可能隶属于某家医院或其他类型的医疗机构。NHS 并没有不让我们私下接诊病人，但一天只有这么多时间。而且我也更喜欢在国家系统内工作，帮助那些没有条件寻求私人诊疗的病人。

　　我的新病人大卫是邻市的一位社区家庭医生，是我的一位同行转诊到我这里的。我之所以答应见他是因为，如果我真的私下接诊，接待的病人通常会是医生同行。医生同行很难寻求这方面的帮助——之所以如此，有一系列其他的原因，后面我还会讲到。我不提供长程治疗，一开始我就会告诉病人这一点。我会先做一次评估，然后做有限次数的心理治疗，之后如果有必要，我再把病人转给其他治疗师。选择以这样的方式工作，是因为我习惯于让法医工作时间和之外的时间之间保持确切的边界。我前面也提到过，我一直都很感激有安全防护的机构周围的高墙，这给我的工作和私人生活之间划出了一条明确的分界线，让我在每一天下班之后，可以把工作抛在一边。一般来说，如果找我私下接诊的病人同意做短程治疗，我发现几次见面也就够了。就像一位来找过我的外科医生所说的，他感觉"脑子有些乱"，之后加起来一共只用了几小时，就足够帮他把头脑梳理清楚。

大卫来的那天上午，我不见其人却先闻其声。房间的窗户正对着停车场。我正静静地坐在房间里等他到来，突然听到车门砰地关上的声音，被吓了一跳。接着我听到踩着碎石路匆忙走过的脚步声。我听出来他正在打电话，电话就要打完了，听上去不是一通愉快的电话。片刻，这个声音来到了前台，变得模模糊糊，听上去是个男中音，让我想到歌手或者士兵。声音又近了，我听到响亮的一句"不用，她知道我来"，接着门上便响起三下迅速的敲门声。我还没来得及起身，他就开门进来了。

"大卫·×。"他介绍自己，麻利地甩出一只手来跟我握了握。他个子并不高大，但架势仿佛挤满了这个小空间。他握手很有力量，笑容很职业，只是眼睛似乎没有笑。他的衣着表明他是注重自己外表的。他穿了件挺括的白衬衫，外面是件高档的蓝色夹克，夹克胸前的口袋里，微微露出一方有图案的丝巾的一角。他额头很高，上面盖着许多黑白相间的鬈发。跟他的身体比起来，他的头看上去有点太大。随后我确实感到有些"头大"——我想，之所以一开始就会有这样的联想，或许是因为大卫在第一次跟我见面时，表现出来了一种"满不在乎的乐观"架势。

"今天过来，是因为什么事情？"我问他，一边拿起本子和笔，又补充说，"我要做点笔记，这样免得忘掉重要的东西。可以吗？"他摆了摆手，表示不仅可以，而且这样的问题根本不必要问。他自己也是一位医生，很清楚行业的规程。"贾尔斯在转诊单上具体是怎么说的？"从他的话里我听出一种反感，这可能反映了他难以接受当下的这种身份转换，即以医生的身份坐到病人的座位上——或者，也可能只是对他的社区医生说了些什么有些担心。跟一位新病人见面时，开头的这几分钟总是会有丰富的线索，但这也会让我有点懊恼，因为当下来不及对这些线索多加处理。我回答他说，他的社区医生提到了抑郁症。大卫摇了摇头："不是的，我并不认为是那样。问题不是我的情绪，是睡眠。情况其实很简单：我有睡眠问题，他给我开的那些抗抑郁药没什么用。"我问他，这个问题有多久了。他跟我说"几个月，或者可能有一年了"。我在心里默默皱了皱眉。对任何真的只是有睡眠问题的人来说，这个时间都太长了，这让我觉得，大卫的问题可能有点复杂。"转诊单还说到了工作上的一些问题。这些跟缺觉有关吗？"大卫茫然了片刻，然后让我意外的是，他呵呵笑了笑，是那种让人不舒服的不带感情的轻笑："他总得说点什么，是吧？"

他注视着我，就跟到了这里之后第一次看到我一样。"是我特意让贾尔斯把我转给你的，阿谢德医生。我是有一天开车进市区，在开车的路上从广播4台听说你的。你挺有名气的，不是吗？"近年来我做了一些公开讲座，主题主要是关于我跟谋杀犯罪者打交道的那些工作，这样我就被媒体行业的几个人注意到了，随后便开始时不时被邀请上节目做专题讨论，谈我的法医工作。我不介意做这样的事，不过这属于工作所带来的预料之外的内容，而不是我追求的目标。大卫这么讲，并不是真的要我做出什么回应，不过，他需要这么讲，表明他可能感到紧张，可能是试着用一些带点恭维的话来跟我拉近关系。"他"的心理医生有不有名，或是不是被人推崇，我也并不觉得对他来说真的重要。

他接着说道："……有谁工作上没有点问题呢，嗯？我是说，这要看我们做什么工作，有什么样的压力。NHS已经一天不如一天了，我们就是最后留下来收拾残局的。谢天谢地我快退休了。做这个工作需要有点大心脏，你觉得呢？想一想觉得，我们真不是一般人。被逼出来的。"说完，他跷起二郎腿，给我摆了一个微笑。我敢肯定，他一定觉得这是个迷人的微笑。而且我再一次感觉到他想要恭维我，或同时也想向我释放他的魅力，他把"我们"说成是特别的，是因为他需要这么做。所有这些话都带有某种支配欲，而我发现，自己心里面不自觉地想要远离他。当然，我知道这种感受在临床层面是重要的，意味着他心里的某样东西也戳到了我。话说回来，我会时不时私下接点这样的活儿，还有一个原因，就是我想把像这样的一些反应，跟有类似经验的同行进行讨论，这对我的思考有帮助。在布罗德莫尔医院或监狱这样的机构中工作时，甚至在配合缓刑服务部门或法庭工作时，我跟其他人是协同工作的，而在私人接诊时，我是独自一人。在跟大卫的谈话中，我能够做到保持客观中立的表达，也依然可以通过肢体语言、眼神交流，通过仔细倾听和提问，来传达出我的关切和友好，但是在整个过程中我都意识到，我希望自己能摆脱他。至于为什么会这样，也很有意思。

我在想，是不是因为他并不真的想出现在这儿——或许他跟我一样也是这种感觉（尽管表面上他表现得亲切友好）。为什么我们俩都这么想离开这个房间呢？或许是因为我们聊到了一些让我们都感到不安的感受和想法。他的行为姿态让我反感，而且我想，他关于 NHS 的那些话，或许也让我有些心烦。他说得没错，NHS 在多年的经费削减和结构调整之后每况愈下。面对着一个不确定的未来，这对任何一个在其中工作的人来说都是不痛快的。我还不得不猜想，他的话是否也戳到了我关于个人未来的某些忧虑，毕竟我们年纪相仿，也在同样的行业。跟已经过去的职业生涯比起来，我们未来剩下的时间少得可怜，不得不去想这样的事实，确实也让人有些难堪。

有句老话是有一定道理的：医生当不了好病人。[i] 尤其是当心理方面的病人就更是如此。之所以有这样的担忧，是因为在我们医生群体中，抑郁症和药物滥用的发生率比起其他职业群体要更高，相应也带来更高的自杀风险。我接诊过一些像大卫这样的社区全科医生，他们被要求什么都懂，为所有病人提供治疗，这意味着巨大的工作负担。他们确实经不起"脑子有些乱"。"乱"对大多数医生来说是注定的。我们学医时就被强调要有科学的严谨性，以及需要有自我掌控能力，意志力和可靠性对医生来说是宝贵的品

---

i　　"医生当不了好病人"（Doctors make bad patients）是句英文俗语，本义指，医生当病人时容易不配合，因为他们多年是在给别人治病，觉得自己比别人更懂，对状况拿捏得住，甚至不承认自己有什么问题。

质。我们被教导要像一位船长，应该时刻掌舵，工作没有完成就不得离开甲板。成为一名医生后，我很快就意识到，永远不要请病假，因为这相当于整个团队宕机，或者可能会被视为软弱。就像美国诗人安妮·塞克斯顿（Anne Sexton）关于医生的一句诗所说的那样："他们不过是一个人类／尽力去修好另一个人类。"[1]

很长时间以来，我都对医生的心理治疗需求有兴趣。部分原因是，我自己就是一名医生，不得不跟自己内心时常遭遇的困境搏斗。我也很清楚，我们要为自己的心理问题寻求帮助有多么困难，甚至都腾不出来时间。我自己接受过至少 10 年的心理治疗，部分是因为生涯早期接受的职业训练有这样的要求，但这也帮助我更加了解"我是谁"，以及更好地理解生活中遇到的一些困难。我曾与抑郁症做过斗争。2010 年，我接受了正念认知疗法（minfulness-based cognitive therapy，MBCT）的训练，这一疗法经常被用来治疗慢性抑郁症。正念是一种基于佛教传统的冥想实践，我要是早一些接触到它就好了，因为我发现，不论是在个人层面还是职业层面，正念都相当有用。我判断这些实践也能让其他医生同行受益，因此在那以后，我跟几位志同道合的同行（其中有一位是佛教僧人，也是一位精神科医生）一起，组织起了一年一度的"面向医生的正念实践"训练营[2]。

我为医生同行提供心理治疗的兴趣范围，还延伸到了帮助那些在经历痛苦挣扎之后陷入真正困境的同行，他们正处于打破规则或社会常规的临界点上。我感兴趣的地方在于，医生同行们一向被认为亲社会、乐于助人，且以跟他人合作的方式谋生，他们究竟是因何而决定"黑化"的。多年来，我见识过各种压力因素是如何影响医生的心理健康的，这让他们的职业身份与个人身份矛盾地交织在一起，导致工作不可避免地变得言行不一。有那么多电视剧是以麻烦缠身的医生作为主角，完全不让人意外。

在职业生涯早期，我目睹了一些同行在职业发展方面历经挣扎之后的遭遇。20 世纪 90 年代中期，在拿到法医精神科医生的执照后，我为英国医学总会（也就是发放医师执照和负责医疗监管的机构）做评估的工作，在他们的医师从业实践合格委员会（Fitness to Practice Panel）待过一段时间。英国医学总会有权让医生停职，或者说把他们"砍掉"——这是个有些残忍的说法，表示他们的执照被吊销。在这个时期，我有幸获得了一笔奖学金，去美国跟着一些美国同行实地学习了一段时间，学习他们正在开发的针对医疗专业人士的心理疗法。我所观摩学习的这些治疗团体，其成员主要是丢了执照的医师，他们需要完成一些治疗项目才能把执照拿回来。要重新上岗执业，他们必须支付一些治疗费用，我还记得自己当时看到费用的金额时所感到的震惊。和现在一样，当时的 NHS 就有一些为医师免费提供的心理治疗支持，不过不提供一些人可能需要的长程心理治疗。而最重要的一点是，不论背景有多么不同，专长的领域是什么，医生们有一个共同点：他们从来不会及时寻求心理帮助。对一些医生（我想我可能一度也是其中之一）来说，起初选择学医，似乎是一种让自己不再脆弱的方式，就好像当了医生就不会当病人了似的。

医生不寻求心理帮助，还有一个务实的原因：这可能会威胁到他们的行医执照。如今，英国医学总会是一个以保护公众权益为最高宗旨的机构，如果有任何迹象表明一名医生可能没有"一双可靠的手"，医学总会都会积极做出响应。这种工作重心的变化，部分是由哈罗德·希普曼（Dr. Harold Shipman）医生一案所推动的。2000 年，哈罗德·希普曼医生被判定杀害了他的 15 位老年病人。这一案子吸引了巨大的国际关注，尤其因为它与美国差不多同期的另一个案件高度相似，即迈克尔·斯旺戈（Michael Swango）医生一案。这两名医生都被各自的国内媒体冠以"死亡医生"的称号。在英国，警方针对希普曼一案后续又展开了引人注目的公开调查，确认希普曼犯下的谋杀案累计超过 200 起。历史已经反复向我们表明，黑天鹅事件可能给我们带来庞大到多么不相称的恐惧——在希普曼一案之后，社会上产生了对医生群体的大规模声讨。

由于所有这些阻碍的存在，许多医生不会主动寻求帮助就不奇怪了。不过，在大卫这个案例中，他先是找了社区医生，然后要求把自己转给一位心理治疗师，而且不是随便哪位治疗师，而是他自己认为适合自己的一位——不管他是因为什么原因这么认为。虽然主动做了这些，但到我这里之后，他跟我说他只是累了，而不是抑郁。他的行为举止是积极向上的，状态是平静的。由于他否认自己患有任何疾病，我想我们需要从医学的语境中撤出来，去聊聊他的个人经历。于是我回到了自己最喜欢问的问题上来："如果说这是个故事的话，是从哪里开始的？"

大卫叹了口气，看了一眼手表，仿佛在担心要讲故事的话时间不够。对我来说，让停顿延伸为一段沉默是个重要的过程，这样他总得打破沉默。过了一两分钟，他开始讲了起来。两年前，他多年的婚姻结束了。妻子离开后，他开始做可怕的噩梦，而且梦慢慢变得越来越糟糕，最后，他每天晚上最多只能睡很少的几小时。"没法休息，"他说，一边摇着头，"没法休息。"他承认，这让他在工作中变得"脾气有点不好"。"那种感觉你知道的，什么事情都可以让你发毛。而且我们那个该死的行政部门的女同事总是围着我转，她叫海伦，总是问我要这个表格那个文件，要些行政垃圾……"然后他以同行的身份向我寻求认同，"你不会烦这些东西吗？"我没有回答，虽然我确实跟所有人一样，不喜欢流程文件一类的工作，"然后，你知道的，一件事接着另一件事。"他没有细说，我就不知道他说的"一件事"是什么，也怀疑他工作上的问题是不是只限于跟这一位女同事之间。

我还想知道，包括这位女同事在内，他的同事们是如何在忍他忍不下去之后开始抱怨他的——在医疗专业人员之间是存在团队精神的，这意味着大家的善意需要一段时间才会被耗尽。我一下子想到，或许他的病人也开始对他有不满了，而且或许，寻求心理治疗根本不是大卫自己的决定。我直接问他情况是不是这样。他坚称不是，说之所以来找我，是因为他知道自己必须在婚姻结束这件事上迈过去，然后摆脱掉那些该死的噩梦，这些梦跟这件事肯定有关系。"哦？能跟我讲讲梦到了些什么吗？"我问。他不愿意回答："都记不得了。我说不上来。不好意思让你失望了，医生。"每个人对梦的记忆是各不相同的，就像我在托尼的案例中提到的，用传统的精神分析的方式对这些梦进行解析，并不属于我的工作。我更感兴趣的，是大卫"说不上来"这个事实。是什么东西让他不愿意说？我做了笔记，然后问他，在睡不着或者被噩梦惊醒的时候，他都怎么办。"我就是尽量摆脱它，跟你一样。起床，喝点东西，上网。等天亮。"

结束的时间快到了。大卫问我，接下来我们怎么安排。我提议说，我们再约6次见面，接下来的6周每周一次，然后看情况。我们定下来见面的时间是在每周哪天、每次几点，然后他起身准备离开，对我抽出时间表示感谢，然后说："你这么专业，我肯定可以有很大进步的。"我心想，这句话里是不是带了一丝讽刺？还没来得及回应，他就转身出去了。我看了一眼挂钟，发现他高效地提前几分钟结束了这次谈话。我感觉自己像是一个在部队的士兵学员，得到了长官解散的命令。

接下来的一周，他没有按我们约定的时间赴约。我在办公室里等，还去窗户前往外看，但他没有出现。"他打电话了，说赶上什么事情了来不了。"我们的前台告诉我。这就有意思了。我想他目前并不需要工作——转诊单上注明的是"休假中"——所以肯定不是赶上急诊。更大的可能是，跟我敲定治疗计划之后，他开始有点不情愿参与到心理治疗的工作中来。不过，再下一周，他又准点到了，甚至早到了几分钟。他像风一样轻快地走进来，笑容满面地向我表示歉意，然后开始解释上周为什么没来。他说，他喜欢打高尔夫球，上周那天他正离开俱乐部要来见我，不巧碰到了我们当地的国会议员。这位议员跟他是熟人，请他坐下来一起喝点咖啡。跟这位议员在喝咖啡的人是——说到这儿，大卫把音量放下来，几乎只动嘴不出声，说出了时任副首相的名字。我想我这会儿应该表现出惊叹的神情。"这我就不太好脱身了，不是吗？'实在不好意思，老兄，我必须去见我的心理治疗师。'不管怎么说，我现在来了。今天打算聊点什么，医生？"就这会儿来说，他给我的印象是多少有些热情过头了，就跟刚喝了酒似的，不过，他心里也很清楚我不会过多追问。

我提议说，这次我们可以聊聊他的人生经历。我想了解他的童年时代，他的成长故事，不过他从比较近的过去开始讲了起来，讲他的银婚纪念日ⁱ。他说他们办了一场盛大的聚会（"花了我大血本，我跟你讲"），地点是在高尔夫俱乐部的高档餐厅，有晚宴和舞会——"黑色领带，该有的都有"。他提到了他们两个已经成年的孩子，各自带着新组建的小家庭来参加这场聚会。一个是女儿，生活在威尔士；另一个是儿子，从康沃尔（Cornwall）郡赶过来。不过关于两个孩子，他没再多讲什么，也没有提孙子孙女们的情况，甚至没有告诉我他们俩叫什么。他顺带着讲了一句，说"他们很爱康妮"。康妮是他妻子的名字。我在这句话里察觉到了一丝悲伤，让我想到莎士比亚的《第十二夜》（*Twelfth Night*）中的安德鲁·艾古契克爵士（Sir Andrew Aguecheek），想到他那句感伤的台词："我也曾给人爱过的。"

　　大卫详尽地描绘了聚会安排的各种细节，比如，各方的致辞，他提前订的上好的法国红酒，还有他当着大家的面送给他妻子的那条蒂芙尼项链。"所有的一切都看起来，你知道吗，非常好。幸福的大家庭。然后……砰。"几周过后，康妮收拾好行李走掉了。他打了个响指："就像这样。""不好意思，你是说她什么都没解释就离开了吗？"他把头扭开，然后耸了耸肩，跟我说他妻子突然有一天跟他宣布，她要去加的夫（Cardiff）ⁱⁱ生活，跟女儿一起，跟孙子孙女们一起。"那样很好，"他说，"很好。"我向他表示我有些困惑。事实上，那是一场情感相当强烈的对话，他却狡猾地用轻描淡写的几句话就带过去了。"你看，我们没有第三者，你是不是会以为因为这个？我们两个外面都没有人，没有那样的事情。我们有隔阂了，可能。"我只点点头，等他接着说。他注视着我，眼神里透出某种恼火的意思，因为我没有回应。然后他调整了一下坐姿，双手勾在一起抱住后脑勺往后一躺，双腿往前伸出去，眼睛望着天花板："我还有什么可以跟你讲的吗？"这时他听起来

ⁱ　银婚指结婚 25 周年纪念。

ⁱⁱ　威尔士首府。

有些厌烦了。我问他想不想讲讲两个孩子，比如，他们对父母分开是怎么看的。"我说不上来。"又是这种话。是什么东西让他不能往下说？他自己知道吗？

我脑海中浮现出的景象有些令人担忧。一个年近60就快要退休的男性，不论他承不承认自己抑郁，都不影响一个事实：处于这种处境中的人，从统计的意义上来说，自杀风险是相对较高的。一些医生对自己的职业身份有相当高的认同度，于是退休成了一个大问题。对他们来说，退休似乎不只意味着职业生涯的结束，而且意味着他们一部分的自己宣告死亡。很可能是因为这样，才会有那么多医生在到了该领退休金的年纪之后，还要继续工作多年。重要的一点是，预先让他们意识到职业身份的丧失会是什么感觉，并为此提前做好心理准备。好的心理健康状况也依托于社会关系，而大卫在离婚之后，似乎变得与社会脱节了。他的高尔夫俱乐部也许算是一个让他能参与社交的地方，但高尔夫不属于团队运动。他看上去跟两个孩子或他们的家庭也没有多少联系。再者，他跟同事的关系也不太好，最起码跟一部分同事关系不太好。

我想象他在康妮离开之后在家里的情景。在一天压抑的工作之后，一个孤单的男人很晚回到家。他给自己倒上几杯烈酒，一杯接一杯痛饮下肚，想着它们可以帮自己入睡。然后，他在家里几个空荡荡的房间里来回踱步，看看墙上挂着的那些照片，它们记录了他已经失去的人生。之后，他慢慢爬上楼梯，来到卧室的床上，努力想让自己通过睡眠得到一点喘息，却在睡眠中总是受到难以名状的噩梦的纠缠。于是，这样黑暗的夜晚一个接着一个，无休止地重复，实在令人觉得可怜。有时，我不得不拦住自己做这样的脑补，不过这样的画面总会自然而然地浮现出来。我很清楚，想象另一个人的生活虽然是共情过程的一部分，却也可能造成遮蔽，让我无法清晰地听见或注意到一些真实的东西。可反过来讲，如果从来不这么做，也是不好的。如果一个人穿上了另一个人的鞋子，又怎么可能不去想象他曾在哪里走过呢？

我想，最好还是问大卫要一下跟他关系很近的某个人的名字，或许可以是他的一个信得过的朋友，这样，在有必要的时候我可以跟那个人联系。在涉及抑郁的病例中，治疗师提出这样的请求并不少见，但要得到病人的许可，才能真的去联系。他拒绝了我，不过他知道，这么问是我的工作职责所在，所以当我委婉地追问时，他不情愿地答应说，如果有必要的话，我可以联系他的社区医生和医务经理——"不过没有这个必要"。他甚至说不出一个关系很近的朋友的名字。在他的内心世界里是一片情感荒漠的景象，而我能感觉到，他还有一些深藏在心底的痛苦。然而在这次谈话结束时，大卫向我保证说他"特别精神"，使劲劝我"不用担心，我亲爱的朋友"。他离开房间时，向我高兴地说了句"下周见"，甚至（我可以发誓）他还冲我眨了眨眼。

　　到了下周，他如约来了。他穿了一身运动休闲装。那天上午他打了高尔夫，非常高兴，看上去面色红润，身上穿着一件高尔夫球衫，领子竖起来，一副很有精神的派头。不过当我问他可不可以讲一讲更早年的事情，比如讲讲童年时代时，他的兴奋劲儿一下子就被浇灭了大半。"呀，我们要进入弗洛伊德的领域了，是吗？"接着，他用手势夸张地比画了一对引号，向我背了拉金的一句诗——我猜对他（和很多人）来说，拉金的诗里头他烂熟于心的大概只有这句了："他们把你搞砸了，你妈和你爸……"[3]背到这里，他停了下来，咧嘴一笑，就像是学生等着老师的表扬一样。我没说话。"弗洛伊德，荣格……不算是正经的科学吧，是吧，阿谢德医生？"我在想他为什么想要贬低这个职业。我知道，如今仍有一些医生把心理学看作一个无足轻重的职业，但一个社区全科医生是很少有这种偏见的，因为他们的工作跟心理健康有密切的关联。我决定把他的这几句话当作无伤大雅的玩笑，于是配合地转了转眼珠子，假装自己代表所有心理学界的同行被冒犯到了。"跟我讲讲你的父母吧。"我直接给他起了个话头。他无奈地举起双手表示投降，然后开始讲了起来。

　　他的讲述简明扼要，风格上更接近职业履历或者报纸上的人物介绍，而不是回忆录。他父亲也是一名社区全科医生，他被取了跟父亲一样的姓名。他母亲是一名护士。"挺平常的事情。家族传承，不是吗？你也是这样吗？"我注意到他迫切想要换个话题，而且想要用更对等一些的方式跟我聊，而不是病人对医生的那种。我委婉地提醒他，我们在聊他而不是聊我。有那么一瞬间，我感觉到直接用名字称呼他的冲动，而且意识到，这股冲动里夹杂着母性的成分。治疗师和病人之间变得能够直接以名字称呼彼此，这一定是一个有意思的时刻，当然前提是要有这种可能。我们之间暂时还没有到这个程度。事实上，他始终都称呼我为"医生"，而且，他这么称呼我总让我觉得带了某种嘲讽的味道，毕竟他对心理学颇有些不尊重的态度。

大卫继续讲。他说当时父亲把他们家底楼改成一间诊疗室，对外执业。在他的记忆中，父亲应诊时，孩子们在家里都是踮着脚尖活动，"只见其人不闻其声"。客观意义上来讲，他父亲永远都在家，但……说到这里大卫顿住了，似乎有什么东西很难说清楚。"他……在那儿但也没在那儿，你明白吗？"我想，这是他第一次跟我讲了一句关乎真实内心的话。我在笔记本上把这个内容记下，意识到其中包含了一些复杂而隐秘的内心情感，只有等以后才能慢慢被揭示出来。看到我在记笔记，大卫扬了扬眉毛，但没有说什么。

他接着讲到，母亲在附近一家医院倒班工作，几个孩子则由请的保姆照顾，前后请了好几任。我问他保姆们怎么样。"特别好。"大卫说，并且说他感到"幸运"，因为"能被这样一些年轻又令人愉快的家伙照顾"。我小心地克制了想皱眉头的冲动。他是家里最大的孩子，4个孩子年龄都依次相差一岁左右——"年纪相仿，但我得说，寿命可能就不一定了"。再一次，他话里有话，有我之前注意到过的艾古契克爵士那种感伤的调调。他说，11岁的时候，他被送去父亲曾经上过的那所天主教寄宿学校。在那里，他学习不错，网球打得很出色，而且当了网球队的队长——就跟老大卫年轻时一样。我说，听起来他母亲和父亲在他的童年时代相当于是缺席的状态，但他否认了我的看法，还很坚定地表示，他们是优秀的父母亲，"一流的"。他还讲到，父亲曾在他上学期间指导他打网球和高尔夫（我注意到，这两种都不是团队运动），此外，每年夏天一家人都会去圣艾夫斯（St. Ives）度假。我脑海中又有了相当完整的画面。我想象着小大卫在那些年里的生活。学校放假，他回到家看到保姆忙着照顾三个弟弟妹妹，不得不跑去厨房，翻翻看有没有什么冷饭冷菜，将就一顿晚饭。他不能打扰到楼下的病人看诊，穿着袜子在家蹑手蹑脚。然后晚上坐在他房间的书桌旁，学着那些"正经的科学"直到深夜，以能够在未来真正成为跟他父亲一样的人。夹在比他更小的孩子们和楼下来来往往的需要看病的人们中间，他又如何能够得到父母的关心呢？

我想，他的故事一点也不罕见。20 世纪 70 年代，美国曾有人对心理状况脆弱的医生群体进行了研究，结果发现，大部分都是家里的长子或长女，且都跟父母之间有着一言难尽的关系。[4] 这样的情况，我在之前来找我寻求心理帮助的医生同行里也见过，他们都一样很看重毅力，注重让自己符合社会规范，以及看重外在的成就和行动。我想，大卫所呈现出来的整体姿态，与当下时代或者说千禧年之后时代的某种现象存在着某种共鸣——就像许多人在社交媒体上分享的图文一样，一切都是精心挑选之后展现出来的理想生活。想象一下——康沃尔的沙滩上，大卫穿着校服，手里捧着一座网球赛奖杯，为他感到骄傲的爸爸用胳膊搂着他的肩膀，几个可爱的弟弟妹妹在他身边一溜排开，身高渐次降低，孩子们脸上映着阳光，眯缝着眼睛笑得灿烂。幸福的一家人。并不是说我认为他在撒谎，而是说，这样的画面就像是杂志上的精美封面故事一般，剔除掉了所有那些不那么精美的、有损形象的甚至痛苦的时刻。

他接着讲到在伦敦上医学院的经历，听上去还是那么快乐，完全没有学生时代通常会有的那种混乱或迷茫。他当时遇到了康妮，她是护士专业的。他说她是"一个美人儿，在那时候"，还说她是个"好女孩"，"听话守规矩"——他似乎并不觉得这是对一个人不太高的评价。他接着讲到儿子汤姆和女儿露西的出生，这时我做了点笔记。"他们怎么样，小的时候？"我问。他的回答比较含糊，大致说他们"挺好"，"各方面表现还不错"。

像人类这样的群体动物，需要有理解同伴们感受的能力，即面对另一个人时能够有"心智化"的过程。看起来，大卫几乎缺乏在乎他人情感体验的能力。再一次，我为他是一个全科医生这一事实感到惊讶，因为做这样的工作尤其需要他在人际关系中做到体贴入微。他在讲述自己婚姻和家庭的过程中，呈现出一种特别不愿意多讲且相当不在乎的态度。这让我想起来，他对一位（女性）同事也是不屑的态度，而在跟我见面之后，时不时就对我的工作表示嘲讽。如果他如此轻易地忽视了他人的感受、信念和经验，那么他对自己也是同样的态度。再考虑到他身上一些其他的自杀风险因素，我有些担忧。而且，如果他之后仍然不允许自己呈现出脆弱的一面，不能把角色从医生转换为病人，我可能就帮不到他。

在做满了 6 次谈话治疗之后，我们同意治疗继续。我通常是不会这么做的，如之前讲到的，我在私下接待病人时，倾向于提供短程治疗。不过我感觉我们的治疗还没有真正开张，到目前为止，他仿佛还在游泳池边坐着踩水没有下去。我问他睡眠怎么样，他摇了摇头，还是最开始说的那句话"没法休息"，就好像这是一项最终判决。我再次试着从他话里挖出睡眠不足的原因，问起他做的噩梦，但他转移了话题，聊起了工作方面，说他计划着在"熬完"(serve out) 这段"短暂的假期"之后，早点回去工作。在我听来，他漫不经心的用词仿佛是在说服刑（serve a prison sentence），这很有趣，不过他再没这么讲过。

我们每周谈话的主要内容，是他跟我讲一些想法（不过很少讲他的感受）。他总是时不时夹杂一些调侃心理治疗的陈词滥调，或者说"你们心理医生真的喜欢没完没了地讲过去的事"这样的话。我伤感地想起我在布罗德莫尔医院的工作和那里的病人们，他们大多数都能意识到自己需要帮助，也有投入和配合治疗的意愿。大卫对治疗的抗拒，我从不认为是针对我这个人，而是我感觉不到他跟我或者说跟任何人之间有情感上的联结。我发现他偶尔会感到厌烦和不快，而我不得不总是安慰自己说这很有趣，然后接着聊下去。

有时接受采访，我会被采访者问到，我是怎么战胜对病人的负面感受的。这个问题的潜台词是，有情绪就需要采取行动去对付。而我知道，这个逻辑反过来才是对的："感受不是事实。"这句话我反复跟我的实习生们讲，而他们也会相互提醒。这里面并没有什么斗争，只需要保持专注的正念状态，从而让自己时刻处于平和中正的神情和姿态。事实上，我想我乐于接受内心可能产生的任何强烈情感，因为它们能相当有效地揭示出病人心理状况的某些真相，这在前面的许多故事中都有体现。我很确定，我之所以决定为他打破短程治疗的常规，部分就是因为我对大卫所产生的负面情绪。他看起来并不坏，也并不显得抑郁，但我没有办法不感觉到，在他的"表演"背后藏着某些更黑暗的东西。考虑到之前跟其他病人，包括莉迪娅和扎赫拉这样的女病人打交道的经验，我担心大卫也在阻拦我，不让我看到那些重要的东西。我注意到，他偶尔不赴约，而且不会事先通知我，有时候则会迟到，到了之后也不做任何解释——这样的行为有可能意味着有攻击性的风险。

有一次，他按时到了，不过正在气头上，跟我讲了他跟行政同事海伦（在我的想象中，她应该已经受他的罪太久了）的一次吵架。他这时候已经恢复上班了。他向我不停地抱怨，把吵架那天发生的任何事情都怪到海伦头上，说她"敏感易怒"，说这是因为她还没有结婚但已经人到中年，"过了她最好的年纪"。我想，这句话可能也是在说他自己，不过我没说出来。我很清楚地意识到自己是站在海伦这一边的，于是努力克制自己，不要因为想替她出头而感到激愤。在这种心理斗争中，我差点错过了大卫一句表面上很随意却相当重要的话——那天是大卫的生日，而他的孩子们没有联系他。一时间我想说"我想象不出来为什么没有"，不过我克制住了，而是问他有什么感觉。"我没什么不高兴的，不过你可能会这么以为。"他回答说。"不高兴？"我问。大卫冲着我提高了声量，之前他从来没有这样。"啊，饶了我吧，医生。你知道我什么意思。我今天晚上不会哭着睡的。这件事我不伤心。"他把重音放在这个表达情感的词上，就好像它很荒唐似的。

"那，"我说，"如果不是伤心，你是什么感觉？"他说他很生气，因为"毕竟为他们付出了那么多"，他们可以跟他打个电话，祝他一声生日快乐，这"总不至于是多大的麻烦"。"这能有多难？"然后他开始愤愤地咆哮起来，"我辛苦工作，把我所有能给的都给了他们，最好的学校，网球课，所有的一切！露西不是学习的料，但我想要汤姆上医学院，他也有那个头脑。但他学了什么？戏剧和媒介研究，还有其他一些鬼东西。现在他靠在一些酒吧和俱乐部里弹钢琴混生活，另外也教钢琴赚点外快。这太他妈浪费了，我给了他一切！我真他妈没法相信。"然后他停下来调整呼吸，脸上因为激动而变得通红。

显而易见，他的话里充满了痛苦的情绪，并且以一种我此前没有见识过的强烈方式表达出来。对他来说，这也是很长的一段话，尽管这段话似乎一如往常地显出理直气壮与苛刻的味道，我想我还是能从中听出，他是那么渴望自己的儿子成为他的模样。我得小心翼翼地回应他。"大卫，你对儿子不想学医感到生气吗？毕竟你就是跟着你父亲入这行的。"他耸耸肩："我说不上来。"我尽量让自己不因为他这句口头禅而感到不快。我接着往下追问："你会希望自己能够更接近你的父亲吗？"不过刚问出口，我就意识到可能问错话了。大卫回给我一个微笑，是那种很明显不爽的笑。"你们这些人以为自己很懂。好吧，我告诉你阿谢德医生，我绝对比得上我父亲，他为我感到骄傲。而且不止如此。他只是一个片区的一位普通全科医生，从来没有像我这样做出成功的事业，也从来没有发表过什么文章。"在我以为我们马上就可以聊到重要东西的时候，对话拐到了错误的方向上。我有些沮丧——在这期谈话剩下来的时间里，他跟我讲他最近在《英国医学杂志》（*British Medical Journal*）上发表的文章，然后挨个盘点起他在职业生涯中取得的所有成就。

我开始觉得，大卫也许不能——或者说不会从我的治疗中收效。就像我们在其他案例中看到的那样，心理治疗取得成功，意味着病人是接受一个事实的，即自己的想法或者信念有可能必须发生改变。虽然我不会说他有人格障碍或者某种其他类型的心理疾病，但他在跟我交流时，处于一种自我陶醉的模式当中。更确切地讲，他是轻蔑和浮夸的，他对待他人的方式，让他很难允许自己显露出脆弱的一面。在我们这样一个崇尚竞争的资本社会中，在那些处于社会领导职位的人身上，我们很容易看到这样的特质，尤其是在男性领导者身上，因为他们还不得不迎合社会文化层面的另一个要求，即社会认为男性应当具有男子气概，而男子气概对力量的定义就是从不示弱。然而，前面每一个病人的故事都表明，对心理治疗的过程来说，脆弱毫无疑问是不可或缺的。一个人内心越开放，就越有可能做到接纳自己，并让自己的心灵往好的方向发展。我担心大卫可能做不到这些。

我还想，他在别人面前并非总是以这样的方式呈现自己。更准确来讲，他在童年时期孤独的、情感上被忽视的经历，导致他有了回避痛苦感受的倾向，而这种倾向是如此强烈，以至于他在成年之后告诉自己，要把那些常人有的悲伤和困苦都隔绝在心理视界之外，或者说隔绝在他的"内在特性"（inscape）[i]之外。看来，在接下来不知道会是多久的一段时间内，就算我继续发挥意志力容忍下去，也不一定能够打开他的自我防御。

我再次跟他做了复盘，探讨他和我到目前为止一起做的所有工作。他似乎觉得这个过程有些不舒服，又敷衍地说了一些像"挺好"和"说不上来"这种没有实际内容的话。不过我推了他一把，试着让他有些真正的回应："我知道你还是经常做噩梦。我知道你上班还是不开心，一天一天数着日子过，等着哪天退休。真要说的话，我们一起做的这些工作，对你来说有任何作用吗？"大卫似乎被冒犯了一般，指责我是不是想摆脱掉他。或许，他对我和我们之间的治疗工作比我以为的要更在意一些。我拿起笔记本，翻到了其中的一页，上面有我在他说他觉得父亲"在那儿但也没在那儿"时做的那条笔记。我问他，我们俩现在会不会也是这样的情况："你来了，你说话了，

---

i　维多利亚时代诗人杰拉德·曼利·霍普金斯（Gerard Manly Hopkins）创造了这个精辟的词，指任何事物本身所具有的复合特质，这些特质统一在一起，赋予了每一样事物的独特性，以与其他事物区别开。

但我感觉好像有好多话你没办法说出来，就跟你也是'在这里但也没在这里'一样。我还没有理解那些东西对你来说是什么感觉，你能说说看吗？"

有时候，向病人表示治疗并不是无止尽地继续下去的，就有可能促使他们重新评估自己，并在他们内心激发出新的想法，而这正是改变的核心内容。大卫没有马上回答我的问题。他静静地坐着，双手搁在大腿上，做了几次慢而深的呼吸，仿佛是在安抚自己的情绪。片刻，他低声问我是什么意思。他的意思是，我认为他没在说话，是什么意思？这句话依然有些盛气凌人的味道，语气像是在质问。我说我不知道。他微笑了："好吧，那……"——就好像问题已经解决了一样。我等待着，听着挂钟的嘀嗒声，剩下的时间一秒秒地流逝。然后我又想到了一个问题。他之前跟我说，他不知道为什么妻子突然就离开了他。这里面还有什么可以讲的吗？多年的经验告诉我，你永远都不知道心理治疗的过程中会发生什么，而我问出这个问题，其实是有一些担心的，不知道大卫会不会被激怒。我不完全确定这么做是不是对的，但既然他带了路，我就决定冒一把险。

大卫看起来要做出一个决定了。他用双手在膝盖上拍了拍，这个举动让人以为他马上要起身离开了。这跟我在法医相关机构里工作时的感觉很不一样，那些病人极少会突然结束谈话。如果真发生这样的情况，往往表明治疗取得了进展，意味着他们可能开始学会用健康的方式表达"不快"，就像我在托尼或扎赫拉的案例中见到的那样。然后大卫说话了。他把身体凑了过来，凑得很近，以至于我都能感觉到他气息的温度。他直直地盯着我的眼睛说："好吧，阿谢德医生。我想我要告诉你。"他先往后重新坐回自己的椅子，让自己稍做镇定，片刻之后，他开始向我讲起前妻离开的事。他说康妮一直都很"古板"，他的意思应该是说，她是那种"典型的谈性色变的英国女人"，如果我没理解错的话。我没有点头，不过我猜他觉得我听懂了。他说，有一天康妮"失态了"，因为她在他的电脑上发现他看过一些色情片。她本来是上他的电脑在他们的家庭账目上查点东西，"她大概是这么说的"，结果无意中发现有一个网站还开着——他一不小心忘记退出了。

在听到"偶然"发生的事情时，心理医生都会留心地竖起自己的耳朵。荣格用"共时性"（synchronicity）一词来描述那些非因果性质的"有意义的巧合"。关于他说的这件事，我做了一下笔记，以备后用。"这件事情让她爆发了。"大卫说，他翻了个白眼。他说康妮开始哭，然后他们大吵了一架，之后她就收拾东西带着一只行李箱走了，去了他们女儿家，说她"因为一点无关紧要的事情闹得天翻地覆"。说完他把双臂抱在胸前，两只眼睛怒视着我，就跟我是他在舞台上的对手演员一样。他的肢体语言在告诉我："说完了。"

"你看色情片有多久了？"我问。他摆了摆手，说"有些年"了。我没说话，等他接着讲。"几年，行了吧？"我追问："从……"他向我透露说，可能是从两个孩子还小的时候开始的，那时候他妻子变得对他们"过于上心"。从他的语气中能听出来，他觉得她身为母亲对孩子的过度关注是病态的，同时也暗示她对他的忽视让他感到委屈。我算了算，那起码是 20 多年前了。"你觉得这算是一种习惯吗？"我问。大卫轻蔑地哼了一声："是个爱好！这种东西每个人都……哎呀，差不多得了。又不是那种把东西藏在报刊亭书架最上面一层的年代了，这种东西到处都有。免费的，网上到处都是，'热辣少女'，'湿身女中学生'，像这种东西一天到晚有人往你邮箱里发。"他停了一会儿，大概是察觉到我们之间气氛发生了一些变化，然后没什么底气地补了一句，"这也不违法。每个人都这么干。"

这时，有个问题摆在了我的面前。大卫在跟我讲的这个行为有可能涉及犯罪。我需要了解更多，但不能让自己显得像是在审犯人。我问他，有没有意识到自己讲的事情关系重大，他可能因此被吊销执照，或者甚至坐牢。

"谁会知道呢？"他反问我，"我又不傻。我很小心的，你知道吧，我只用我自己家里的电脑看。所以。"我担心的是，他可能看的是非法的色情片。作为一名医疗健康领域的资深专业人士，大卫一定很清楚，他一旦向我透露他下载儿童色情片，由于这是一种犯罪行为，我就不得不把这件事情告诉别人。医生与病人之间的保密原则是有限度的，就算在有安全防护的特殊机构之外也是如此，就像我们在萨姆和他父母的案例中所看到的那样。在涉及儿童安全保护的情形中，打破这一保密原则更是至关重要。美国的法律规定，医生遇到任何有可能危及儿童的风险，都必须主动举报。而在英国，虽然没有强制规定医生负有这样的义务，但是也要求医生在面对处于危险中的儿童时，能够毫无顾虑地采取行动。在任何涉及下载儿童色情片的案例中，这都是应有之义；而在大卫的案例中则更是如此，因为他是一名社区全科医生，性质只会更加严重。我以前从来没有遇到过这样的情况。所以我很清楚，我需要向一些值得信赖的同行寻求建议，好知道接下来怎么做比较好。不过我很确定一点：什么也不做是不行的。此时大卫正看着我，手指在膝盖上敲啊敲，似乎有些恼火，等着我开口先说点什么。我们这次谈话治疗发生了这样的转折，他看上去也跟我之前一样对此感到不安。

我向他提醒说，我负有作为一名医生的职责，然后补充说，当然，我也希望能够跟他一起仔细想想，看接下来我们可以怎么办。他皱起了眉头："所以，阿谢德医生，如果我跟你说的是——声明一下，我并没有真这么做过——我下载的是有暴力虐待性质的未成年人色情片，你是不是必须把我举报了？是这样吗？"这会儿我已经比较熟悉他的套路，知道他问问题喜欢主动挑衅以逼我跟他交锋，所以我没有正面回答，而是问他："你觉得我们现在该怎么做？"他看起来有些丧气，仿佛更希望我能跟他争论起来。接着他陷入了一段长时间的沉默，约莫持续了好几分钟。其间，他一度低下头埋进手里，用手指爬梳着头发，就好像这样能把脑子里的想法给梳出来。从我们第一次见面到现在，这是他时间最久的一次沉默。

终于，他抬起头看着我，神情严肃。清了清嗓子，他说："那好吧。那就是我一直在做的事情。那就是康妮要离开我的原因。"我鼓励他继续讲下去。他说得很慢，而且说得磕磕绊绊，不时会停顿下来，想该怎么说那些说不出口的东西。我没有打断他。最开始，他看色情片的"爱好"是一种因为被妻子忽略而采取的报复手段，但后来，这变成了一种私下的纾解自己压力的方式。他会等她和孩子们都上床睡下，之后来到他的书房，他说他"当然"会把门反锁——言下之意是，他用这样的方式保护孩子们是顺理成章的，也就是说，他不管怎么说还是一个好父亲。在我听来，这更像是他很清楚自己对这一行为感到愧疚。

他在网络上找到了一个全新的世界。刚打开这个世界的那些年，他看的是那些"相当正常"的色情片——大胸女，人们用各种各样的姿势性交，"没什么奇怪或者变态的"。到了某个阶段，他也说不准具体是什么时候，他发现自己开始看一些主打校服女孩之类主题的色情片网站。这些女孩很年轻，但不是未成年人，在片子里，她们跟一些扮演成老师或父亲角色的男演员性交，他们差不多跟他一个年纪。我在想，看这些弱势的女孩子似乎很享受性爱的样子，或者看那些跟他很像的男性支配和羞辱她们，会不会强化了他对自我意识的认同。

故事越来越黑暗了。我想到，所有成瘾行为的一个共同特点就是会不断升级，无休止地寻求更强列的兴奋感，寻求更极致的沉迷状态。他说，他从一"档"网站去了另一"档"，在网络"旅伴"们的引诱之下踏上了新的旅途，最后进入了一个以未成年人甚至幼童为主角，充满了残酷和性剥削的世界。听到这些是令人痛苦的，不过我想讲述者应该更痛苦，因为难以启齿。在讲这些的整个过程中，大卫的视线一动不动地落在他放在大腿上的双手上。他还向我描述了他所看到的那些片子，以及这个习惯是如何慢慢掏空了他所有空闲时间的。

在他婚姻的最后 10 年里，他和妻子的关系越来越疏远，几乎是各过各的。康妮在离开他的几年前，似乎已经察觉到了他有这样的"爱好"，并曾向他求证，他没有承认。等她终于在他电脑上发现证据时，正好是他们银婚纪念日之前不久。她跟大卫说不想去参加他们筹划的聚会了，她要离婚。经过谈判，他们俩达成协议：这场社交活动对他来说很重要，是一个里程碑，因此康妮同意配合他演完这场戏，条件则是，聚会之后她就离开，他们的婚姻关系宣告结束——要是他不接受，她就把他电脑上的东西告诉两个孩子和警方。他同意了，不过依然觉得她反应过度。

房间内的气氛变得痛苦而沉重。我用了一些时间思考，意识到我们这次谈话治疗马上要到时间了，而我们该怎么处理他刚才跟我讲的这些，需要有个打算。仿佛是读懂了我的意思，他抬眼看了看挂钟，问："你会联系医学总会吗？"听上去他有些不耐烦，而不再是一贯的气势汹汹的架势。我没有马上回答他："我一会儿回答这个问题。不过大卫，能告诉我你为什么这么问吗？"他看起来有些困惑。"我的事业会完蛋……所有人都会知道我的事。"接着他的语气重新变得强势起来，"听着，医生，我的问题是没法休息——顺便说下，你还没有解决这个问题——这怎么说？"他显得越来越焦虑不安，直接从椅子里站了起来，眼睛怒视着我，脸上写满了对我的指责，重新回到了"命令—控制"模式。"你是想把我说成那种恋童癖吗？"他没有等我回答，"如果你把我私下跟你讲的这些说出去，我跟你说，我一定会去这个国家的每一个法庭都把你告一遍。我有一些有权势的朋友，你知道的。我能让你日子不好过。"

"你可以先坐下来吗，大卫？"现在发生的这个转折相当令人不安，不过我还是尽可能让自己的语气保持平静。再次，我又很讽刺地想到了自己对布罗德莫尔医院的想念。不仅因为那里有同事的友谊，有工作与生活之间的清晰分界，还因为那里有安全感，安全措施无处不在。而在这里，并没有伸手就能够到的警报铃。他一把抓起他的外套，去到门口。"我不奉陪了。你不会在这个狗屎地方再见到我了，你这个没用的……"——他努力想了想用什么词骂我合适——"……心理医生（shrink）。真是个笑话。毫无意义，我就知道这毫无意义。"他大踏步走了出去，过了片刻，我听到他甩手关车门的声音，然后是轮胎摩擦地面发出的尖厉嘎吱声。车开走了。

我的身体在发抖，就好像刚刚遭遇了或惊险地躲过了一场车祸。大卫之后能做出什么举动我不知道，但我很真实地感受到了被威胁的感觉。我感到有一些恶心反胃，于是做了一些正念呼吸，以尽量将其控制住。我在诊疗室坐了一阵子，知道自己必须把刚才听到的内容理清楚，然后制订出一个行动方案。没有人想让另一个人惹上麻烦，如果我举报大卫的话，将会有一大堆麻烦等着他。但是他让我别无选择。他在心理治疗的过程中吐露了自己的犯罪行为，这赋予了我双重的身份：在犯罪现场，我既是调查者也是旁观者。在身体的焦虑状况平息下来后，我担心的主要不是自己，而是他。我想，他在清楚地意识到自己的所作所为之后，有可能会有自杀倾向。这个已经打开的潘多拉盒子关不上了。他刚才在我面前"杀死"了他自己的职业生涯，他一定很清楚这一点。这是他从一开始就想要的结果吗？或许，他只是需要把自己的罪行倾吐出来，并且真的以为保密性原则能保护他，或者以为法律会有一些灰色地带。不过，考虑到他是这样一个聪明而且阅历丰富的人，我还是觉得他这么想有些难以置信。

在过去的年代，心理治疗师可能会被要求保守病人所吐露的这种秘密，不过正如我前面谈到的，如今，我们的社会——包括英国医学总会和司法系统在内——都高度强调保护人们免受其照护者的伤害。这当然也意味着，任何涉及对儿童造成潜在或实际侵害的行为，不仅被视为是邪恶的，而且被视为需要启动安全措施的紧急事态。我不认为大卫对哪位儿童构成了直接的危险性，但我也知道这一点并不重要。如果他跟某些色情片用户一样，一直以来都以为，自己由于从来没有实际跟儿童有不适当的接触，所以没有什么过错的话，那么他迟早会明白这是个多么错误的想法。自许多年前开始，下载儿童色情片就被明确认定为犯罪行为，因为这一行为促使侵害儿童的影像不断被制造出来，相当于支持了侵害儿童的行为。此外，虚拟儿童色情片（通过电脑生成的高仿真影像，这一技术在成人色情片的制造商中也有应用）在过去的10年里越来越多地出现，一些用户表示，如果"演员"不是真的，就没有对任何人造成伤害。这些想法令人感到不安，好在大多数司法辖区都出台了一系列相关法律，否定了这些想法的合理性，这些法律许多也适用于动画或手绘形式的相关影像。虚拟儿童色情片当然是有严重危害的。尽管它们是电脑生成的虚拟影像，但这些影像的大量产生和传播，暗含的是对儿童侵害行为的正当化态度。

像大卫这样的用户可能马上会争辩说："这并没有让我变成恋童癖。"

如我在伊恩的案例中所提到的，这说法并不错，但不相关。大多数下载儿童色情片的成年男性或女性，其性偏好对象并不只是儿童，甚至不主要是儿童。有研究者认为，这类人群中的大多数都跟伊恩这样的儿童性犯罪者一样，已婚，配偶是成年人，通常也有自己的孩子，他们对自己的孩子可能有侵害行为，也可能没有。要获得这类人群详细、准确的数据，一向都是很难的，不过，各国际执法机构可以做到足够了解这个产业。依据对其所了解到的收益情况，他们推断出，这样的消费用户在全世界范围内的规模以千万计。[5] 一个令人不安的真相是，这些儿童色情片观众中，一定有相当一部分是看起来像我们这样的人，即可能是我们的朋友、家人、邻居和教育工作者——没错，甚至还可能是我们的医疗健康专业人员。关于在线上看色情片与在线下"有接触性犯罪"之间的关联，近年来已经有了大量的研究，结果表明，那些会从线上转到线下的犯罪者，更有可能是（但也并不仅仅是）那些已经有过犯罪前科，或曾表现出反社会行为特征的人。在德国，一个以预防和治疗这类犯罪为宗旨的研究项目叫"Dunkelfeld"（德语，"黑暗领域"），意即大胆地投身于尚未被发现或起诉的儿童剥削犯罪行为这一"黑暗领域"[6]。

在大卫冲出去后，我坐在房间里回想起他最初给人的印象：朋友圈式的美好童年，出色的父母亲，还有成功的事业。没错，他浮夸而且自大，但表面上看来是如此"正常"——一个老生常谈的词。他是一个有家室的人，一名住在郊区的爱打高尔夫的医生——天哪。在他身上，并没有什么明显的不寻常或危险。他准确地诠释了 W. H. 奥登（W. H. Auden）写于"二战"前夕的几句诗："恶就在我们人类中间，总是看着毫不起眼 / 与我们同床共枕，与我们同桌共餐。"[7]

我又回想起了其他一些病人，包括莉迪娅。在谈话治疗的过程中，像莉迪娅这样的病人表现得很正常，以至于我忽略了表象之下的一些东西。我不得不承认，莉迪娅和大卫都跟我差不多同龄，也跟我有着相似的种族、受教育程度和社会背景。而且，大卫跟我都是医生，某种程度上有相似的职业经验，还都快要退休。我尽管接受过系统的训练，也有丰富的经验，却依然无法完全避免一种偏见的影响："正常"是基于自己而界定的，即认为他们"像我"。在认识大卫之后，我起码从一开始就察觉到了他身上藏着某些黑暗的令人不安的东西，而且我做出了继续为他提供治疗的决定。我同他一起工作了这么长时间，这在过去，我是没有过的——如果只是因为上面所说的这个原因的话。从他第一次踏进我办公室的那一刻起，我心里的警报铃就一直在响。

得益于事后的有利视角，我还发现了自己过去的一个误区。在大部分的工作中，我面对的都是暴力犯罪者，他们中的许多人都有着可怕的童年经历，如夏洛特或莎伦或加布里埃尔。由于这个缘故，在面对像大卫这样童年经历要微妙得多的病人时，我过去都比较容易轻视其遭受的困境。大卫自己就是这样以为的。毕竟，有一双工作忙的父母，被保姆带大，生活孤单，高压的寄宿学校生涯——这些东西似乎相对没什么伤害性。在我们的文化中这些是常见的，而有类似经历的英国人中，有很多很多都没有触犯过什么法律，更不消说发展成暴力犯罪者。在我的职业生涯后期，类似大卫这样的病人讲述的童年故事，让我对童年早期创伤的重要性有了新的理解，这些创伤会影响个体的心理发展，以及影响个体暴力倾向的强弱。这样的童年创伤是多么微妙、多么难以察觉啊，而且，这并不意味着个体一定曾在小时候遭受过明显的侵害行为。这样的经历或许可以被称为一种"无恶意的忽视"，如果与另一些风险因素组合在一起，则有可能发展出暴力行为或自我伤害行为，或者两者同时都有。

我再次展开了想象，就像我经常做的那样。我脑海中浮现出一把自行车密码锁，大卫的那些风险"数字"依次排开，包括他的性别，他的社会孤立状态，或许还有酗酒或吸毒——在同他的治疗工作中，我时不时会想到这一因素，这也是在医疗专业人士群体中格外高发的一个问题。让他的密码锁得以弹开的那个"最后的数字"是什么？对马库斯来说，是女朋友没有什么恶意的笑。对凯齐娅来说，是一句简单的"再见"。对大卫来说是什么？他在第一次决定点开那种一个小女孩遭到可怕剥削和侵犯的视频之前，曾经看到了什么，或想到了什么？第一部之后是第二部，第三部……最终漩涡将他吞噬。我将永远不会知道真相了，因为他"说不上来"，正如他也说不上来那些噩梦里究竟是什么。我还记得很久以前的病人托尼。记得他告诉我，在杀害那个蓝眼睛的男孩之前，他最后盯着男孩的那双蓝眼睛，而后来，那个男孩进入托尼的梦中，变成了一颗恐怖的美杜莎脑袋。我想，大卫要是见到托尼，很可能会瞧不起他；从表面来看，的确也没有人会觉得他们之间有什么共同之处。但我觉得有。归根结底，他们俩都是这样一个男人：剥削和利用弱势的年轻人以逃避自己内心的感受，且在睡眠中遭受恐怖噩梦的纠缠。不过，好歹托尼能够把他的噩梦告诉我。

之前我问大卫，从噩梦中惊醒之后他怎么办，他说会从床上起来，然后"上网"。和一些人会借酒浇愁类似，打开电脑看看其他人被折磨、遭受伤害，对大卫来说在心理意义上是受用的。或许，这么做能让他重新获得权力感，因为那些恼人的梦让他变得恐惧而弱小。伊恩侵害他弱小的儿子们，起到的作用也跟这没有多少区别。萨姆的情况也一样——他曾在谋杀犯罪者团体中分享说，他父亲用一个幼稚的昵称叫他，而他需要通过打败他父亲来证明自己是个真正的男人。如果大卫未来有可能接受治疗，以解决他沉迷色情片的问题的话，那么治疗方式跟解决物质成瘾的问题一样，需要要求他先戒除，以帮助他理解那些"毒品"对他来说意味着什么，之后再帮助他找到一种相对健康的替代物。多年前，我的病人扎赫拉不得不学会用除了放火烧自己或他人之外的方式，来表达她的愤怒和悲伤；大卫以后想要康复（前提是他选择接受治疗），也需要找到属于自己的安全的方式来表达那些感受。

在我坐着通过深呼吸让自己平静下来时，我想起了大卫谈到父亲的那句特别的话："他……在那儿但也没在那儿。"我当时就注意到，这句描述同样适用于他自己，正如我在谈话治疗中所感受到的。此刻我在想，他会不会是通过这样的视角来看待那个犯罪的自己的：既然他从来都不在"那儿"——

毕竟他没有约一个孩子到某个房间里，骗孩子吃药或把孩子绑起来之后做些可怕的事情——那么他就可以自由自在地维持他的"爱好"了。或许很久以来，他都是这样说服自己的。到了某个时候，这个逻辑基础已经消散殆尽，于是他来到了我的办公室。猛然间我意识到，大卫如果是在广播里听到我聊到工作之后才决定找我的，那么他选择我的原因，可能是他知道我跟性犯罪者打过交道。他想把那个犯罪的自己拿到心理治疗中接受检验。这是有可能的，哪怕他只是在无意识中想要这么做。

我做了法律咨询，也咨询了我的一些同行，然后给医学总会打了电话。他们对我的担忧表示感谢，对情况的细节做了记录，然后就结束了。我给一开始把大卫转诊给我的那位社区医生写了一封信，说心理治疗结束得很突然，大卫的问题还没有解决。这封信之后再也没有回音。我并不指望还能听到大卫的消息，实际上也没有。医学总会可以联络警方，但如果他不承认并毁掉所有证据，对他的控告就不可能被受理。如果他被提起刑事控告然后入狱，他将可能被判处最高 5 年的监禁。我想，这对他来说将是灾难性的。如果他被判定为罪犯，他将不只是失去自己的从医执照或者公民自由，他可能会觉得自己的整个过去仿佛被一笔勾销了。他对医生身份的认同，最早可以追溯到他的童年时期，甚至追溯到他的出生，追溯到那个他被取名的时刻——他被取了跟身为社区医生的父亲同样的名字。

我想，我刻意不让自己有机会了解到大卫之后的命运如何，是因为我害怕听到真实发生了什么。理论上来说，他有许多好转的可能性，但这在很大程度上取决于他想要的是什么，以及他是否能将其想清楚。在我问他问题的时候，他时常用"我说不上来"或者"我想不出来"这样的表达来回应，像是一个没有台词的演员，或者一个大脑一片空白的人。这些迹象向我表明他内心藏有痛苦。如果他可以找到一套新的表达，即允许自己"说出内心话"，他就有发生改变的机会，甚至可能过上宁静平和的退休生活，开启更快乐的第三幕戏。他在我面前极少展露他伪装背后真实的自己，但这对他来说，很可能已经是在别人面前展露得最多的了。这是一个起点，是展开一场必不可少的对话的开始。

　　我希望他未来某一天能够寻求帮助。希望不是异想天开或天真之物，而是一道成熟可靠的防护墙，能够对抗悲伤与失去。我并不享受跟他之间的谈话治疗，但要是他再回来找我的话（尽管这不大可能），我依然会欢迎，愿意再次跟他共同努力，或许那时他将会允许自己展现自己的脆弱一面。我仔细想了想，我在治疗中有没有辜负他的期待。一种可能存在的情形是，由于身边没有团队帮助处理我的负面反应，因而我努力忍耐他带给我的不舒服的感受，这种负面逐渐积攒，以至于我的角色变得没有像其他情况下那么有帮助。事实上，不管这份工作我做了多少年，我仍是一个人，有人的好恶。这一点，是世上所有的职业训练和实践经验都不可能洗刷掉的，而且我想，我也不希望它被洗刷掉。

尾声 | CODA

在工作中，我听过许多的人生故事，这些故事让我对心灵的复杂性有着无比的尊重。了解越深入，我就越明白心灵有多么不可知，就像是浩瀚的海洋，甚至宇宙本身。我希望当读者合上这本书时，在庆幸自己能够享有新鲜空气和自由之余，能够对我们所谓的"恶"有一些看法上的变化。事实上，"恶"这个词语所传达的含义，更多与描述者而非描述对象相关，这与"美"的情况很像。如果以后，你再看到关于某个"邪恶魔鬼"的一条新闻或一部电影，你在看待他们时能有一种新的想法，意识到我们所有人之间更多的是相似而非不同，那么，我讲述的这些关于痛苦与暴力的故事，就算起到一点作用了。我很感激你愿意花时间和脑力看这本书，也同样感激我整个职业生涯中遇到的这些男病人和女病人，他们勇敢地与我分享了自己的想法和感受。

在全世界绝大多数的国家里，投入到心理健康方面的经费都不够满足民众的需求，因为许多政府都不愿意把心理健康需求排在比较靠前的位置。但愿许多年后，我的曾孙一辈的心理学界同行在回望我们这个时代时，会觉得像是在重访中世纪一般——但愿他们会摇摇头，感叹我们的社会和医疗机构投入了那么多的注意力和金钱，来推动诸如心脏护理、激光外科手术或重要器官整体更换等领域的进步，却只做了少得可怜的工作，来帮助人们治疗心理问题或重新认识和发现自我，不论是在政府机构之内还是之外。

要让人们的观念向好的方向转变，并不是光靠各种惩罚和制裁，而是让大家认识到人性的共通之处。我们需要促进立法的进步，优化配置社会公共资源，推行一些鼓励亲社会态度的举措，并帮助不幸的儿童改善处境。在我们提供的心理干预中，应当为成瘾人群和社会孤立人群，以及有心理健康问题的父母亲提供更多、更优质的援助。我们还需要加大投入，支持那些针对病情复杂患者的专门化心理治疗。那个"自行车密码锁"的比喻帮助我们理解了风险因素是什么，因而我们需要唤起政府和社会的意愿，以降低这些因素的影响，甚至对其中的一部分予以根除。诚然，这需要花费时间和金钱，但回报将是无价的。

一些当代思想家做了一些鼓舞人心的工作，如美国法律活动家布赖恩·史蒂文森（Bryan Stevenson），美国教师、哲学家、牧师理查德·罗尔，以及一些宗教领袖如天主教教皇方济各（Pope Francis）等。他们的工作提醒我们，努力寻求和平、重建、相互理解的道路是没有止境的，需要团结与希望。如果我们能够潜心投入，保持思想开放，心怀愿望，那么我们能够做到的有益的事情将会有很多。如果你的脑海中浮现出这本书里面的人们，同时也不自觉地冒出那些关于"魔鬼"的想法，那么值得提醒自己的是，那些可怕的命运，同样可能降临在我们每一个人身上。

致谢 | ACKNOWLEDGEMENTS

人的内心太复杂，因而只从一个视角去看或只运用一种技术的话，是难以理解的。如果说，养育一个孩子需要一整村的人，那么观念的转变则需要许多人一起以不同的方式相互影响。对那些教过我，督导过我，以及与我共事帮助犯罪者改变观念并讲出他们的故事的人，我的感激无以言表。他们的名字恐怕比天上的星星还要多。而就这本书而言，其中最闪亮的三颗星星，是索菲·兰伯特（Sophie Lambert）、劳拉·哈桑（Laura Hassan）和凯茜·贝尔登（Kathy Belden）。

大多数犯罪者都是男性，但大多数男性并不是犯罪者。艾琳和我想把这本书献给我们最爱的几位男人。感谢我两个亲爱的儿子丹（Dan）和杰克（Jack），他们一贯表现出风度、善良与幽默感，尽管多年来（总体而言算是）遭受了我"无恶意的忽视"。我还想用这本书纪念我格外思念的父亲萨姆·阿谢德（Asam Adshead），他以前总跟我说："你当然可以写本书。"艾琳要感谢她的丈夫格雷格（Greg），感谢他无限的耐心、智慧与包容心，他体现了意大利诗人、神学家托马斯·阿奎那（Thomas Aquinas）对爱的定义——"愿他人好"。

注释 | NOTES

前言 | INTRODUCTION ————————————

[1] 关于"恶",更多的思考可参见：Adshead, G. (2006) 'Capacities and Dispositions. What Psychiatry and Psychology Have to Say about Evil', in Mason, T. (Ed.), *Forensic Psychiatry: Influences of Evil* (New Jersey: Humana Press), pp. 259 – 71.

[2] From 'Maggie and Milly and Molly and Mae' by e. e. cummings. In Firmage, G. J. (Ed.) (1972), *The Complete Poems 1904 – 1962*. Copyright © 1956, 1984, 1991 by the Trustees for the E. E. Cummings Trust (New York: Harcourt Brace Jovanovich).

[3] See Prison Reform Trust (2018) *Bromley Briefings Prison Factfile: Autumn 2018* (London: PRT). Ministry of Justice (2018) *Prison Receptions 2018* (London: Ministry of Justice).

[4] 在监狱改革基金会 2018 年的研究中，这一比例接近 5%，而这一数字在逐年上升。想了解更多细节，参见监狱改革基金会 2019 年 4 月的档案，标题为"Why Women/England and Wales"。

[5] Cox, M. A. (1995) 'Dark Lamp: Special Hospitals as Agents of Change: Psychotherapy at Broadmoor', *Criminal Justice Matters*, 21:1, 10 – 11.

托尼 | TONY ————————————

[1] Haggerty, K. and Ellerbrok, A. (2011) 'The Social Study of Serial Killers', *Criminal Justice Matters*, 86:1, 6 – 7.

[2] Radford study: Aamodt, M. G. (2016) 'Serial Killer Statistics', 4 September. Retrieved from http://maamodt.asp.radford.edu/serial killer information center/project description.htm.

[3] Grover, C. and Soothill, K. (1999) 'British Serial Killing: Towards a Structural Explanation', *British Criminology Conferences: Selected Proceedings*, Vol. 2, p. 2.

[4] Cleckley, H. (1941) *The Mask of Sanity* (St Louis: C. V. Mosby Company).

[5] 黑尔的网站：www.hare.org.

[6] Yochelson, S. and Samenow, S. (1994) *The Criminal Personality: The Change Process* (Lanham, MD: Rowman & Littlefield).

[7] Lilienfeld, S. O., Watts, A. L. and Smith, S. F. (2015) 'Successful Psychopathy: A Scientific Status Report', *Current Directions in Psychological Science*, 24:4, 298 – 303.

[8] Bowlby, J. (1988) *A Secure Base* (London: Psychology Press).

[9] Lifton, R. J. (1986) *The Nazi Doctors: Medical Killing and the Psychology of Genocide* (New York: Basic Books).

[10] Morton, R. J. et al. (Eds) (2008) *Serial Murder Symposium 2008*. National Center for the Analysis of Violent Crime, Quantico.

加布里埃尔 | GABRIEL ————————————

[1] Taylor, P. and Kalebic, N. (2018) 'Psychosis and Homicide', *Current Opinion in Psychiatry*, 31:3, 223 – 30.

[2] Rohr, R. (2008) *Things Hidden: Scripture as Spirituality* (Cincinnati, OH: Franciscan Media), pp. 24 – 5.

[3] Federal judge T. Henderson in *Madrid v. Gomez*, 889 F. Supp. 1146, 1265 (N.D. Cal. 1995).

[4] See valuable work by Lorna Rhodes (*Total Confinement*, University of California Press, 2004)

and Craig Haney ('Restricting the Use of Solitary Confinement', *Annual Review of Criminology*, 2018, 1, 285 – 310).

[5] van Schie, K., van Veen, S. C., Engelhard, I. M., Klugkist, I. and van den Hout, M. A. (2016) 'Blurring Emotional Memories Using Eye Movements: Individual Differences and Speed of Eye Movements', *European Journal of Psychotraumatology*, 7, 29, 476.

凯齐娅 | KEZIA

[1] Adshead, G. (1994) 'Damage: Trauma and Violence in a Sample of Women Referred to a Forensic Service', *Behavioral Sciences & the Law*, 12:3, 235 – 49.

[2] See Halvorsrud, K., Nazroo, J., Otis, M. et al. (2018) 'Ethnic Inequalities and Pathways to Care in Psychosis in England: A Systematic Review and Meta-Analysis', *BMC Medicine*, 16, 223.

[3] Read, J., Bentall, R. and Fosse, R. (2009) 'Time to Abandon the Bio-Bio-Bio Model of Psychosis: Exploring the Epigenetic and Psychological Mechanisms by Which Adverse Life Events Lead to Psychotic Symptoms', *Epidemiologia e Psichiatria Sociale*, 18, 299 – 310.

[4] Enoch, M. D. and Trethowan, W. H. (1979) 'The Othello Syndrome', in Enoch, M. D. and Trethowan, W. H. (Eds), *Uncommon Psychiatric Syndromes* (Bristol: John Wright & Sons Ltd).

[5] See United Nations, *Global Study on Homicide 2013 – Trends, Context, Data*. https://www.unodc.org/documents/gsh/pdfs/2014_GLOBAL_HOMICIDE_BOOK_web.pdf.

[6] Bhugra, D. and Becker, M. A. (2005) 'Migration, Cultural Bereavement and Cultural Identity', *World Psychiatry*, 4:1, 18 – 24.

马库斯 | MARCUS

[1] Dixon, L. and Browne, K. (2003) 'The Heterogeneity of Spouse Abuse: A Review', *Aggression and Violent Behaviour*, 8:1, 107 – 30.

[2] Liem, M. et al. (2009) 'Intimate Partner Homicide by Presence or Absence of a Self-Destructive Act', *Homicide Studies*, 13:4, 339 – 54.

[3] Pfäfflin, F. and Adshead, G. (Eds) (2003) *A Matter of Security: Attachment Theory and Forensic Psychiatry and Psychotherapy* (London: Jessica Kingsley).

[4] Bowlby, J. (1969) *Attachment and Loss* (New York: Basic Books).

[5] 勃朗宁这首诗的原文见：https://www.poetryfoundation.org/poems/43768/my-last-duchess.

[6] 一项这样的研究是：Leary, M. R. et al. (2006) 'Interpersonal Rejection as a Determinant of Anger and Aggression', *Personality and Social Psychology Review*, 10:2, 111 – 32.

[7] 这篇自述长文的原文见：https://www.documentcloud.org/documents/1173808-elliot-rodger-manifesto.html.

[8] Maruna, S. (2001) *Making Good: How Ex-Convicts Reform and Rebuild Their Lives* (Washington DC: American Psychological Association).

夏洛特 | CHARLOTTE

[1] Prison Reform Trust (2019) 'Prison: The Facts. Bromley Briefings Summer 2019'. 档案原文见：http://www.prisonreformtrust.org.uk/Portals/0/Documents/Bromley%20Briefings/Prison%20the%20facts%20Summer%202019.pdf.

[2] 监狱改革基金会的这篇报告中可以看到更多细节。也可参见 2007 年发表的一份关于监狱中女性的报告，来自让·科斯顿男爵（Baroness Corston）：http://criminaljusticealliance.org/wp-content/uploads/2017/07/Corston-report-2007.pdf.

扎赫拉 | ZAHRA

[1] Gannon, T. A. (2010) 'Female Arsonists: Key Features, Psychopathologies and Treatment

Needs', *Psychiatry: Interpersonal and Biological Processes*, 73, 173 – 89. And Dickens, G., Sugarman, P., Ahmad, F., Edgar, S., Hofberg, K. and Tewari, S. (2007) 'Gender Differences Amongst Adult Arsonists at Psychiatric Assessment', *Medicine, Science and the Law*, 47:3, 233 – 8.

[2] See the Ministry of Justice's quarterly 'Safety in Custody' report (July 2020): https://www.gov.uk/government/statistics/safety-in-custody-quarterly-update-to-march-2020; also Maya Oppenheim's article 'You Could See Their Distress' (2020) is just one of a vast body of reports on this sorry trend among women: https://www.independent.co.uk/independentpremium/uk-news/self-harm-women-prison-gender-men-stats-a9332401.html.

[3] Adshead, G. (2010) 'Written on the Body: Deliberate Self-Harm as Communication', *Psychoanalytic Psychotherapy*, 24:2, 69 – 80.

[4] From 'A Servant to Servants' by Robert Frost, from *The Poetry of Robert Frost*, edited by Edward Connery Lathem. Copyright © 1930, 1939, 1969 by Henry Holt and Company. Copyright © 1958 by Robert Frost, copyright © 1967 by Lesley Frost Ballantine.

[5] In Pfäfflin, F. and Adshead, G. (Eds) (2003) *A Matter of Security: Attachment Theory and Forensic Psychiatry and Psychotherapy* (London: Jessica Kingsley), pp. 147 – 66.

[6] Kahneman, D. (2013) *Thinking Fast and Slow* (New York: Farrar Straus and Giroux).

伊恩 | IAN ————————————

[1] Jim Gilligan has written extensively on this topic, but you might begin with *Violence: Reflections on a National Epidemic* (New York: Vintage, 1997); also his ever-more-topical *Why Some Politicians Are More Dangerous than Others* (Malden, MA: Polity Press, 2013).

[2] Burns, C. (2017) 'The Young Paedophiles Who Say They Don't Abuse Children', BBC online article. https://www.bbc.com/news/uk-41213657.

[3] https://www.csacentre.org.uk/documents/scale-and-naturescoping-report-2018/.

[4] Break the Silence report: https://breakthesilence.org.uk/wp-content/uploads/2017/06/Statistical-Information.pdf.

[5] Gewirtz-Meydan, A. and Finkelhor, D. (2020) 'Sexual Abuse and Assault in a Large National Sample of Children and Adolescents', *Child Maltreatment*, 25:2, 203 – 14.

[6] Chenier, E. (2012) 'The Natural Order of Disorder: Pedophilia, Stranger Danger and the Normalising Family', *Sexuality & Culture*, 16, 172 – 86; https://doi.org/10.1007/s12119-011-9116-z.

[7] Bentovim, A. (1993) 'Why Do Adults Sexually Abuse Children?', *British Medical Journal* (clinical research edn), 307:6,897, 144 – 5; https://doi.org/10.1136/bmj.307.6897.144. Also Bailey, J. M., Hsu, K. J. and Bernhard, P. A. (2016) 'An Internet Study of Men Sexually Attracted to Children: Sexual Attraction Patterns', *Journal of Abnormal Psychology*, 125:7, 976 – 88.

[8] Faller, K. (1989) 'Why Sexual Abuse? An Exploration of the Intergenerational Hypothesis', *Child Abuse and Neglect*, 13, 543 – 8.

[9] Hanson, R. K., Gizzarelli, R. and Scott, H. (1994) 'Attitudes of Incest Offenders', *Criminal Justice and Behaviour*, 21:2, 187 – 202; http://www.ncjrs.gov/App/publications/abstract.aspx?ID=148915.

[10] 珀金斯对性犯罪者心理治疗项目的复盘：Perkins, D., Hammond, S., Coles, D. and Bishopp, D. (1998) *Review of Sex Offender Treatment Programmes* (Broadmoor, UK: High Security Psychiatric Services Commissioning Board). And Welldon, E. (1998) 'Group Therapy for Victims and Perpetrators of Incest', *Advances in Psychiatric Treatment*, 4:2, 82 – 8.

[11] 加拿大的相关研究见：Barile, K. (2020) 'Sexual Abuse in the Childhood of Perpetrators', INSPQ, Quebec; https://www.inspq.qc.ca/en/sexual-assault/fact-sheets/sexual-abuse-

childhood-perpetrators.

[12] Waugh, E. (1981) *Brideshead Revisited: The Sacred and Profane Memories of Captain Charles Ryder* (6th edn) (Harmondsworth: Penguin).

[13] Shengold, L. (1989) *Soul Murder* (New Haven, CT: Yale University Press).

[14] 这个观点由来已久，也被广泛认为来自卡尔·荣格。

莉迪娅 | LYDIA

[1] James, W. (1890) *The Principles of Psychology* (New York: Henry Holt and Company).

[2] 跟踪犯罪相关的调查数据参见：https://www.ons.gov.uk/peoplepopulationandcommunity/crimeandjustice/datasets/stalkingfindingsfromthe crimesurveyforenglandandwales.

[3] www.suzylamplugh.org.

[4] Meloy, J. R. (1997) *Violent Attachments* (New York: Jason Aronson Inc.).

[5] Dutton, D. G., Saunders, K., Starzomski, A. and Bartholomew, K. (1994) 'Intimacy‐Anger and Insecure Attachment as Precursors of Abuse in Intimate Relationships 1', *Journal of Applied Social Psychology*, 24:15, 1367 – 86.

[6] Meloy, J. R., Mohandie, K. and Green, M. (2011) 'The Female Stalker', *Behavioral Sciences and the Law*, 29, 240 – 54. Also Strand, S., McEwan, T. E. (2012) 'Violence Among Female Stalkers', *Psychological Medicine*, 42:3, 545 – 55.

莎伦 | SHARON

[1] Adshead, G., Brooke, D., Samuels, M., Jenner, S. and Southall, D. (2000) 'Maternal Behaviors Associated with Smothering: A Preliminary Descriptive Study', *Child Abuse & Neglect*, 24:9, 1175 – 83. See also Adshead, G. and Bluglass, K. (2005) 'Attachment Representations in Mothers with Abnormal Illness Behaviour by Proxy', *British Journal of Psychiatry*, 187:4, 328 – 33.

[2] 该研究的相关报告见：https://www.bbc.com/news/uk-englandlondon-37048581.

[3] 美国的一项研究：Jaghab, K., Skodnek, K. B. and Padder, T. A. (2006) 'Munchausen's Syndrome and Other Factitious Disorders in Children: Case Series and Literature Review', *Psychiatry (Edgmont)*, 3:3, 46 – 55.

[4] 一些美国同行对此有所探讨，见：Angelotta, C. and Applebaum, P. (2017) 'Criminal Charges for Child Harm from Substance Use in Pregnancy', *Journal of the American Academy of Psychiatry and the Law*, 45, 193 – 203. 我曾从英国视角出发表达观点，见：Adshead, G. (2017) 'No Apple Pie', ibid., 204 – 7.

[5] Broadhurst, K. et al. (2017) 'Vulnerable Birth Mothers and Recurrent Care Proceedings, Final Main Report', Centre for Child and Family Justice Research, October 2017.

[6] https://www.pause.org.uk.

萨姆 | SAM

[1] Hillbrand, M. and Young, J. L. (2008) 'Instilling Hope into Forensic Treatment: The Antidote to Despair and Desperation', *Journal of the American Academy of Psychiatry and the Law*, 36:1, 90 – 4.

[2] Adshead, G. (2016) 'Stories of Transgression', in Cook, C. H., Powell, A. and Sims, A. (Eds), *Spirituality and Narrative in Psychiatric Practice: Stories of Mind and Soul* (London: Royal College of Psychiatrists). Also Ferrito, M., Vetere, A., Adshead, G. and Moore, E. (2012) 'Life After Homicide: Accounts of Recovery and Redemption of Offender Patients in a High Security Hospital – A Qualitative Study', *Journal of Forensic Psychiatry and Psychology*, 23:3, 1 – 18.

[3] Garland, C. (2002) *Understanding Trauma* (London: Routledge).

[4] Filer, N. (2019) *This Book Will Change Your Mind about Mental Health* (London: Faber & Faber).

[5] Estroff, S. E. et al. (1998) 'Risk Reconsidered:

Targets of Violence in the Social Networks of People with Serious Psychiatric Disorders', *Social Psychiatry and Psychiatric Epidemiology*, 33, S95 – S101. Also 'Raising Cain: The Role of Serious Mental Illness in Family Homicides', June 2016 report from the Office of Research and Public Affairs.

[6] Heeke, C., Kampisiou, C., Niemeyer, H. and Knaevelsrud, C. (2017) 'A Systematic Review and Meta-Analysis of Correlates of Prolonged Grief Disorder in Adults Exposed to Violent Loss', *European Journal of Psychotraumatology*, 8 (sup. 6), 1,583,524.

[7] Adshead, G. and Sarkar, S. (2005) 'Justice and Welfare: Two Ethical Paradigms in Forensic Psychiatry', *Australian and New Zealand Journal of Psychiatry*, 39, 1011 – 17.

[8] *Vitaly Tarasoff et al. v. Regents of the University of California et al.* (S.F. No. 23042. Supreme Court of California. July 1, 1976).

[9] 关于隐私的含义和相关问题，这篇文章里有非常精彩的探讨：Allen, A. (2016) 'Privacy and Medicine', in Zalta, E. N. (Ed.), *The Stanford Encyclopedia of Philosophy* (winter 2016 edition); https://plato.stanford.edu/archives/win2016/entries/privacy-medicine/.

大卫 | DAVID

[1] 出自 'Doctors' by Anne Sexton. In *The Complete Poems of Anne Sexton* (Boston: Houghton Mifflin Harcourt). Copyright © 1981 by Linda Gray Sexton and Loring Conant, Jr.

[2] Mindfulnessfordoctors.co.uk.

[3] 这句诗出自拉金的名作《这就是诗》（*This Be the Verse*)。In Larkin, P. (1974) *High Windows* (New York: Farrar, Straus and Giroux; London: Faber & Faber).

[4] Vaillant, G. E., Sobowale, N. C. and McArthur, C. (1972) 'Some Psychologic Vulnerabilities of Physicians', *New England Journal of Medicine*, 287:8, 372 – 5.

[5] 德里克·珀金斯对此有出色的洞见，我前面在伊恩的故事中曾提到过他的研究成果。他近期发表的一项评述报告——'Child Exploitation Materials Offenders', *European Psychologist*, May 2018 —— 见：https://econtent.hogrefe.com/doi/abs/10.1027/1016-9040/a000326.

[6] Beier, K. M., Grundmann, D., Kuhle, L. F., Scherner, G., Konrad, A. and Amelung, T. (2015) 'The German Dunkelfeld Project: A Pilot Study to Prevent Child Sexual Abuse and the Use of Child Abusive Images', *Journal of Sexual Medicine*, 12:2, 529 – 42.

[7] 摘自 'Herman Melville' by W. H. Auden. Copyright © 1940 by W. H. Auden, renewed. Reprinted by permission of Curtis Brown, Ltd.

延伸阅读 | FURTHER READING

在过去的三四十年里，有许许多多在这一领域耕耘的作者对我产生了重大的影响，本书所引用或提及的只是其中的一小部分。关于人类心理，关于人类残忍行为及其治疗，也有着海量的著述。或许有一些读者在读了这些故事之后，有稍微深入了解的兴趣，因此，这里奉上一份我个人倾心收藏的书单。我在其中收录了一些犯罪小说，因为这一类型的小说对法医精神病学学生来说是很有用的素材，对我来说一直都是如此。犯罪小说的创作对想象力和共情能力的运用是有要求的，而最好的那些作者，在刻画暴力犯罪中的人物关系方面有着非常深厚的功力。

* Bateman, A. and Fonagy, P. (2019) *Handbook on Mentalising in Mental Health Practice*, 2nd edition (Washington DC: American Psychiatric Association).

* Browning, C. (1998) *Ordinary Men* (New York: Harper Perennial).

* Burleigh, M. (1995) *Death and Deliverance: 'Euthanasia' in Germany, c.1900 to 1945* (Cambridge: Cambridge University Press).

* Chesterton, G. K. (2005) *Father Brown: The Essential Tales* (New York: Modern Library Classics).

* Christie, A. (2020, reprinted edn) *The Murder of Roger Ackroyd: A Hercule Poirot Mystery* (New York: William Morrow and Co.). Also, the complete Miss Marple series.

* Clare, A. (2001) *Psychiatry in Dissent: Controversial Issues in Thought and Practice* (London: International Behavioural and Social Sciences Library/Tavistock Institute).

* Cox, M. (1992) *Shakespeare Comes to Broadmoor: 'The Actors are Come Hither' – The Performance of Tragedy in a Secure Psychiatric Hospital* (London: Jessica Kingsley).

* Doidge, N. (2007) *The Brain that Changes Itself: Stories of Personal Triumph from the Frontiers of Brain Science* (New York: Penguin Books).

* Dunbar, R. (1996/2004) *Grooming, Gossip, and the Evolution of Language* (London: Faber & Faber).

* Fine, C. (2011) *Delusions of Gender: How Our Minds, Society, and Neurosexism Create Difference* (New York: W. W. Norton and Co.).

* Fox Keller, E. (1996 edn) *Reflections on Gender and Science* (New Haven: Yale University Press).

* Gill, A. (1989) *The Journey Back from Hell* (New York: William Morrow).

* Gilligan, C. (1982) *In a Different Voice: Psychological Theory and Women's Development* (Boston: Harvard University Press).

* Holmes, J. (2009) *John Bowlby and Attachment Theory* (Abingdon: Routledge).

* James, P. D. (1980) *Innocent Blood* (London: Faber & Faber; New York: Scribner).

* Kandel, E. (2006) *In Search of Memory: The Emergence of a New Science of the Mind* (New York: W. W. Norton and Co.).

* Leon, D. (2004) *Death at La Fenice and the other Commissario Brunetti series* (New York: Grove Atlantic).

* Levi, P. (1959) *If This Is a Man* (New York: Orion).

* Livesley, W. J. (2003) *Practical Management of Personality Disorder* (New York: Guilford Press).

* McAdams, D. (2015) *The Art and Science of Personality Development* (New York: Guilford Press).

* McDermid, V. (1997) *The Wire in the Blood and*

her collected works (London: Harper Collins).

* Miller, E. J., Miller, T. and Gwynne, G. V. (1972) *Life Apart* (New York: Van Nostrand Reinhold).

* Parker, T. (1990) *Life After Life: Interviews with Twelve Murderers* (London: Secker and Warburg) and (1969) *The Twisting Lane: Some Sex Offenders* (London: Hutchinson).

* Rankin, I. (1987) *Knots and Crosses, all the Rebus novels and his other works* (London: Orion).

* Rohr, R. (2011) *Falling Upward: A Spirituality for the Two Halves of Life* (San Francisco: Jossey–Bass).

* Sapolsky, R. (1997) *Junk Food Monkeys: And Other Essays on the Biology of the Human Predicament* (London: Headline).

* Shem, S. (1978) *The House of God* (New York: Richard Marek).

Stone, I. (1971) *The Passions of the Mind: A Biographical Novel of Sigmund Freud* (New York: Doubleday).

* Szasz, T. (1962) *The Myth of Mental Illness: Foundations of a Theory of Personal Conduct* (London: Secker and Warburg).

* Tuckett, D. (2011) *Minding the Markets* (London: Palgrave Macmillan).

* Vaillant, G. (1993) *The Wisdom of the Ego* (Boston: Harvard University Press).

* Van der Kolk, B. (2014) *The Body Keeps the Score: Brain, Mind and Body in the Healing of Trauma* (New York: Viking).

* Vine, B. (1986) *A Dark–Adapted Eye and all other works by her and Ruth Rendell* (New York: Bantam).

* Welldon, E. (1992) *Mother, Madonna, Whore: The Idealisation and Denigration of Motherhood* (Abingdon: Routledge).

* Williams, M., Teasdale, J., Segal, Z. and Kabat–

Zinn, J. (2007) *The Mindful Way Through Chronic Depression* (New York: Guildford Press).

* Yalom, I. (2009) *Staring at the Sun: Overcoming the Terror of Death* (San Francisco: Jossey–Bass).

深渊回响

作者 _ [新西兰] 格温·阿谢德　[美] 艾琳·霍恩　译者 _ 张越

产品经理 _ 张越　装帧设计 _ 付禹霖　产品总监 _ 黄圆苑　技术编辑 _ 丁占旭
责任印制 _ 梁拥军　出品人 _ 李静

物料设计 _ 杨慧

www.guomai.cn

以 微 小 的 力 量 推 动 文 明

图书在版编目（CIP）数据

深渊回响：一位法医精神科医生的工作手记 /
（新西兰）格温·阿谢德，（美）艾琳·霍恩著；张越译
. -- 上海：上海科学技术文献出版社，2023（2023.11 重印）
　ISBN 978-7-5439-8873-6

Ⅰ.①深… Ⅱ.①格…②艾…③张… Ⅲ.①精神疗
法－普及读物 Ⅳ.① R749.055-49

中国国家版本馆 CIP 数据核字 (2023) 第 108457 号

版权所有·翻版必究
图字：09-2023-0629 号

责任编辑：苏密娅
装帧设计：付禹霖

深渊回响：一位法医精神科医生的工作手记
SHENYUAN HUIXIANG: YIWEI FAYIJINGSHENKE YISHENG DE GONGZUO SHOUJI
〔新西兰〕格温·阿谢德〔美〕艾琳·霍恩 著　　张越 译

出版发行：上海科学技术文献出版社
地　　址：上海市长乐路 746 号
邮政编码：200040
经　　销：全国新华书店
印　　刷：北京世纪恒宇印刷有限公司
开　　本：710mm×1000mm　1/16
印　　张：19.5
字　　数：278 千
版　　次：2023 年 9 月第 1 版　2023 年 11 月第 2 次印刷
书　　号：ISBN 978-7-5439-8873-6
定　　价：59.00 元
http://www.sstlp.com